Thieme

Forum Logopädie

Auditive Verarbeitungsstörungen bei Kindern, Jugendlichen und Erwachsenen

Grundlagen – Klinik – Diagnostik – Therapie

Norina Lauer
Susanne Wagner
Katharina Kubitz

Reihe herausgegeben von
Norina Lauer
Juliane Leinweber

5., überarbeitete und erweiterte Auflage

24 Abbildungen

Georg Thieme Verlag
Stuttgart · New York

Bibliografische Information der Deutschen Nationalbibliothek
Die Deutsche Nationalbibliothek verzeichnet diese Publikation in der Deutschen Nationalbibliografie; detaillierte bibliografische Daten sind im Internet über http://dnb.d-nb.de abrufbar.

Georg Thieme Verlag KG
Oswald-Hesse-Straße 50, 70469 Stuttgart, Germany
www.thieme.com

Printed in Germany

1. Auflage 1998
2. Auflage 2001
3. Auflage 2006
4. Auflage 2014

Covergestaltung: © Thieme Group
Bildnachweis Cover: Pauline Brückner, Leipzig
Externe Redaktion: Vanessa Keinert, Neckargemünd
Zeichnungen: Christine Lackner, Ittlingen
Satz: Ziegler und Müller, Kirchentellinsfurt
Druck: AZ Druck und Datentechnik GmbH, Kempten

DOI 10.1055/b000 000 883

ISBN 978-3-13-245494-1 1 2 3 4 5 6

Auch erhältlich als E-Book:
eISBN (PDF) 978-3-13-245495-8
eISBN (epub) 978-3-13-245496-5

FSC
www.fsc.org
MIX
Papier | Fördert gute Waldnutzung
FSC® C008457

Wichtiger Hinweis: Wie jede Wissenschaft ist die Medizin ständigen Entwicklungen unterworfen. Forschung und klinische Erfahrung erweitern unsere Erkenntnisse, insbesondere was Behandlung und medikamentöse Therapie anbelangt. Soweit in diesem Werk eine Dosierung oder eine Applikation erwähnt wird, dürfen die Lesenden zwar darauf vertrauen, dass Autor*innen, Herausgeber*innen und Verlag große Sorgfalt darauf verwandt haben, dass diese Angabe dem Wissensstand bei Fertigstellung des Werkes entspricht.

Für Angaben über Dosierungsanweisungen und Applikationsformen kann vom Verlag jedoch keine Gewähr übernommen werden. Jede*r Benutzende ist angehalten, durch sorgfältige Prüfung der Beipackzettel der verwendeten Präparate und gegebenenfalls nach Konsultation eines/r Spezialist*in festzustellen, ob die dort gegebene Empfehlung für Dosierungen oder die Beachtung von Kontraindikationen gegenüber der Angabe in diesem Buch abweicht. Eine solche Prüfung ist besonders wichtig bei selten verwendeten Präparaten oder solchen, die neu auf den Markt gebracht worden sind. **Jede Dosierung oder Applikation erfolgt auf eigene Gefahr des Benutzenden.** Autor*innen und Verlag appellieren an alle Benutzenden, ihnen etwa auffallende Ungenauigkeiten dem Verlag mitzuteilen.

Marken, geschäftliche Bezeichnungen oder Handelsnamen werden nicht in jedem Fall besonders kenntlich gemacht. Aus dem Fehlen eines solchen Hinweises kann nicht geschlossen werden, dass es sich um einen freien Handelsnamen handelt.

Wo datenschutzrechtlich erforderlich, wurden die Namen und weitere Daten von Personen redaktionell verändert (Tarnnamen). Dies ist grundsätzlich der Fall bei Patient*innen, ihren Angehörigen und Freund*innen, z. T. auch bei weiteren Personen, die z. B. in die Behandlung von Patient*innen eingebunden sind.

Die abgebildeten Personen haben in keiner Weise etwas mit der Krankheit zu tun.

Thieme Publikationen streben nach einer fachlich korrekten und unmissverständlichen Sprache. Dabei lehnt Thieme jeden Sprachgebrauch ab, der Menschen beleidigt oder diskriminiert, beispielsweise aufgrund einer Herkunft, Behinderung oder eines Geschlechts. Thieme wendet sich zudem gleichermaßen an Menschen jeder Geschlechtsidentität. Die Thieme Rechtschreibkonvention nennt Autor*innen mittlerweile konkrete Beispiele, wie sie alle Lesenden gleichberechtigt ansprechen können. Die Ansprache aller Menschen ist ausdrücklich auch dort intendiert, wo im Text (etwa aus Gründen der Leseleichtigkeit, des Text-Umfangs oder des situativen Stil-Empfindens) z. B. nur ein generisches Maskulinum verwendet wird.

Forum Logopädie

Herausgegeben von Norina Lauer und Juliane Leinweber

In dieser Reihe sind folgende Titel bereits erschienen:

Achhammer B, Büttner J, Sallat S, Spreer M: Pragmatische Störungen im Kindes- und Erwachsenenalter
Bauer A, Auer P: Aphasie im Alltag.
Bigenzahn W: Orofaziale Dysfunktionen im Kindesalter, 2. Aufl.
Biniek R: Akute Aphasie. Aachener Aphasie-Bedside-Test, 2. Aufl.
Bongartz R: Kommunikationstherapie mit Aphasikern und Angehörigen. Grundlagen – Methoden – Materialien.
Brockmann M, Bohlender JE: Praktische Stimmdiagnostik. Theoretischer und praktischer Leitfaden.
Bühling S: Logopädische Gruppentherapie bei Kindern und Jugendlichen.
Cholewa J: Spezifische Sprachentwicklungsstörungen. Modellgeleitete Sprachdiagnostik.
Corsten S, Grewe T: Logopädie in der Geriatrie.
Costard S: Störungen der Schriftsprache, 2. Aufl.
Grande M, Hußmann K: Einführung in die Aphasiologie, 3. Aufl.
Huber W, Poeck K, Springer L: Klinik und Rehabilitation der Aphasie – Eine Einführung für Patienten, Angehörige und Therapeuten.
Jaecks P: Restaphasie.
Jahn T: Phonologische Störungen bei Kindern. Diagnostik und Therapie, 2. Aufl.
Knels C: Sprache und Ernährung bei Demenz
Kotten A: Lexikalische Störungen bei Aphasie.
Lauer N: Auditive Verarbeitungsstörungen im Kindesalter, 5. Aufl.
Lauer N, Birner-Janusch B: Sprechapraxie im Kindes- und Erwachsenenalter, 3. Aufl.
Masoud V: Gruppentherapie bei neurologischen Sprachstörungen.
Möller D, Spreen-Rauscher M: Frühe Sprachintervention mit Eltern – Schritte in den Dialog.
Nebel A, Deuschl G: Dysarthrie und Dysphagie bei Morbus Parkinson, 2. Aufl.
Niebuhr-Siebert: Lese- und Schreiberwerb.
Nobis-Bosch R, Rubi-Fessen I, Biniek R, Springer L: Diagnostik und Therapie der akuten Aphasie.
Nonn K: Unterstützte Kommunikation in der Logopädie.
Rittich E, Tormin S, Bock B: Prävention von Stimmstörungen.
Sandrieser P, Schneider P: Stottern im Kindesalter, 5. Aufl.
Scharff Rethfeldt W: Kindliche Mehrsprachigkeit. Grundlagen und Praxis der sprachtherapeutischen Intervention, 2. Aufl.
Schlenck C, Schlenck KJ, Springer L: Die Behandlung des schweren Agrammatismus.
Schnitzler CD: Phonologische Bewusstheit und Schriftspracherwerb.
Schrey-Dern D: Sprachentwicklungsstörungen. Logopädische Diagnostik und Therapieplanung.
Sick U: Poltern, 2. Aufl.
Spital H: Stimmstörungen im Kindesalter.
Stadie N, Hanne S, Lorenz A: Lexikalische und semantische Störungen bei Aphasie.
Wachtlin B, Bohnert A: Kindliche Hörstörungen in der Logopädie.
Weigl I, Reddemann-Tschaikner M: HOT – Ein handlungsorientierter Therapieansatz für Kinder mit Sprachentwicklungsstörungen, 2. Aufl.
Wendlandt W: Sprachstörungen im Kindesalter. Materialien zur Früherkennung und Beratung, 8. Aufl.
Wendlandt W: Stottern im Erwachsenenalter.
Ziegler W, Staiger A, Schölderle T, Vogel M: Dysarthrie bei Erwachsenen und Kindern, 2. Aufl.

Vorwort der Reihenherausgeberinnen

Seit 1998 ist das Buch zur Diagnostik und Therapie auditiver Verarbeitungsstörungen ein fester Bestandteil der Buchreihe Forum Logopädie und ein Standardwerk der logopädischen Fachliteratur. Nun liegt mit der 5. Auflage ein umfassend überarbeitetes Werk vor, das die auditive Verarbeitung nicht nur bei Kindern thematisiert, sondern auch Hinweise zum Umgang mit Störungen der auditiven Verarbeitung bei Jugendlichen und Erwachsenen bereithält. Vor allem aber konnten mit Katharina Kubitz und Dr. Susanne Wagner vom Berufsbildungswerk Leipzig für Hör- und Sprachgeschädigte zwei Autorinnen hinzugewonnen werden, die ihre umfangreiche Expertise in Wissenschaft und Praxis in die neue Auflage eingebracht haben.

Alle Kapitel des Buchs wurden aktualisiert. Bei der Diagnostik wurden auf der Basis einer vorliegenden Normierung des Screenings für 7-jährige Kinder Anpassungen vorgenommen, sodass beide Screening-Varianten in einer aktualisierten und damit optimierten Fassung vorliegen. Das Interventionskapitel wurde wesentlich ergänzt und enthält nun u. a. ausführliche Hinweise zur Beratung und zu Kompensationsmöglichkeiten. Nach wie vor stehen umfangreiche und praxisnahe Tipps zur Therapie der auditiven Verarbeitung im Mittelpunkt des Buchs. Auch das Kapitel zur computergestützten Therapie wurde aktualisiert, und es wurden Informationen zum Einsatz von Apps aufgenommen. Zudem wurde die Evidenzlage zu den verschiedenen therapeutischen Ansätzen überarbeitet und aktuelle Leitlinien eingebunden.

Wir freuen uns, dass nach 10 Jahren nun diese neue Auflage des Buchs vorliegt, das nach wie vor Wissenschaft und Praxis eng miteinander verbindet.

Norina Lauer
Juliane Leinweber

Regensburg und Göttingen, März 2025

Vorwort zur 5. Auflage

Mit der 5. Auflage liegt eine grundlegende Überarbeitung des Buchs über auditive Verarbeitungsstörungen vor.

Da auditive Verarbeitungsstörungen nicht nur bei Kindern, sondern auch bei Jugendlichen und Erwachsenen zu beobachten sind, wurden Titel und Inhalte des Buchs um Jugendliche und Erwachsene erweitert. Das Buch fokussiert aber nach wie vor die auditiven Verarbeitungsstörungen bei Kindern, denn zu Jugendlichen und Erwachsenen liegen noch wenig Forschung und auch nur begrenzt praktische Erfahrungen vor. Dennoch soll mit dieser neuen Schwerpunktsetzung verdeutlicht werden, dass auditive Verarbeitungsstörungen zu nachhaltigen Problemen auch im Jugend- und Erwachsenenalter führen können und eine (therapeutische) Versorgung auch jenseits des Grundschulalters wichtig ist. Hier haben Beratung und die Umsetzung kompensatorischer Ansätze einen großen Stellenwert, der auch im Buch verdeutlicht wird.

In die neue Auflage wurden aktuelle Leitlinien und Studien zur auditiven Verarbeitung eingearbeitet. Dabei zeigt sich, dass es zwar immer wieder kleinere Studien zu diesem Thema gibt, aber größere und qualitativ hochwertige Studien weiterhin fehlen. In den Diagnostik- und den Therapie-Teil konnten einige neue Verfahren aufgenommen werden.

Die Screening-Verfahren wurden grundlegend überarbeitet. Diese Überarbeitung basiert auf den Ergebnissen zweier Masterarbeiten der RWTH Aachen, in denen eine Normierungsstudie des Screenings für 7–8-Jährige bei Kindern von 7;0–7;11 Jahren durchgeführt wurde. Dabei zeigte sich, dass die meisten Untertests des Screenings für 7-jährige Kinder sehr gut passen. Die sich aus den Arbeiten ergebenden Überarbeitungshinweise wurden in die Screening-Varianten übernommen, um die bewährte Kurzdiagnostik weiter zu verbessern. Darauf aufbauend wurden auch die Auswertungshinweise aktualisiert und konkretisiert, sodass für die Praxis eine einfache Auswertung und klare Interpretation möglich ist.

Das Therapiekapitel stellt auch in der vorliegenden Auflage das direkte auditive Training in den Mittelpunkt. Die computergestützten Trainings wurden aktualisiert und ein Abschnitt zu Smartphone-/Tablet-Apps neu aufgenommen. Einen neuen Schwerpunkt bilden beratende und kompensatorische Maßnahmen, die im Kindesalter wichtig sind, aber vor allem bei Jugendlichen und Erwachsenen eine zentrale Rolle spielen.

Zu den im Buch vorgestellten therapeutischen Ansätzen wurden aktuelle Evidenzen integriert. Die internationale Evidenzlage zeigt immer mehr, dass ein rein nichtsprachliches Training auditiver Funktionen nur begrenzt Verbesserungen im sprachlichen Bereich erzielen kann, während Interventionen mit sprachlichen Stimuli, kombiniert mit meta-kognitiven Strategien, zu messbaren Erfolgen führen können – bei Kindern, Jugendlichen und Erwachsenen.

Viel Freude beim Lesen wünschen

Norina Lauer
Susanne Wagner
Katharina Kubitz

Regensburg und Leipzig, März 2025

Inhaltsverzeichnis

Autorinnen

Prof. Dr. Norina **Lauer**
https://orcid.org/0000-0001-8218-0786

Dr. Susanne **Wagner**
https://orcid.org/0000-0003-3207-2060

Katharina **Kubitz**
https://orcid.org/0000-0001-9547-8688

Reihenherausgeberinnen

Prof. Dr. Norina **Lauer**
https://orcid.org/0000-0001-8218-0786

Prof. Dr. Juliane **Leinweber**
https://orcid.org/0000-0002-5655-7882

1 Einleitung und Begriffsbestimmung

1 Einleitung und Begriffsbestimmung

Die auditive Informationsverarbeitungsstörung ist ein in der logopädischen Therapie von Kindern nach wie vor häufig behandeltes, aber auch kritisch diskutiertes Störungsbild. Für Jugendliche und Erwachsene mit AVS gibt es bislang nur sehr eingeschränkt Möglichkeiten zur Diagnostik und Therapie.

Bei der Behandlung von Sprachentwicklungsstörungen, phonologischen Störungen und Lese-Rechtschreib-Schwierigkeiten wird häufig ein auditives Training angeboten. Die Zusammenhänge zwischen auditiven Verarbeitungsstörungen und den genannten Störungsbildern müssen allerdings infrage gestellt werden, da eindeutige Nachweise bezüglich ihrer Zusammenhänge und Evidenzen zur Behandlung der auditiven Verarbeitung fehlen oder bislang nur auf geringer Evidenzstufe zu beobachten sind. Das Ziel dieses Buchs ist, die theoretischen Grundlagen und diagnostischen Möglichkeiten sowie die darauf aufbauenden Therapiekonzepte für Kinder, Jugendliche und Erwachsene anhand der aktuellen Evidenzlage vorzustellen. Dabei wird die begrenzte Datenlage zur Behandlung des Störungsbilds verdeutlicht und ein evidenzbasierter Umgang mit der Problematik gefordert.

Im Theorieteil wird ein auf der Basis aktueller Literatur modifiziertes Modell der auditiven Verarbeitung (AV) vorgestellt, das auf psychologischen Wahrnehmungsmodellen basiert. Ptok et al. bezeichnen den „Prozess der Verarbeitung, Wahrnehmung und Verwertung akustischer Signale" als einen „eng ineinander verwobenen, zum Teil hierarchischen Prozess" ([316]: 90). Eine klare Trennung von Prozessen, z. B. in solche des Hör- oder Assoziationskortex, ist neurophysiologisch betrachtet nicht möglich. Auch die Tatsache, dass der N. acusticus dem zentralen Hörsystem zugeordnet wird, obwohl er anatomisch zum peripheren Nervensystem gehört [321] oder dass in der Cochlea bereits Verarbeitungsprozesse beginnen [451], sprechen gegen eine Trennung in „Verarbeitung" und „Wahrnehmung", wie sie der weitverbreitete Begriff der auditiven Verarbeitungs- und Wahrnehmungsstörung (AVWS) impliziert [289]. Daher wird in diesem Buch der Begriff *Auditive Verarbeitungsstörung (AVS)* verwendet. Die häufig wiederkehrenden Begriffe der *auditiven Verarbeitung* und der *auditiven Verarbeitungsstörungen* werden gelegentlich durch die Abkürzungen **AV** bzw. **AVS** ersetzt. Sie entsprechen der im angloamerikanischen Raum derzeit üblichen Bezeichnung **APD** (*Auditory Processing Disorders*) der **American Academy of Audiology** [1] und der **British Society of Audiology** [63]. In der hier vorgestellten Modifikation des Modells der auditiven Verarbeitung werden die der AV zuzurechnenden auditiven Teilfunktionen auf die Funktionen reduziert, die den vorverarbeitenden Prozessen am ehesten zuzuordnen sind. Sie werden klar von Basisfunktionen der Aufmerksamkeit und Merkfähigkeit, aber auch von nachfolgenden Klassifikationsprozessen getrennt.

2 Grundlagen der auditiven Verarbeitung

2 Grundlagen der auditiven Verarbeitung

Das Hörsystem wird in folgende Teile untergliedert [47]:

- peripherer Teil:
  - äußeres Ohr: Ohrmuschel und äußerer Gehörgang
  - Trommelfell
  - Mittelohr: Paukenhöhle und Gehörknöchelchen (= Hammer, Amboss, Steigbügel)
  - Innenohr: Gleichgewichtsorgan und Hörorgan (= Schnecke oder Cochlea)
  - Pars cochlearis des N. vestibulocochlearis
- zentraler Teil:
  - zentrale Hörbahn
  - subkortikale Hörzentren
  - kortikale Hörzentren

Anatomisch betrachtet beginnt der zentrale Teil des Hörsystems dort, wo der N. vestibulocochlearis in den Hirnstamm eintritt. Funktionell ist eine derart klare Abgrenzung zwischen peripherem und zentralem Hörsystem nicht möglich.

2.1 Peripheres Hörsystem

Die peripheren Anteile des Hörsystems sollen hier kurz skizziert werden (▸ Abb. 2.1). Ausführlichere Darstellungen finden sich in der Literatur [47], [404], [449], [450].

Die Schallwellen gelangen über die Ohrmuschel und den äußeren Gehörgang auf das *Trommelfell* und versetzen dieses in Schwingungen. Die Trommelfellschwingungen werden auf die *Gehörknöchelchenkette* (Hammer, Amboss und Steigbügel) des mit Luft gefüllten *Mittelohrs* übertragen und von den Gehörknöchelchen auf mechanischem Wege zum ovalen Fenster des *Innenohrs* weitergeleitet. Dabei wirken verschiedene Mechanismen zusammen, die eine optimale Schallweiterleitung gewährleisten, die an dieser Stelle jedoch nicht weiter erläutert werden sollen.

Durch den Druck der Steigbügelplatte auf das ovale Fenster werden die mechanischen Schwingungen in Flüssigkeitsbewegungen des Innenohrs übersetzt (▸ Abb. 2.2). Zunächst kommt es zu einer Flüssigkeitsbewegung der Perilymphe des Innenohrs, die sich in 2 der 3 schlauchförmigen Räume des Innenohrs befindet (Scala vestibuli und Scala tympani). Diese beiden Räume sind miteinander verbunden (Helicotrema). Der 3. Raum, der sich zwischen den beiden anderen befindet, ist die Scala media. Sie ist mit Endolymphe gefüllt und durch Membranen von den anderen beiden Räumen getrennt. Die für Ionen durchlässige Reissner-Membran trennt die Scala media von der Scala vestibuli und die Basilarmembran grenzt die Scala media von der Scala tympani ab.

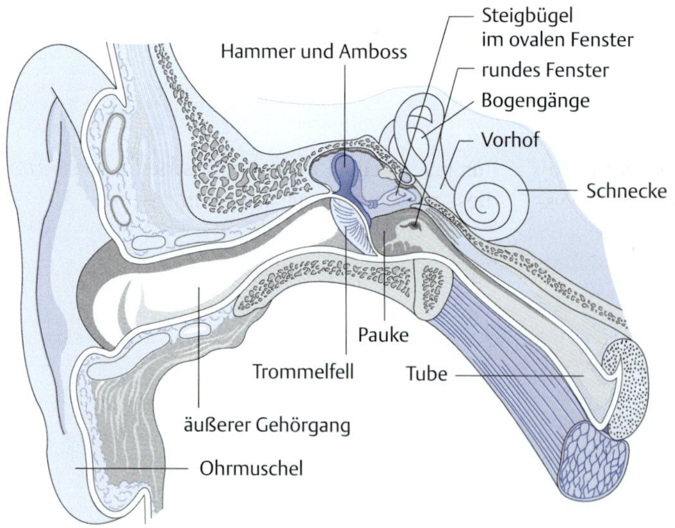

Abb. 2.1 Darstellung des Ohrs.

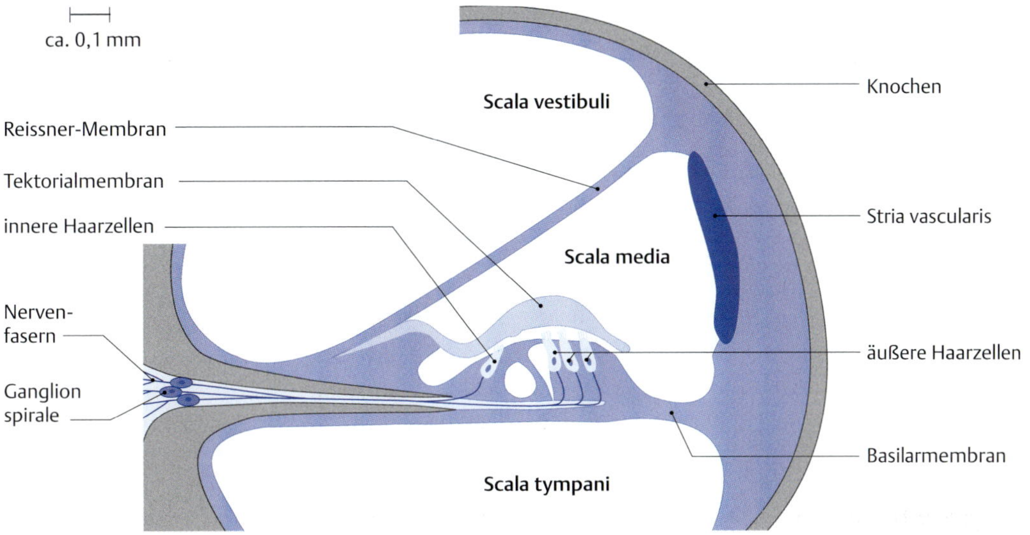

Abb. 2.2 Schematischer Querschnitt durch eine Windung der Cochlea.

Auf der Basilarmembran befindet sich in der Scala media das Corti-Organ, über dessen Haarzellen die durch die Schwingungen ausgelösten Erregungen an den Hörnerv weitergegeben werden. Dabei unterscheidet man zwischen äußeren (3–5 Reihen) und inneren Haarzellen (eine Reihe), die von der Tektorialmembran bedeckt werden. Die Zahl der äußeren Haarzellen nimmt zur Spitze der Cochlea hin zu, während die Zahl der inneren Haarzellen in allen Windungsabschnitten einreihig bleibt.

Da die äußeren Haarzellen immer Synapsen mit mehreren Axonen afferenter Neuronen bilden (*Konvergenzschaltung* im Verhältnis 10 : 1) und die inneren Haarzellen von mehreren afferenten Axonen innerviert werden (*Divergenzschaltung* 1 : 20), gehören 90 % der Neuronen des Hörnervs zum System der inneren Haarzellen [348]. So erhalten die über die inneren Haarzellen vermittelten Informationen ein erheblich größeres Gewicht als die der äußeren Haarzellen.

Aufgrund der durch die Bewegungen der Steigbügelplatte in der Perilymphe entstandenen Wanderwellen, die eine frequenzabhängige Wandergeschwindigkeit aufweisen, kommt es über die Auslenkung der Reissner-Membran zu einer frequenzbedingten Auslenkung der Basilarmembran und damit einer entsprechenden Reizung von Haarzellen im Corti-Organ. Die Haarzellen sind mit Nervenzellen verbunden, die die Signale an die Pars cochlearis des N. vestibulocochlearis weiterleiten. Über die Auslenkung der Haarzellen werden somit die Flüssigkeitsschwingungen frequenzabhängig in elektrische Energie umgewandelt.

Da die Fortpflanzungsgeschwindigkeit der Wanderwellen abhängig vom Schallwellenwiderstand in den Innenohrflüssigkeiten ist, werden hohe Frequenzen nah am Steigbügel wahrgenommen, während die Schwingungen tiefer Frequenzen weiter zur Spitze der Cochlea laufen. Die Wellen laufen nur bis zu einer frequenztypischen Stelle. Hinter diesem Schwingungsmaximum ist die Basilarmembran in Ruhe. Jede Frequenz wird somit an einem anderen Ort der Basilarmembran wahrgenommen. Dies wird auch als *tonotope Organisation* oder *Ortstheorie* bezeichnet [44], [349], [450]. ▸ Abb. 2.3 zeigt die Tonlokalisation auf der Basilarmembran des Menschen.

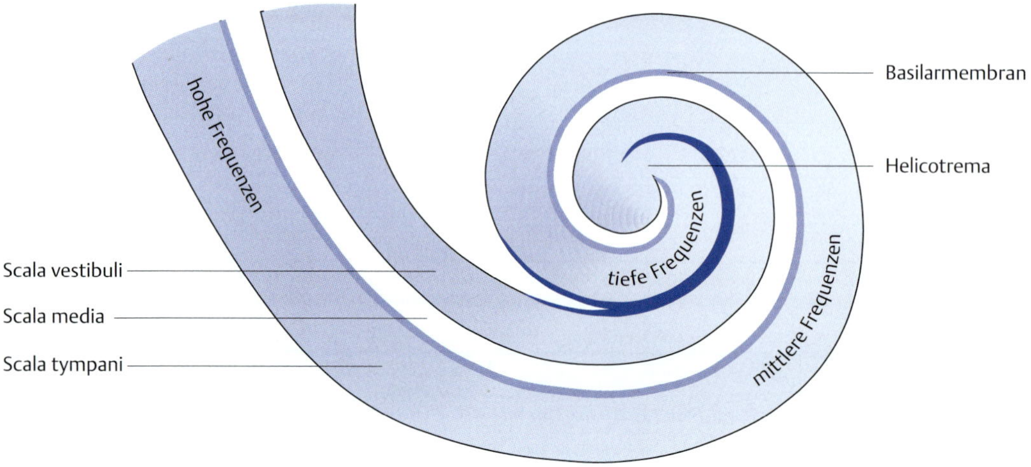

Abb. 2.3 Tonlokalisation auf der Basilarmembran der Cochlea des Menschen.

2.2 Zentrales Hörsystem

Auditive Verarbeitungsstörungen treten auf, wenn die zentrale Weiterleitung und Verarbeitung auditiver Informationen beeinträchtigt ist. Daher sollen diese genauer betrachtet werden.

Die zentrale Verarbeitung – auch wenn es, wie bereits dargestellt, schwierig ist zwischen peripherer und zentraler Verarbeitung eindeutig zu unterscheiden – beginnt beim Spiralganglion und läuft über die zentrale Hörbahn bis zum Kortex. ► Abb. 2.4 illustriert die zentrale Hörbahn mit ihren verschiedenen Schaltstationen. Es handelt sich um eine stark vereinfachte Grafik, bei der lediglich afferente Verbindungen (von der Peripherie zum Gehirn) dargestellt wurden. Die efferenten Verbindungen (Rückkopplungskreise) vom Zentralnervensystem zur Peripherie wurden zugunsten der Übersichtlichkeit nicht in die Grafik eingezeichnet.

Über das efferente System kontrolliert der Kortex die Verarbeitung niedrigerer Schaltzentren und nimmt Feineinstellungen vor. Das efferente Rasmussen-Bündel (Tractus olivocochlearis), das vom Rautenhirn zum Innenohr verläuft, erfüllt beispielsweise eine wichtige Schutzfunktion. Es reguliert die Reizschwelle bei der auditiven Perzeption und sorgt dafür, dass sich das Hörsystem auf die konkrete Hörsituation einstellt, sodass man z. B. auf sehr leise Töne fokussieren kann, aber das Gehör in sehr lauten Umgebungen auch nicht überlastet wird. „Dieser Inhibition wird ähnlich dem Stapediusreflex eine gewisse Schutzfunktion gegenüber lautem Schall zugeschrieben.“ ([49]: 697, siehe auch [150]).

Bei der Informationsweiterleitung spielen die beiden Mechanismen *Divergenz* und *laterale Hemmung* eine entscheidende Rolle. Sie wirken auf allen Ebenen des Hörsystems.

- Die Divergenz beinhaltet, dass neuronale Informationen von einem Neuron an mehrere Neuronen der nächsthöheren Ebene weitergeleitet werden. So können auch schwache Reize eines oder weniger Rezeptoren weitergegeben werden, wodurch die Störanfälligkeit der Informationsvermittlung reduziert wird.
- Die laterale Hemmung verhindert, dass sich diese Impulse zu stark ausbreiten. Dabei hemmen zwischengeschaltete Neuronen schwächere Impulse aus Randbereichen der Basilarmembran-Ausbreitung, wodurch extreme Tonbereiche bei der Weiterleitung der Erregung unterdrückt werden. Durch diese negative Rückkopplung werden wesentliche Informationen besser wahrgenommen und weniger wichtige Informationen unterdrückt [348].

Je zentraler die Verarbeitungsebene, desto komplexer ist die Verarbeitung der akustischen Signale. Neuronen höherer Schaltebenen, schon ab dem Nucleus cochlearis posterior, sind beispielsweise durch reine Töne nicht mehr erregbar. Es finden erste Schritte zur Mustererkennung statt (z. B. Er-

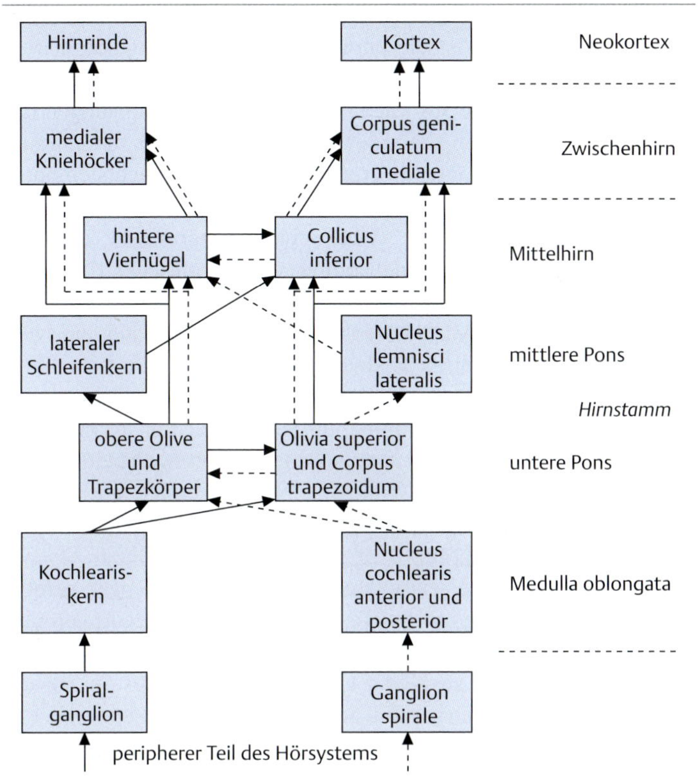

Abb. 2.4 Vereinfachtes Schema der zentralen Hörbahn.

kennen von Anfang/Ende des Signals oder von Frequenzübergängen).

Bestimmte Neuronentypen reagieren also bereits innerhalb der Reizfortleitung über die zentrale Hörbahn individuell auf bestimmte Merkmale des Schallreizes, wie Frequenz und Intensität. Beispielsweise werden akustische Signale bei der Verarbeitung in Frequenzgruppen zerlegt. Erst wenn ein bestimmter Frequenzunterschied zwischen zwei akustischen Signalen ähnlicher Frequenz erreicht wird, können diese als unterschiedlich wahrgenommen werden. Dieser minimale Frequenzabstand ist frequenzabhängig. Unterhalb von 500 Hz liegt er z. B. bei 100 Hz [47]. Die Verarbeitung von Frequenzen ist zeit- und lautstärkeabhängig. Bestimmte, kurz dargebotene Frequenzen können nur bei höherer Lautstärke wahrgenommen werden, z. B. besonders tiefe Töne. Die Verarbeitungsgeschwindigkeit akustischer Reize wird auch als zeitliche Auflösung bezeichnet. Bei der Analyse von Frequenzen sind 20–30 ms nötig, um diese erfassen zu können [47].

Die Verarbeitung verbaler Stimuli vollzieht sich auf der höchsten Ebene des Gehirns, wohingegen außersprachliche Stimuli – je nach Komplexität – bereits auf den davor liegenden Ebenen verarbeitet werden können. Das akustische Signal wird somit auf dem Weg über die zentrale Hörbahn mehrfach umcodiert [347].

Auf der Ebene des Olivenkomplexes und des Trapezkörpers laufen erstmals Informationen von beiden peripheren Hörsystemen zusammen, sodass hier eine erste Möglichkeit des Vergleichs der akustischen Signale gegeben ist. Durch diese binaurale Interaktion ist es möglich, eine Schallquelle zu lokalisieren und Stör- und Nutzschall voneinander zu trennen. Bei Störgeräusch kann es aber auch zu einer Maskierung kommen, indem sich zwei zeitgleich auftretende Reize ähnlicher Frequenzen überlagern [47]. Der laterale Schleifenkern ist an der zeitlichen Analyse der Schallreize beteiligt. Im medialen Kniehöcker finden frequenzspezifische Antworten zur Vorbereitung der Mustererkennung statt. Die Zellen der zuletzt genannten Ebene reagieren z.T. nur auf komplexe Schallmuster. Banai und Kraus [18] beschreiben eine reduzierte zeitliche Verarbeitung auf der Ebene des lateralen Schleifenkerns und des inferioren Colliculus als typisch für Kinder mit sprachbasierten Lernproblemen.

Die endgültige Analyse komplexer Schallereignisse vollzieht sich im auditorischen Kortex. Dazu werden die akustischen Signale über die zentrale Hörbahn zunächst zu den subkortikalen Hörzentren im Mittel- und Zwischenhirn weitergeleitet. Von dort gelangen sie zu den kortikalen Hörzentren im Temporallappen, wo es zu einer gleichzeitigen Analyse der akustischen Informationen kommt. In den primären akustischen Projektionsfeldern der Heschl-Querwindung finden neuronale Prozesse statt, die eine Beurteilung eines Schallreizes nach bestimmten Merkmalen, z. B. Dauer, Wiederholung, Frequenz und Intensität, vorbereiten [39], [297].

Die tonotope Organisation (Gliederung nach Schallfrequenzen), wie sie in der Cochlea zu beobachten ist, findet sich auch auf den zentraleren Ebenen der Informationsweiterleitung und -verarbeitung wieder. Von jedem Corti-Organ führen Fasern in beide Projektionsfelder, wobei die kontralateralen Verbindungen dominieren. Da „auf den meisten Stationen der Hörbahn Information aus beiden Ohren eintrifft" [beeinträchtigt die] „lokale Läsion eines Hörkortex kaum die Wahrnehmung" ([39]: 423). Eine vollständige zentrale Taubheit entsteht nur, wenn beide Heschl-Querwindungen verletzt wurden [39], [248].

In der Nähe der Heschl-Querwindung befinden sich die sekundären (Brodmann-Feld 22 und Teile des Felds 21) und tertiären Rindenfelder auf der Außenfläche des Kortex (▶ Abb. 2.5). Sie sind modalitätsspezifisch, d. h. auf die Verarbeitung auditiver Stimuli spezialisiert. Die Erregung breitet sich dabei über größere Gebiete aus als im primären Kortex. Die Heschl-Querwindungen und das Planum temporale sind an einer prälinguistischen Analysestufe von Sprachlauten beteiligt [300]. Die sekundären Rindenfelder spielen eine wichtige Rolle bei der „Differenzierung von Verbindungen gleichzeitig dargebotener auditiver Reize" sowie bei der „Differenzierung von Tönen ungleicher Frequenzzahl oder von rhythmischen Reizverbindungen" ([248]: 131).

Kommt es zu einer Läsion der sekundären Zonen, ist die phonologische Diskrimination bei erhaltener Geräuschwahrnehmung beeinträchtigt. Diese Störungen zeigen sich bei Schädigungen des linken Temporallappens und sind umso ausgeprägter, je größer die Läsion ist. Rechtstemporale Läsionen sind asymptomatisch oder verursachen z. B. Wahrnehmungsstörungen bei der Verarbeitung komplexer rhythmischer Gestalten. Manchmal kommt es zu einer Beeinträchtigung des Musikhörens. Befinden sich Läsionen von den primären Feldern weiter entfernt im Gebiet der mittleren Schläfenwindung, so ist die phonologische Diskrimination intakt oder nur leicht beeinträchtigt und es zeigen sich Störungen beim audioverbalen Gedächtnis. Dabei können auch kurze Laut-, Silben- und Wortreihen nicht behalten werden [248].

Die sekundären Felder stehen in enger Verbindung mit tieferen Regionen der postzentralen und prämotorischen Felder, die für die Sprachproduktion zuständig sind. Die Prozesse des Sprachverstehens laufen in einem größeren Netzwerk, das neben Broca- und Wernecke-Areal auch Teile des mittleren Gyrus temporalis und den Gyrus angularis umfasst. Im Rahmen der kortikalen Weiterverarbeitung werden die auditiven Informationen mit kognitiven, emotiven und sprachlichen Inhalten verknüpft [53], [115], [258].

Untersuchungen von Ojemann [304] zeigten, dass das kortikale Sprachgebiet nicht einheitlich, sondern in einzelne Systeme aufgeteilt ist. Dabei fanden sich im Hinblick auf das Sprachverständnis in beiden Hemisphären aktive Neuronen, sodass eine strenge Trennung zwischen den Hemisphären nicht sinnvoll erscheint. Friederici schreibt: „While auditory analyses clearly take place in the auditory cortices in the temporal lobes bilaterally, syntactic and semantic processes are supported by separable temporo-frontal networks strongly lateralized to the left hemisphere (LH) for syntax and less so for semantics. Processing of sentence-level prosody is supported by a temporo-frontal network in the right hemisphere (RH)." ([115]: 1357f).

Traditionell ging man davon aus, dass rechtshemisphärisch eher musikalische Reize, linkshemisphärisch eher verbale Stimuli wahrgenommen werden. Dies ist so nicht mehr haltbar. Einerseits werden die akustischen und prosodi-

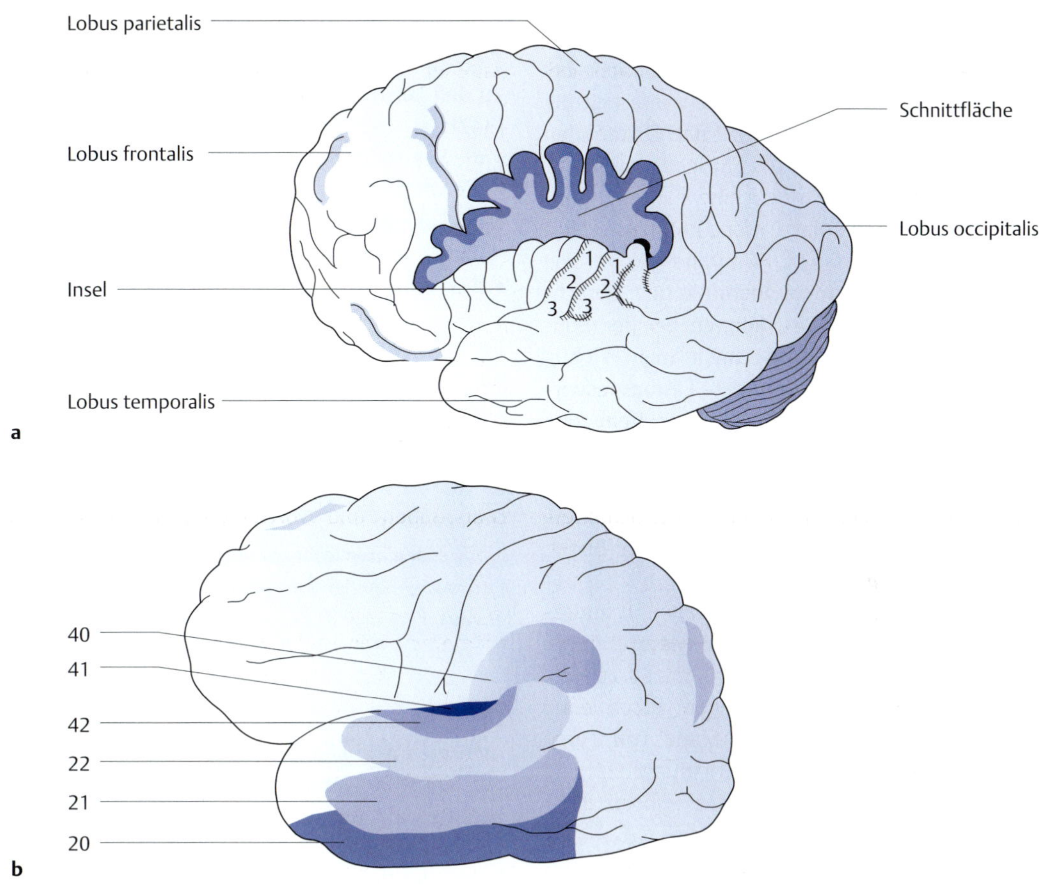

Abb. 2.5 Hörfelder des Großhirns.

a Primäre akustische Projektionsfelder (punktiert): Gyri temporales transversi oder Heschl-Querwindung (Feld 41 nach Brodmann). Projektionsfelder für tiefe (1), mittlere (2) und höhere (3) Frequenzbereiche.

b Sekundäre und tertiäre akustische Rindenfelder auf der Außenfläche des Großhirns (Nummerierung nach Brodmann): 40 Gyrus supramarginalis (optische Schreib- und Lesefelder); 41 Übergreifen der Heschl-Querwindungen auf die Außenfläche des Großhirns (primäre akustische Projektionsfelder); 42 sekundäre akustische Rindenfelder (Laut- und Geräuschempfindung), Wernicke-Zentrum; 20 tertiäre akustische Rindenfelder (akustische Erinnerungen; Wort-, Musik- und Sprachverständnis); 21 tertiäre akustische Rindenfelder (akustische Aufmerksamkeit, akustische Intentionen); 22 sekundäre akustische Rindenfelder; *vorne:* mehr Tonverständnis; *hinten:* mehr Wort- und Satzverständnis.

schen Anteile gesprochener Sprache in der rechten Hemisphäre verarbeitet [115]. Andererseits werden bestimmte Qualitäten musikalischer Reize auch in der linken Hemisphäre verarbeitet [93]. Es hat sich sogar gezeigt, dass bei der Verarbeitung von Sprache und Musik oft die gleichen Strukturen und Prozesse zum Einsatz kommen [210].

Neben dem räumlichen Aspekt der Verarbeitung ist die Zeit ein wichtiger Parameter. Für das Verstehen eines einzelnen Wortes innerhalb eines gesprochenen Satzes kann man von folgendem Ablauf ausgehen [115]:

- Direkt nach dem Wort-Onset startet die akustische Analyse des Sprachsignals.
- Zur ersten syntaktischen Verarbeitung kommt es schon nach 160 ms, wobei prosodische Informationen einbezogen werden.
- Zwischen 300 und 500 ms wird das Wort semantisch und grammatikalisch zu den anderen Wörtern im Satz in Beziehung gebracht.
- Nach 600 ms werden die verschiedenen Informationen zusammengeführt. Außerdem findet eine zweite Phase der Prosodie-Verarbeitung statt.

Hinweise darauf, wie und wo akustische und insbesondere sprachliche Informationen beim Menschen verarbeitet werden, geben Läsionen, bei denen die akustische Informationsverarbeitung gestört ist. So kann zum Beispiel nach bilateralen Temporallappen-Läsionen oder ausgedehnten unilateralen temporalen Läsionen eine auditive Agnosie auftreten, bei der der Patient unfähig ist, das Gehörte zu interpretieren. Während die verbale Agnosie auf die gestörte Identifikation sprachlicher Stimuli bezogen ist, können bei der nonverbalen Agnosie Geräusche nicht mehr richtig erkannt werden [100]. Eine andere Läsionsauswirkung kann darin bestehen, dass Betroffene den Ausführungen eines Gesprächspartners nicht mehr folgen können, wenn andere Personen im Raum gleichzeitig sprechen oder andere Umgebungsgeräusche hinzukommen (Cocktailparty-Effekt, [202]).

Kinder, Jugendliche und Erwachsene mit auditiven Verarbeitungsstörungen zeigen neben anderen Symptomen oft auch Probleme beim Sprachverstehen im Störgeräusch. Hier liegen jedoch keine erworbenen Schädigungen im Sinne von Hirnläsionen vor, sondern entwicklungsbedingte Schwierigkeiten bei der auditiven Informationsverarbeitung.

Das auditive System ist in vielfältiger Art in das kognitive System eingebettet, wobei die Prozesse Top-down und Bottom-up, parallel, seriell und kaskadierend sein können. Davidson und Souza [83] haben in einer Meta-Analyse untersucht, welche kognitiven Prozesse besonders eng mit der auditiven Verarbeitung verknüpft sind. Sie analysierten dafür behaviorale und elektrophysiologische Daten aus 126 Fachbeiträgen und kamen zu dem Ergebnis, dass vor allem für das Hören im Störlärm bzw. schlechte Signalqualität eine starke Verknüpfung zur Leistungsfähigkeit des Arbeitsgedächtnisses und zur Verarbeitungsgeschwindigkeit besteht. Auf elektrophysiologischer Ebene erwiesen sich neben dem Arbeitsgedächtnis auch die exekutiven (vor allem die inhibitorischen) Prozesse als relevant für die auditorische Verarbeitung. In der Gesamtschau zeigte sich aber vor allem, dass auditive Verarbeitung und allgemeine Kognition so komplex verwoben sind, dass eine Isolierung einzelner Prozesse oder kognitiver Systeme kaum gelingt.

2.3 Leistungen des auditiven Systems

Zu den Leistungen des auditiven Systems gehören [347]:

- die Verarbeitung von Lautstärken und Tonhöhen
- die Verarbeitung zeitlicher Verhältnisse
- die Lokalisation von Schallquellen
- die Verarbeitung von Musik
- die Verarbeitung von Sprache

Das Hörsystem ist in der Lage, Schallschwingungen ab einer bestimmten Mindestlautstärke wahrzunehmen. Diese Mindestlautstärke ist interindividuell unterschiedlich.

Definition

Als **Hörschwelle** bezeichnet man die subjektive Grenze, bei der ein Schall für das Ohr hörbar wird.

Die Mindestlautstärke ist von der Frequenzzusammensetzung abhängig. Für die Wahrnehmung reiner Sinustöne werden geringere Schalldruckpegel benötigt als für Geräusche. Sinustöne mittlerer Frequenzen werden besser wahrgenommen als hohe oder tiefe Frequenzen.

Definition

Lautheit ist die subjektiv empfundene Lautstärke. Die Maßeinheit für die Lautheit ist Sone, während die Lautstärke in Dezibel (dB) angegeben wird.

Bei der Lautheit haben wir es mit „einer Beziehung zwischen *physikalischem Reiz (Schalldruck)* und *subjektiver Empfindung (Lautheit)*" zu tun ([39]: 416). Die Empfindung der Lautstärke hängt jedoch nicht nur vom Schalldruck bzw. der Schallenergie und der Frequenzzusammensetzung ab, sondern auch von der Entfernung und Richtung, aus der der Schall kommt, der Signaldauer des Schalls, der Lautstärke und Frequenzzusammensetzung von Umgebungsgeräuschen sowie der Bedeutung des Schalls für das Individuum.

Die Tonhöhe wird durch die Frequenz der Schallschwingungen bestimmt und in Hertz (Hz) gemessen. Sinustöne bestehen aus nur einer Frequenz und Klänge aus einem Frequenzspektrum (Grundton mit Obertönen). Ein Geräusch ist ein Schallereignis, das viele Frequenzen des Hörbereichs enthält, wobei im Zeitverlauf des Schalldrucks keine Periodizität mehr vorhanden ist. Sprache ist eine komplexe Mischung aus Klängen und Geräuschen.

Entscheidend für das Sprachverstehen sind die Informationen im akustischen Signal, die gleichbleiben, auch wenn Lautstärke, Tonhöhe und Sprechtempo sich ändern. Sie ermöglichen das Verstehen der sprachlichen Information. Das Hörsystem ist außerdem sehr sensibel für spektrale Veränderungen, wodurch es in der Lage ist, sehr ähnliche Phoneme, wie z. B. [b], [d] und [g] voneinander zu unterscheiden, was als *kategoriale Lautwahrnehmung* bezeichnet wird.

► Abb. 2.6 zeigt den menschlichen Hörbereich nach *Schalldruck* (dB) und *Frequenz* (Hz). Das rechteckig umrandete Gebiet gibt den Bereich an, der für die praktische Hördiagnostik von entscheidender Bedeutung ist. Innerhalb der geschwungenen Form liegt die normale Hörschwellenkurve. Der oberhalb dieser Form liegende Bereich ist vom Menschen nicht hörbar. Als untere Grenze ist die Schmerzschwelle eingetragen, d. h. die Lautstärken, bei denen die Frequenzen nicht lauter, sondern als schmerzhaft empfunden werden. Bereits bei niedrigeren Schalldruckpegeln wird die Unbehaglichkeitsschwelle erreicht. Die Empfindlichkeit des Gehörs wird über den physiologischen Prozess der Adaptation individuell an das jeweilige Schallereignis angepasst. Sie beginnt beim Beginn des Schallereignisses und endet etwa eine Minute nach dessen Ende. Ist durch längerfristige Beschallung eine Schädigung eingetreten, spricht man von einer Hörermüdung im Sinne einer pathologischen Anpassung [47].

Das blau markierte Sprachfeld verdeutlicht die bei einer aus 1 m geführten normalen Unterhaltung auftretenden Schallpegel über die Frequenzen hinweg [296].

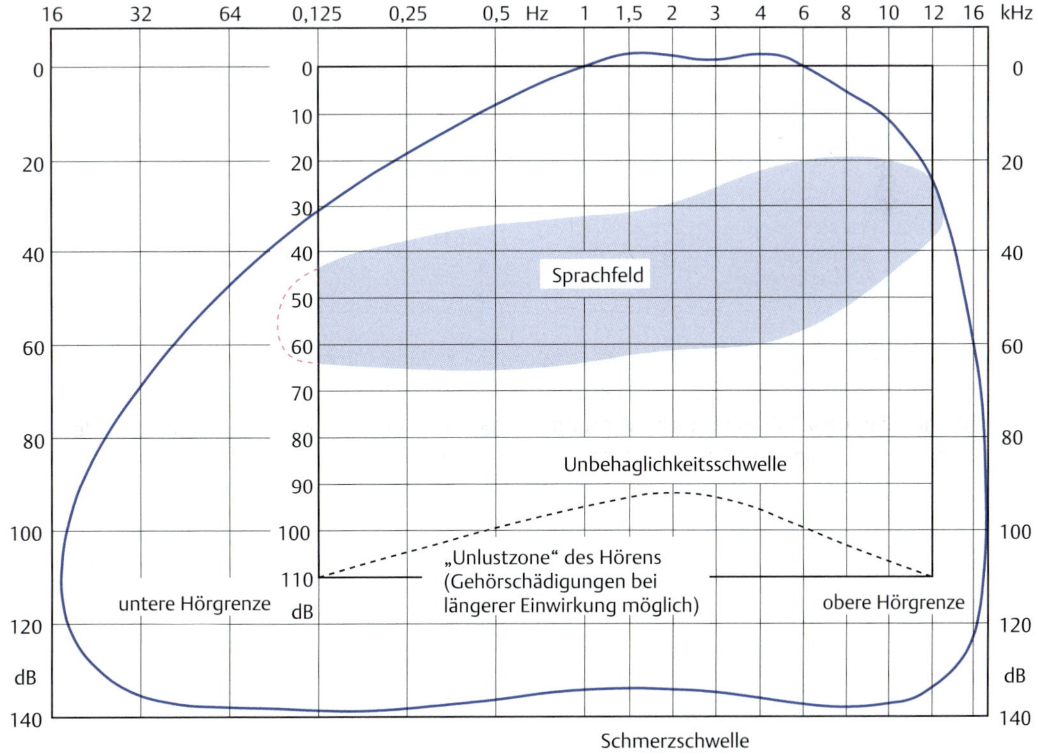

Abb. 2.6 Menschlicher Hörbereich.

2.4 Auditive Verarbeitung

Definition

Die auditive Verarbeitung ist ein Prozess, der nach der akustischen Reizaufnahme durch das Hörorgan erfolgt. Dabei werden außersprachliche und sprachliche Stimuli weiterverarbeitet.

Da außersprachliche und sprachliche Stimuli zerebral unterschiedlich verarbeitet werden, bezeichnet Kiese-Himmel die Verarbeitung sprachlicher Stimuli als „Spezialfall der auditiven Verarbeitung" ([197]: 31). Im Folgenden wird ein Modell der auditiven Verarbeitung dargestellt, das die auditive Verarbeitung selbst sowie die sie beeinflussenden Faktoren und nachfolgende Klassifikationsprozesse verdeutlicht.

2.4.1 Modell der auditiven Verarbeitung

Ausgehend von älteren Modellen der auditiven Verarbeitung von Esser et al. [101], Esser und Wurm-Dinse [102], Günther und Günther [139], Breuer und Weuffen [54] und einem allgemeinen Wahrnehmungsmodell nach Zimbardo [453] wurde von Lauer [232], [233] ein Modell vorgestellt, das eine differenziertere Betrachtung der auditiven Funktionen in Abhängigkeit von der jeweiligen Verarbeitungsebene ermöglichte sowie *Top-down-* und *Bottom-up-Prozesse* berücksichtigte. Dabei wurden der auditiven Verarbeitung allerdings noch Funktionen zugeordnet, die nach aktuellem wissenschaftlichem Kenntnisstand als von der auditiven Verarbeitung unabhängig zu betrachten sind. Für die 4. Auflage dieses Buchs wurde das Ursprungsmodell durch Lauer entsprechend modifiziert (▶ Abb. 2.7), wobei auch neuere Modelle der auditorischen Sprachverarbeitung berücksichtigt wurden (z. B. [115], [157]).

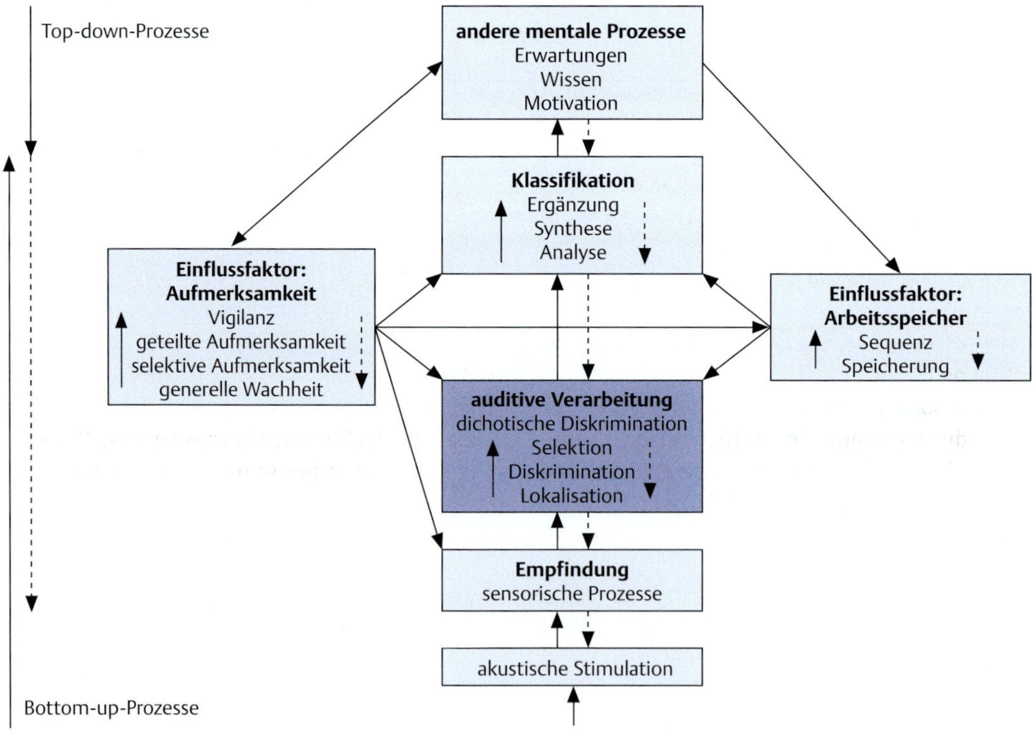

Abb. 2.7 Modell der auditiven Verarbeitung, ihrer Einflussfaktoren und nachfolgender Klassifikationsprozesse.

Im aktuellen Modell werden als Teilfunktionen der auditiven Verarbeitung die Teilfunktionen *Lokalisation*, *Diskrimination* und *Selektion* geführt sowie die Teilfunktion der *dichotischen Diskrimination*, die auf den zuvor genannten Teilfunktionen basiert. *Aufmerksamkeit* sowie *Speicherung* und *Sequenz* werden nicht als auditive Teilfunktionen betrachtet, sondern bilden eigene Bereiche, die zwar einen Einfluss auf die auditive Verarbeitung haben, aber unabhängig von dieser zu sehen sind. Ebenso werden die Funktionen *Analyse*, *Synthese* und *Ergänzung* nicht mehr als auditive Teilfunktionen, sondern als höhere kognitive Funktionen bezeichnet, um klarzustellen, dass es sich um Prozesse handelt, die zwar durch die auditive Verarbeitung und die o. g. Faktoren beeinflusst werden, aber bereits über die Verarbeitungsebene hinaus- und mit Prozessen der Sprachverarbeitung einhergehen. Damit entspricht die modifizierte Darstellung des Modells den Darstellungen der American Academy of Audiology [1] und der British Society of Audiology [63]. Die Wahrnehmung, also die „zu höheren Zentren hin zunehmend bewusste Analyse auditiver Informationen" ([92]: 11) ist nicht Teil des Modells.

Innerhalb der einzelnen Ebenen sind die Leistungen weiterhin hierarchisch geordnet: Beispielsweise wird für die Ebene der auditiven Verarbeitung angenommen, dass Lokalisationsleistungen leichter einzustufen sind als Leistungen der Diskrimination, die ihrerseits wieder leichter als Selektionsleistungen zu betrachten sind. Dies gilt auch für die Ebene der höheren kognitiven Funktionen.

Bei der Verarbeitung auditiver Stimuli wird zwischen Top-down- und Bottom-up-Prozessen unterschieden:

- Bei den Bottom-up-Prozessen (datengesteuert) fließt die Information in der Hierarchie von unten nach oben. Die Verarbeitung beginnt bei der akustischen Stimulation und führt über die Stufen der Empfindung, auditiven Verarbeitung und Klassifikation bis hin zu weiteren mentalen Prozessen:
  - Auf der Stufe der *Empfindung* wird physikalische Energie in neuronale Aktivität umgewandelt.
  - Auf der Ebene der *auditiven Verarbeitung* werden diese Informationen weiterverarbeitet. Es wird eine subjektive innere Repräsentation des Wahrgenommenen gebildet (Perzept), in der die Merkmale des Wahrgenommenen festgehalten werden [453]. Diese Perzeptbildung läuft unbewusst ab und nutzt die Teilfunktionen Lokalisation, Diskrimination, Selektion und dichotische Diskrimination, wobei den Reizen noch keine Bedeutung zugeordnet werden muss. Beispielsweise kann ein Stimulus aus einem Hintergrundgeräusch herausgehört werden, indem zwar erkannt wird, dass zu dem Hintergrundgeräusch ein weiterer Reiz hinzukommt, der Reiz als solcher muss aber nicht erkannt bzw. in Kategorien eingeordnet werden. Ebenso könnte bei einer dichotischen Diskrimination erkannt werden, dass den Ohren 2 verschiedene Stimuli gleichzeitig angeboten werden, aber kein Stimulus könnte nachgesprochen werden. Können aber die Stimuli wiedergegeben werden, so befindet man sich bereits im Übergang zur Klassifikationsebene.
  - Auf der Ebene der *Klassifikation* erfolgt die Einordnung der Eigenschaften des Reizes in vertraute Kategorien bzw. vorhandenes Wissen durch Prozesse der *Analyse*, *Synthese* und *Ergänzung*. Diese Prozesse sind als höhere kognitive Funktionen zu betrachten.
  - Die Informationsverarbeitung wird in allen Bereichen von der Aufmerksamkeit beeinflusst, sodass Aufmerksamkeit als wichtiger Einflussfaktor in Bezug auf alle anderen Prozesse gesehen werden kann.
  - Um Reize verarbeiten und klassifizieren zu können, ist es außerdem notwendig, diese zu speichern und zu sequenzieren.
- Die Top-down-Prozesse (konzeptgesteuert) verlaufen von oben nach unten, das heißt, höhere mentale Funktionen wie *Erwartungen*, *Wissen* und *Motivation* beeinflussen die darunter liegenden Prozesse. Ein Beispiel ist der Einfluss der Motivation auf die Aufmerksamkeit: Erst wenn eine genügend große Motivation gegeben ist, wird genügend Aufmerksamkeit aufgebracht, um z. B. bestimmte Aufgaben zu lösen. Belege für die Bedeutung der Motivation bei der Lösung auditiver Aufgaben finden sich u. a. bei Silman et al. [362].

Das Modell veranschaulicht, wie komplex der Verarbeitungsprozess ist, bedeutet aber nach wie vor auch eine künstliche Trennung von Stufen, die in der Realität ineinander übergehen. So beinhaltet beispielsweise die Stufe der auditiven Verarbeitung sowohl sensorische Anteile als auch erste Klassifikationen. Auch die Top-down- und Bottom-up-Prozesse laufen nicht isoliert voneinander ab, sondern interagieren miteinander. Das Modell impliziert zwar optisch eine serielle Verarbeitung, vermutlich handelt es sich aber vielfach um parallel stattfindende Verarbeitungsprozesse. Diese wären über ein Netzwerkmodell sicher besser zu erklären. Für die Umsetzung theoretischer Überlegungen in ein praktisches Therapiekonzept zur Behandlung von auditiven Verarbeitungsstörungen erscheint ein Stufenmodell eher geeignet.

Wie wichtig – aber auch wie schwer – die Differenzierung der Verarbeitungs- und Wahrnehmungsprozesse ist, wird in den folgenden Kapiteln immer wieder deutlich werden. Viele diagnostische Verfahren und auch therapeutische Ansätze im Bereich AVS nutzen sprachliches Material, sodass man nicht sicher sagen kann, ob Verarbeitungs- oder Wahrnehmungsprozesse oder beides abgebildet bzw. geübt werden.

Zum besseren Verständnis der einzelnen im Modell (► Abb. 2.7) vorkommenden Ebenen und Funktionen werden diese im nächsten Abschnitt genauer erläutert.

2.4.2 Einflussfaktoren

In diesem Unterkapitel werden die Prozesse der *Aufmerksamkeit* sowie *Speicherung und Sequenz* definiert. Diese Prozesse sind wesentliche Einflussfaktoren für die auditive Verarbeitung.

Aufmerksamkeit

Definition

Der Bereich der **Aufmerksamkeit** umfasst die Fähigkeit, sich Stimuli zuzuwenden bzw. diese bewusst wahrzunehmen.

Die Aufmerksamkeit bildet die Basis für die auditive Verarbeitung und höhere kognitive Prozesse und beeinflusst auch den Prozess der Merkfähigkeit, da ohne Aufmerksamkeit keine komplexere Verarbeitung stattfinden kann. Sie kann in mehrere Komponenten untergliedert werden [381]:

- Die *generelle Wachheit* oder *Aktivierung* (*general alertness, arousal*) bildet die erste Komponente. Sie wird unterschieden in:
  - *tonische Wachheit* (physiologischer Organismuszustand)
  - *phasische Wachheit* (durch einen Warnreiz plötzlich verstärkte Aufmerksamkeit)
- Die 2. Komponente bildet die *selektive Aufmerksamkeit*, die in engem Zusammenhang mit der Konzentration steht. Im Rahmen der selektiven Aufmerksamkeit kommt es zu einer „kurzzeitigen, mehrere Minuten dauernden, aktiven Hinwendung und Einschränkung der Aufmerksamkeit (…), wobei selektiv relevante Merkmale einer gegebenen Aufgabe erfasst, irrelevante dagegen unterdrückt werden müssen" ([381]: 315), wie beispielsweise bei dichotischen Höraufgaben.

  Der Prozess der selektiven Aufmerksamkeit kann sowohl *automatisch* (z. B. spontane Kopfdrehung zur Schallquelle) als auch *kontrolliert* (z. B. bewusstes Hinwenden zum Gesprächspartner) ablaufen. Zudem ist zwischen gezielter und *geteilter Aufmerksamkeit (divided attention)* zu unterscheiden:
  - Bei der *gezielten Aufmerksamkeit* wird die Aufmerksamkeit auf eine zu bewältigende Aufgabe gelenkt.
  - Doppelaufgaben, also die gleichzeitige Durchführung zweier Aufgaben, verlangen eine *Aufmerksamkeitsteilung*. Je ähnlicher sich dabei die durchzuführenden Doppelaufgaben sind, desto schwieriger ist die Teilung der Aufmerksamkeit und umso größere Interferenzeffekte sind zu beobachten – durch die Teilung der Aufmerksamkeit treten bei der Aufgabenbearbeitung mehr Fehler auf als bei gezielter Aufmerksamkeit [7], [453].
- Die *Vigilanz* wird schließlich als dritte Komponente des Aufmerksamkeitsprozesses betrachtet. Dabei wird die Aufmerksamkeit über einen längeren Zeitraum in Anspruch genommen, obwohl die relevanten Stimuli nur in seltenen, unregelmäßigen Abständen auftreten. Als Beispiel nennt Sturm [381] die Vigilanz bei von Fließbandarbeitern durchgeführten Qualitäts-

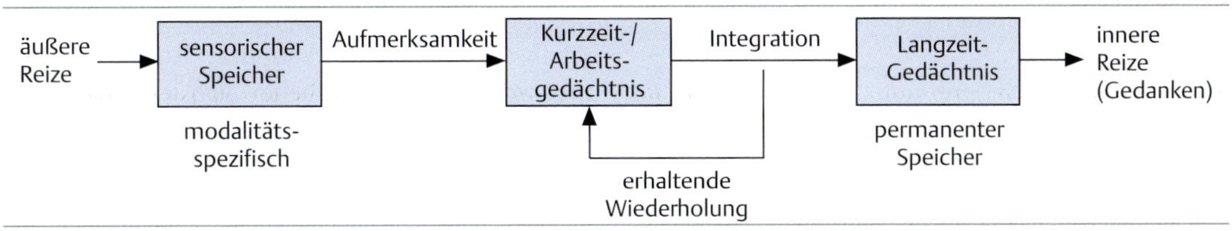

Abb. 2.8 Speichermodell des Gedächtnisses.

kontrollen, bei denen selten auftretendes fehlerhaftes Material auszusortieren ist.

Die Aufmerksamkeit ist eine grundlegend notwendige Leistung zur Verarbeitung akustischer Stimuli und stellt somit eine Basis für die auditive Verarbeitung und darauf aufbauende Prozesse dar.

Speicherung und Sequenz

Definition

Die Fähigkeit, Stimuli kurzfristig im Gedächtnis zu speichern, wird als **Speicherung** oder Merkspanne bezeichnet.

Das Gedächtnis hat mehrere Speicherebenen [452]:

- Umweltreize gelangen zunächst für 1–2 Sekunden in den *sensorischen Speicher*, der sehr große Datenmengen für kurze Zeit aufnehmen kann. Auditive Reize gelangen in einen speziellen auditiven (phonetischen) Speicher, für visuelle Reize gibt es ein anderes System. Über das Nachsprechen von sogenannten Pseudowörtern (Silben ohne Bedeutung), kann die Leistungsfähigkeit des phonetischen Speichers gemessen werden. Der phonetische Speicher umfasst bis zu 1,8 Sekunden. Über den subvokal artikulatorischen Kontrollprozess wird das interne Wiederholen gespeicherter Informationen ermöglicht [146].
- Durch Aufmerksamkeit können bestimmte Stimuli vom sensorischen Speicher in das *Arbeitsgedächtnis* überführt werden, einem temporären Arbeitsspeicher, in dem die Reize aktiv gehalten (Kurzzeitgedächtnis) und mit anderen Informationen verknüpft werden können (Arbeitsgedächtnis). Das Arbeitsgedächtnis ist limitiert. Es kann unter optimalen Bedingungen bis zu 7 Elemente gleichzeitig verarbeiten.
- Ohne *erhaltende Wiederholung* (*Rehearsal*) kann ein Element etwa 20 Sekunden lang im Arbeitsgedächtnis aktiv bleiben, mit Rehearsal auch länger.
- Alle verarbeiteten Reize beeinflussen die bereits gespeicherte Information im Langzeitgedächtnis.

► Abb. 2.8 zeigt ein Speichermodell des Gedächtnisses.

Man kann das Kurzzeitgedächtnis demnach als passives Speichersystem verstehen, in dem Informationen kurzfristig behalten werden, z. B. eine Zahlen- oder Wortfolge. Allerdings finden hier auch schon Kontrollprozesse statt, und es kann zur Ausgabe von (automatisierten) Reaktionen kommen. Mit dem Konstrukt des Arbeitsgedächtnisses konzeptualisiert man Prozesse der aktiven (Weiter-)Verarbeitung kurzfristig gespeicherter Informationen. Hierzu zählt beispielsweise, dass eine gehörte Zahlenfolge rückwärts wiederholt wird, Wortbedeutungen zu Satzbedeutungen verknüpft werden oder eine kurze Aussage als wahr oder falsch beurteilt werden kann [120], [452].

Definition

Bei der Teilfunktion **Sequenz** handelt es sich um die Fähigkeit, die richtige Reihenfolge von zu speichernden Stimuli zu erfassen.

Zur auditiven Verarbeitung und Klassifikation akustischer Reize sind immer auch Gedächtnisleistungen erforderlich, um die akustischen Reize für die Weiterverarbeitung zu speichern. So ist die Reihenfolge von Lauten bzw. Silben in Wörtern und von Wörtern in Sätzen bedeutungsunterscheidend. Die Sequenz stellt eine Erweiterung des Bereichs der Speicherung dar, da nun auch die Speicherung der Reihenfolge der Stimuli notwendig ist.

2.4.3 Auditive Verarbeitung

Der auditiven Verarbeitung werden die Teilfunktionen *Lokalisation*, *Diskrimination*, *Selektion* und *dichotische Diskrimination* zugeordnet. Entscheidend ist, dass auf dieser Ebene die Klassifikation auditiver Stimuli noch nicht im Vordergrund steht.

Lokalisation

Definition

Die **Lokalisation** ist die Fähigkeit, die Richtung und Entfernung auditiver Stimuli festzustellen.

Sie basiert auf der Leistung des Hörsystems, sich durch binaurales Hören im Raum zu orientieren. Dabei spielen Intensitäts- und Zeitunterschiede zwischen beiden Ohren bei der horizontalen Lokalisation eine entscheidende Rolle [347].

Diskrimination

Definition

Die **Diskrimination** bzw. **Differenzierung** ist die Fähigkeit, Ähnlichkeiten und Unterschiede zwischen nacheinander präsentierten auditiven Stimuli, insbesondere Sprachlauten, zu erkennen.

Dabei können auditive Stimuli auf 2 Ebenen diskriminiert werden [438]:

- Auf *suprasegmentaler Ebene* werden die Stimuli nach Dauer, Akzent und Intonation diskriminiert.
- Die *segmentale Ebene* bezieht sich auf die den Konsonanten und Vokalen zugrunde liegenden phonetischen Merkmale, die eine Unterscheidung auf lautlicher Ebene ermöglichen.

Auf Sprachlautebene ist diese Diskriminationsleistung umso schwieriger, je weniger phonetische Merkmale 2 Sprachlaute unterscheiden. Feinste Unterscheidungen finden auf der Ebene von Einzellauten oder Minimalpaaren (z. B. Tanne – Kanne) statt.

Die beiden Ebenen repräsentieren eine zunehmend komplexere Diskriminationsleistung. Sie bauen aufeinander auf und tragen gemeinsam zum Verstehen von Sprachsignalen bei. Zur Diskrimination der deutschen Sprachlaute nach phonetischen Merkmalen wie Sonorität, Artikulationsort und Artikulationsart finden sich entsprechende Tabellen in der linguistischen Literatur [438], die für eine konkrete Therapieplanung im Bereich der Diskrimination genutzt werden können.

Selektion

Definition

Die **Selektion**, die auch als **Figur-Hintergrund-Unterscheidung** bezeichnet wird, beinhaltet die Fähigkeit zur Unterscheidung bedeutungsvoller Informationen von Umgebungsgeräuschen.

Störgeräusche müssen unterdrückt werden, um relevante Stimuli aufnehmen zu können. Dies wird umso schwieriger, je mehr Nebengeräusche vorhanden und je komplexer diese sind bzw. je ähnlicher sie dem Zielreiz sind.

Dichotische Diskrimination

Definition

Die **dichotische Diskrimination** ist die Fähigkeit, verschiedene Stimuli voneinander zu unterscheiden und zu verstehen, die gleichzeitig jeweils nur auf einem Ohr präsentiert werden.

Im Gegensatz zur Selektion muss bei der dichotischen Diskrimination nicht ein relevanter Stimulus von einem Störgeräusch abgegrenzt werden, sondern 2 relevante Stimuli treten gleichzeitig auf und müssen beide verstanden werden.

2.4.4 Klassifikationsprozesse

Die Funktionen *Analyse*, *Synthese* und *Ergänzung* sind höhere kognitive Funktionen zur Mustererkennung. Sie beziehen Sprachverarbeitungsprozesse mit ein und sind daher von der Ebene der auditiven Verarbeitung getrennt zu betrachten. Alle hier genannten Funktionen, insbesondere die Analyse und die Synthese, sind der phonologischen Bewusstheit zuzuordnen, es handelt sich um metakommunikative Fähigkeiten [173], [216].

Analyse

Definition

Die Fähigkeit, einzelne Elemente aus einer komplexen Gestalt herauszulösen, wird **Analyse** bzw. **Identifikation** genannt. Bezogen auf verbale auditive Stimuli handelt es sich um das Extrahieren von Einzellauten oder Silben aus Wörtern oder von Wörtern aus Sätzen.

Dabei geht es nicht nur darum, entsprechende Laute, Silben oder Wörter zu identifizieren, sondern auch um deren Positionsbestimmung. Identifikation und Analyse lösen die zunächst holistische Verarbeitung von Sprache ab und sind bedeutsam für den Leselernprozess. Die analytischen Fähigkeiten im weiteren Sinne – bezogen auf Silben und Wörter – werden in der Regel vor Schuleintritt vollständig erworben. Die Identifikation und Analyse einzelner Laute (phonologische Bewusstheit im engeren Sinne) scheint mit dem Lesenlernen verbunden zu sein. Sie bildet sich in den ersten Grundschuljahren vollständig aus. Bei Menschen, die nicht lesen können, bleibt diese Entwicklung meist aus [216].

Synthese

Die Synthese steht in einem engen Zusammenhang mit der Analyse und ist ebenfalls von großer Bedeutung für den Leselernprozess.

Definition

Die **Synthese** beinhaltet die Fähigkeit, aus einzelnen Elementen eine komplexe Gestalt zusammenzusetzen. Lautsprachlich ist hiermit im Wesentlichen die Bildung eines Wortes aus Einzellauten oder Morphemen gemeint.

Diese Fähigkeit entwickelt sich im Verlauf des Leselernprozesses und baut auf dem Bereich der Analyse auf. Ein Training der Synthesefähigkeit erscheint daher erst nach dem Erwerb von sprachanalytischen Fähigkeiten sinnvoll zu sein.

Ergänzung

Definition

Mit dem Begriff **Ergänzung** wird die Fähigkeit bezeichnet, fragmentarische Gebilde zu sinnvollen Informationen zu vervollständigen, im akustisch-verbalen Bereich ist dies z. B. die Ergänzung von Wort- oder Satzfragmenten zu sinnvollen Wörtern bzw. Sätzen.

Je nach Art und Menge der Informationen, die aufgenommen werden können, fällt es leichter oder schwerer, die Fragmente zu einem sinnvollen Ganzen zusammenzusetzen. Es existiert ein enger Zusammenhang zum Kontext, in dem das Fragment steht, im verbalen Bereich also den vorgegebenen Wort- oder Satzfragmenten.

Der Bereich der Selektion ist von besonderer Bedeutung für die Fähigkeit zur Ergänzung. Im Alltag müssen aus einer Vielzahl von Umweltgeräuschen genug relevante Informationen herausgehört werden, um einzelne Wörter oder Sätze zu verstehen bzw. sinnvoll zu ergänzen.

Intramodale und intermodale Integrationsprozesse

Definition

Das Zusammenwirken der einzelnen, an der auditiven Verarbeitung beteiligten Funktionen wird als *intra*modale Integration bezeichnet.

Obwohl die Funktionen getrennt beschrieben wurden, bestehen unterschiedliche Verbindungen zwischen den einzelnen Funktionen, wie dies bereits bei der Modellbeschreibung deutlich wurde. Eine theoretische Trennung, wie sie im o. g. Konzept vorgeschlagen wurde, dient der Bewusstmachung der einzelnen Komponenten der auditiven Verarbeitung, bildet aber nicht die in der Realität stattfindenden Prozesse ab.

Definition

Die *inter*modale Integration befasst sich mit den Verbindungen zwischen der auditiven Verarbeitung und anderen Verarbeitungsbereichen.

Intakte Verarbeitungsprozesse anderer Sinnesmodalitäten können ggf. als Hilfen in der Therapie der auditiven Verarbeitungsstörung eingesetzt werden, z. B. Absehen vom Mundbild.

2.5 Entwicklung des Hörens und der auditiven Verarbeitung

Die Reifung der Hirnstrukturen vollzieht sich in 3 Phasen. Zunächst wachsen die neuronalen Bahnen bis zur Hirnrinde aus, danach bilden sich die Markscheiden um die Nervenfasern und schließlich folgen die synaptischen Verknüpfungen zwischen den Nervenzellen [208]. Die tatsächliche Ausreifung der Markscheiden dauert bis zum 4. Lebensjahr, sodass erst dann das auditorische System vollständig einsatzfähig ist. Die weitere Reifung des Hörsystems dauert bis in die Pubertät an.

In der 12. Schwangerschaftswoche (SSW) ist das Hörorgan bereits angelegt und in der 20. SSW ist die Cochlea ausgeformt und funktionstüchtig. Erste Reaktionen des Fötus auf akustische Stimuli sind ab der 22. SSW mit Ultraschalldiagnostik nachweisbar [160]. Das Innenohr ist in der 26. SSW morphologisch komplett. Ab der 29. SSW können neuronale Verbindungen vom Innenohr zur primären Hörrinde anatomisch nachgewiesen werden. Laute Schallereignisse können ab diesem Zeitpunkt beim Fötus motorische Aktionen oder eine Herzfrequenzerhöhung verursachen [177]. Die durch das Hören ausgelöste neuronale Aktivität kann mit entsprechenden Methoden über akustisch evozierte Potenziale gemessen werden [208].

Wenige Tage nach der Geburt ist der Säugling in der Lage, Tonhöhenunterschiede grob zu erkennen und eine akustische Reizauswahl zu treffen. Die Stimme der Mutter wird schnell erkannt [138], wobei die Prosodie eine Schlüsselrolle zu spielen scheint [208]. Im 2. Lebensmonat zeigen sich erste erworbene Anpassungsprozesse des Gehörs. Das Kind fängt an zu lauschen und zeigt nicht mehr nur reflexartige Reaktionen auf auditive Stimulationen [151]. Schon im Alter von 4 Monaten können stimmhafte und stimmlose Laute unterschieden werden und andere phonetisch relevante Merkmale werden zunehmend diskriminiert [268].

Auditive Reize werden, wie im vorangegangenen Kapitel beschrieben, mit anderen Sinnesmodalitäten verknüpft, und im Alter von 4 Monaten kommt es zur serialen Integration (z. B. auditive Lokalisation). Bis zum 9. Lebensmonat entwickelt sich eine zunehmend bessere Diskrimination akustischer Stimuli. Es kommt zur Ausbildung eines phonologischen Gehörs, das für die Sprachentwicklung von entscheidender Bedeutung ist [138], [151]. Bis zum 2. Lebensjahr nimmt die Zahl der neuronalen Verknüpfungen im Hörsystem parallel zur Entwicklung von Sprache und Sprechen sehr stark zu [163].

Die Reifung intrakortikaler und intrahemisphärischer Verbindungen vollzieht sich erst in den späteren Jahren bis etwa zum 12. Lebensjahr. Auch Hörleistungen wie die Feinauflösung zeitlicher Unterschiede bei der Lokalisation von Schallquellen oder das Hören kurzer Schallereignisse in Gegenwart maskierender Störgeräusche sind erst im Jugendalter möglich [208].

Trotz der dargestellten Hinweise zur Hörverarbeitung beim Menschen ist festzuhalten, dass der Prozess der Hör- und Sprachverarbeitung in weiten Teilen immer noch unverstanden ist [208], [246], [263].

Bezogen auf die Entwicklung der einzelnen auditiven Teilfunktionen sowie der sie betreffenden Einflussfaktoren und nachfolgender Klassifikationsprozesse (► Tab. 2.1) können bislang nur grobe Aussagen getroffen werden, da exaktes Datenmaterial weitgehend fehlt. Im Wesentlichen wurden aus standardisierten Testverfahren Rückschlüsse gezogen, welche Leistung in welchem Alter als gekonnt bezeichnet werden kann. Allerdings fehlen bei vielen Testverfahren Normwerte, die für eine Beschreibung der Entwicklung herangezogen werden könnten.

Tab. 2.1 Entwicklung von Einflussfaktoren, auditiven Teilfunktionen und Klassifikationsprozessen.

Funktion	Entwicklung
Aufmerksamkeit und Speicherung/Sequenz	
Aufmerksamkeit	3 Entwicklungsstufen: • überselektiv/zu grob (bis Schuleintritt) • überinklusiv/zu feingliedrig (bis 12. Lebensjahr) • selektiv (ab 12. Lebensjahr) Zunahme der Vigilanzfähigkeit
Speicherung/Sequenz	größter Leistungszuwachs im Kindergarten- und Grundschulalter; im Alter von ca. 4–7 Jahren gilt: Lebensalter minus 1–2 = Speicherkapazität von Silben/Zahlen: • 4 Jahre = 3 Items • 5 Jahre = 4 Items • 6 Jahre = 4–5 Items • 7 Jahre = 5 Items bis zum 14. Lebensjahr weitgehend abgeschlossen (7 ± 2 Items)
auditive Verarbeitung	
Lokalisation	4.–7. Lebensmonat: Lokalisation seitlich platzierter Signale 16.–21. Lebensmonat: Lokalisation unter- und oberhalb platzierter Signale während des 1. Lebensjahres zunehmende Genauigkeit der Richtungsbestimmung der Schallquelle minimaler Hörwinkel nimmt zur Peripherie hin ab erst ab dem Vorschulalter können Kinder sich bewegende Signale zunehmend sicher lokalisieren
Diskrimination	beginnt direkt nach der Geburt; von einer ersten groben außersprachlichen Diskrimination bis hin zur Diskrimination von Sprachlauten
Selektion	Ausdifferenzierung auf der Basis von Diskrimination und selektiver Aufmerksamkeit; 5.–6. Lebensjahr: mindestens 70 % Leistung beim Verstehen von Wörtern (65 dB) im Störgeräusch (60 dB)
dichotische Diskrimination	Ausdifferenzierung auf der Basis von Diskrimination und Selektion Normwerte ab 5. Lebensjahr im dichotischen Diskriminationstest
Klassifikationsprozesse	
Analyse	Lautidentifikation ab ca. 5. Lebensjahr Positionsbestimmung von Lauten in Wörtern ab ca. 7. Lebensjahr
Synthese	Entwicklung v. a. im Rahmen des Schriftspracherwerbs (ab ca. 7. Lebensjahr)
Ergänzung	Aus- und Inlautergänzung im Vorschulalter z. T. möglich, im frühen Grundschulalter auch Anlautergänzung; Basis: gut entwickelter Wortschatz

2.5.1 Entwicklung von Aufmerksamkeit und Speicherung/Sequenz

Die **Aufmerksamkeit** entwickelt sich in 3 Stufen [335]:

- *überselektive (zu grobe) Aufmerksamkeit:* Bis zum Schuleintritt dominiert eine überselektive Aufmerksamkeit. Dabei kommt es zum Herausfiltern einzelner Aspekte aus einem gesamten Reizfeld, die dann häufig nur über einen Wahrnehmungskanal weiter aufgenommen und verarbeitet werden.
- *überinklusive (zu feingliedrige) Aufmerksamkeit:* Sie löst die überselektive Aufmerksamkeit ab, indem nun zu viele Reize in die weitere Verarbeitung einbezogen werden. Diese Phase ist bis zum 12. Lebensjahr vorherrschend.
- *selektive Aufmerksamkeit:* Etwa ab dem 12. Lebensjahr ist ein Kind in der Lage, die für die weitere Verarbeitung nötigen Reize zielgerichtet auszuwählen, was auch zu einer ökonomischeren Nutzung der Speicherplätze des Arbeitsgedächtnisses führt [303], [335].

Bei den Teilfunktionen *Speicherung* und *Sequenz* kommt es zum größten Leistungszuwachs im Kindergarten- und Grundschulalter. Die Erweiterung des sensorischen Kurzzeitspeichers vollzieht sich besonders deutlich im Alter von 2–6 Jahren [125]. Dabei beeinflussen die Länge der Items und die Wortähnlichkeit die Merkfähigkeit. Kiese-Himmel und Reeh beobachteten bei sprachgesunden und sprachauffälligen Kindern einen Wortlängeneffekt [191]. Dabei scheinen die Artikulationsdauer der Items [145] und die Artikulationsfähigkeit des untersuchten Kindes eine entscheidende Rolle zu spielen [196]. Ebenso zeigt sich bei sprachgesunden und sprachauffälligen Kindern ein Einfluss der Ähnlichkeit von Pseudowörtern zu Realwörtern, indem Pseudowörter, die Realwörtern ähneln, besser wiederholt werden können [130].

Die Auswertung von Diagnostik-Ergebnissen zeigt, dass sich im Alter von 4–7 Jahren die Mindest-Speicherkapazität über die Formel: „Lebensalter – 1 (z. T.: – 2)" berechnet. Danach sollten sich 4-jährige mindestens 3 Items, 5-Jährige 4 Items, 6-Jährige 4–5 Items und 7-Jährige 5 Items sicher merken können. Erst ab einem Alter von 7–8 Jahren wird die erhaltende Wiederholung effizient genutzt, um eine höhere Itemanzahl länger zu behalten. Neben der Erhöhung der Itemanzahl und der schnelleren und systematischeren Nutzung des Rehearsals wird auch der Zugriff auf gespeicherte Items schneller und die Ergänzung aus dem Langzeitgedächtnis effektiver [120].

Im Alter von 14–15 Jahren wird die Entwicklung dieser Teilfunktion als abgeschlossen betrachtet [119]. Ab diesem Alter wird eine Speicherkapazität von 7 ± 2 Items zugrunde gelegt. Dabei ist zu berücksichtigen, in welcher Situation die Itemanzahl gemessen wird. Bei einer eher unbewussten Verarbeitung ist von einer Behaltensleistung von 5 Items auszugehen, während bei Hinlenkung der Aufmerksamkeit auf die Speicheraufgabe eine Merkleistung von 7 Items oder mehr zu erwarten ist.

Das Zahlengedächtnis stellt dabei einen validen Indikator für die Kapazität des Arbeitsgedächtnisses dar, speziell der phonologischen Schleife. Bei Kindern mit einer spezifischen Sprachentwicklungsstörung liegt die Leistung durchschnittlich eine Einheit unter derjenigen der sprachunauffälligen Kinder und stagniert ab einem Lebensalter von 7–8 Jahren. Bei sprachgestörten Kindern ist zwar auch eine Zunahme der Gedächtniskapazität zu beobachten, diese bleibt aber hinter der Kapazitätszunahme sprachunauffälliger Kinder zurück [355].

2.5.2 Entwicklung auditiver Teilfunktionen

Generell zeigt sich bei der Entwicklung auditiver Teilfunktionen eine Altersabhängigkeit [244], aber keine Geschlechtsabhängigkeit. Nach Henger [154] haben auch Musikalität und Verhaltensauffälligkeiten keinen Einfluss auf auditive Leistungen.

Die **Lokalisation** entwickelt sich bereits sehr früh. Ab dem 4.–7. Lebensmonat können seitlich platzierte Signale lokalisiert werden, ab dem 16.–21. Lebensmonat unter- und oberhalb platzierte Signale. Innerhalb des 1. Lebensjahres nimmt die Genauigkeit der Richtungsbestimmung der Schallquelle zu. Kühnle et al. untersuchten 64 hörgesunde 6- bis 12-jährige Kinder hinsichtlich ihres räumlichen Hörens [223]. Dabei versuchten sie, den kleinsten wahrnehmbaren Winkelbereich zu bestimmen. Gemessen wurden Winkel von –90° bis + 90° im Abstand von jeweils 30°. Insgesamt nahm der minimale Hörwinkel bei allen Kindern zur Peripherie hin ab. Die Winkel der 8–12-jährigen Kinder waren zudem signifikant kleiner als die der jüngeren Kinder.

Die Entwicklung der **Diskriminationsfähigkeit** beginnt, wie bereits beschrieben, direkt nach der Geburt. Sie verläuft von einer ersten groben Diskrimination bis hin zur Diskrimination von Sprachlauten [268]. Die Lautdiskrimination erfolgt zunächst unbewusst, später bewusst. Bei der bewussten Diskrimination von Lauten können zunächst Laute voneinander unterschieden werden, die sich in mehreren phonetischen Merkmalen unterscheiden (z. B. /p/ und /m/). Später können auch Laute diskriminiert werden, bei denen nur ein phonetisches Merkmal nicht übereinstimmt (z. B. /p/ und /t/).

Die *Selektion* entwickelt sich auf der Basis der Diskrimination und der selektiven Aufmerksamkeit. Bei gleichzeitiger Präsentation von Signal und Störgeräusch muss das Signal aus dem Hintergrundgeräusch herausgelöst werden. Im Alter von 5–6 Jahren gelingt laut Sprachaudiometrie im

Störgeräusch das Verstehen von Wörtern bei einem Störgeräusch von 60 dB zu 70 %, wenn die Wörter mit einer Lautstärke von 65 dB angeboten werden.

Für die *dichotische Diskrimination* liegen keine differenzierten altersspezifischen Normen vor. Die im Rahmen des dichotischen Diskriminationstests von Uttenweiler [411] erstellte Normkurve bezieht sich auf eine Untersuchung an 102 gesunden Kindern im Alter von 5 Jahren [154].

2.5.3 Entwicklung von Klassifikationsprozessen

Für die Entwicklung der Lautidentifikation und Positionsbestimmung von Phonemen finden sich in der Literatur keine genauen Altersangaben. Im Rahmen der phonologischen Bewusstheitsentwicklung sind Kinder im Vorschulalter zunächst in der Lage, Wörter in Silben zu unterteilen [353]. Darauf aufbauend entwickelt sich die Lautidentifikation im Vorschulalter, also ab etwa 5 Jahren. Der bewusstere Umgang mit Phonemen gelingt in der Regel erst unter Anleitung im Rahmen des Schriftspracherwerbs. So stellt die Positionsbestimmung von Lauten in Wörtern eine deutlich höhere Anforderung dar, da nicht nur ein Erkennen eines Unterschiedes, sondern auch dessen genauere Bestimmung notwendig ist. Sie gelingt im Alter von ca. 7 Jahren, also im frühen Grundschulalter, und differenziert sich im Zusammenhang mit dem Schriftspracherwerb weiter aus.

Ebenso gelingt die Synthese ab einem Alter von 7 Jahren zunehmend besser. Die Fähigkeit zur *Ergänzung* von Lauten setzt bereits im Vorschulalter ein. Dabei steht zunächst die Aus- und Inlautergänzung im Vordergrund. Im frühen Grundschulalter ist auch die Anlautergänzung möglich. Ein gut entwickelter Wortschatz ist die Basis für die Möglichkeit zur auditiven Ergänzung.

3 Auditive Verarbeitungsstörungen

3 Auditive Verarbeitungsstörungen

3.1 Definition

> **Definition**
>
> **Auditive Verarbeitungsstörungen**
>
> Auditive Verarbeitungsstörungen (AVS) sind Störungen in der Verarbeitung auditiver Stimuli bei intaktem peripherem Hören. Dabei liegen audiologisch messbare Störungen auf der die akustischen Stimuli vorverarbeitenden Ebene der zentralen Hörbahn vor. Von einer AVS sollte nur dann gesprochen werden, wenn es sich um eine Störung handelt, die sich in mindestens 2 auditiven Teilfunktionen mit spezifischen standardisierten Testverfahren nachweisen lässt [92].

Der Begriff der AVS bezeichnet kein einheitliches Störungsbild, sondern eine heterogene Gruppe spezifischer auditiver Störungen, die sich in den unterschiedlichsten Teilfunktionsstörungen zeigen können [73]. Versuche einer Subtypen-Klassifizierung [28] konnten sich bislang nicht durchsetzen. Auch über Komorbiditäten wie Störungen der Sprachentwicklung (SES) und Lese-Rechtschreibstörungen (LRS) konnte die Heterogenität der AVS-Symptome bislang nicht erklärt werden [272]. Unterschiedliche konzeptionelle Herangehensweisen führten ebenfalls nicht zu einer allgemein akzeptierten klinischen Beschreibung von „AVS“. Vor diesem Hintergrund erscheint es plausibel, von einer AVS-Spektrum-Störung zu sprechen [200], [440].

Abgrenzend besteht weitgehend Konsens darüber, dass bei einer Störung von nur einer auditiven Teilfunktion nicht von AVS gesprochen werden sollte. Vielmehr sollte diese bezogen auf die jeweils betroffene Teilfunktion, z. B. als Selektions- oder Diskriminationsstörung, benannt werden. Auch Aufmerksamkeits- oder Merkfähigkeitsstörungen sind nicht als auditive Teilfunktionen zu betrachten, sondern stellen Einflussfaktoren dar, die sich auf die auditive Verarbeitung und die Klassifikation akustischer Stimuli auswirken können. Nicht zuletzt ist die Ebene der Klassifikation von der Ebene der auditiven Verarbeitung zu trennen [61].

Die **American Speech-Language-Hearing Association (ASHA)** [13] zählt die *auditive Aufmerksamkeit*, das *auditive Gedächtnis*, die *phonologische Bewusstheit*, die *auditive Synthese* sowie das *Verstehen* und *Interpretieren auditiver Information* ausdrücklich nicht zur auditiven Verarbeitung [61], [318].

Laut ASHA umfasst die auditive Verarbeitung folgende Prozesse [13], [61], [318]:

- auditive Lokalisation und Lateralisation
- auditive Diskrimination
- auditive Mustererkennung
- temporale Aspekte, einschließlich Zeitauflösung, Diskrimination, Integration, Maskierung, Sequenzierung
- auditive Leistung bei konkurrierenden (Sprach-) Signalen, inkl. dichotischem Hören
- auditive Leistung bei beeinträchtigter akustischer Signalqualität

Ähnlich wird die AVS auch von der **British Society of Audiology (BSA)** [62] und der **American Academy of Audiology (AAA)** [1] beschrieben.

In der deutschen S1-Leitlinie der **Deutschen Gesellschaft für Phoniatrie und Pädaudiologie (DGPP)** [92] zu auditiven Verarbeitungs- und Wahrnehmungsstörungen werden diese wie folgt definiert:

> **Definition**
>
> **Auditive Verarbeitungs- und Wahrnehmungsstörungen**
>
> Auditive Verarbeitungs- und Wahrnehmungsstörungen (AVWS) sind „Störungen zentraler Prozesse des Hörens, die u. a. die vorbewusste und bewusste Analyse, Differenzierung und Identifikation von Zeit-, Frequenz- und Intensitätsveränderungen akustischer oder auditiv-sprachlicher Signale sowie Prozesse der binauralen Interaktion (z. B. zur Geräuschlokalisation, Lateralisation, Störgeräuschbefreiung und Summation) und der dichotischen Verarbeitung ermöglichen“ ([92]: 5).

Laut DGPP stellt „die auditive Wahrnehmung (…) die zu höheren Zentren hin zunehmend bewusste Analyse auditiver Informationen dar." ([92]: 11). Damit wird die Definition der ASHA erweitert. Allerdings ergänzt auch die DGPP ihre Definition in Bezug auf Aufmerksamkeits-, Merkfähigkeits- und kognitive Störungen: „Kann die gestörte Wahrnehmung akustischer Signale besser durch andere Störungen wie z. B. Aufmerksamkeitsstörungen, allgemeine kognitive Defizite, modalitätsübergreifende mnestische Störungen o. ä. beschrieben werden, sollte nicht der Begriff ‚Auditive Verarbeitungs- und Wahrnehmungsstörung' verwendet werden. Dies gilt insbesondere, wenn durch normierte und standardisierte psychoakustische Tests eine Störung der auditiven Verarbeitung und Wahrnehmung nicht nachgewiesen werden kann. Für das Vorliegen einer ‚Auditiven Verarbeitungs- und Wahrnehmungsstörung' spricht jedoch, wenn sich durch normierte und standardisierte psychoakustische Tests Einschränkungen der auditiven Verarbeitung und Wahrnehmung nicht-sprachgebundener Signale oder verbo-akustischer Signale (im Sinne linguistisch beladener akustischer Signale) nachweisen lassen." ([92]: 12).

Die Annahme einer totalen Modalitätsspezifität, also der Vorstellung, dass z. B. auditive und visuelle Merkfähigkeit voneinander völlig getrennte Funktionen sind, wird infrage gestellt [197]. Nach Kiese-Himmel [197] ist die Multimodalität ein grundlegendes Merkmal neuraler Codierung und Aktivität. Es ist somit eher anzunehmen, dass bei Störungen der Speicherung und Sequenz ein übergeordnetes Merkfähigkeitsdefizit besteht und die Funktion der Merkfähigkeit nicht als Teilfunktion der auditiven Verarbeitung zu sehen ist.

3.2 Ätiologie

Es werden folgende *medizinische Faktoren* für AVS bei Kindern diskutiert [69], [165]:

- Hirnreifungsverzögerungen
- frühkindliche Hirnschädigungen
- genetische Ursachen
- chronische Mittelohrentzündungen im frühen Kindesalter

Bezüglich des Faktors *frühkindlicher Hirnschädigungen* stellt die AAA [1] fest, dass in der Regel keine Läsionen nachgewiesen werden können.

Der Faktor der *chronischen Mittelohrentzündungen* wurde in verschiedenen Studien genauer untersucht. Einige Autor*innen sehen chronische Mittelohrentzündungen im Kleinkindalter als Ursache von Defiziten in der Sprachkompetenz [336], [428], andere halten den Einfluss für weniger relevant. Von Suchodoletz [385] führt die Ergebnisse von Längsschnittstudien an (Meta-Analyse in [329]), in denen Kinder mit und ohne wiederkehrende Mittelohrentzündungen beobachtet wurden. Die betroffenen Kinder zeigten keine oder nur leichte Defizite ihrer sprachlichen Entwicklung. Auch eine Studie mit 7–9-jährigen Kindern, die im Alter von 2–4 Jahren länger andauernde Mittelohrentzündungen hatten und inzwischen erfolgreich behandelt waren, konnte mit sprachbasierten Tests in nur einem Test Unterschiede zur Kontrollgruppe feststellen [159]. Einschränkend schreiben die Autor*innen, dass „central auditory defects may be more inclined to occur in otitis-prone children who acquire MEE in the first few months of life when the auditory nervous system is still developing".

Updike und Thornburg [410] untersuchten 6–7-jährige Kinder, die *vor* ihrem 2. Lebensjahr Mittelohrentzündungen hatten und fanden tatsächlich signifikant schlechtere Leistungen in Tests der auditiven Verarbeitung und in Lesetests. In einer anderen Studie wurden Kinder mit AVS verglichen, von denen die eine Gruppe im Alter bis zu 3 Jahren Mittelohrentzündungen hatte, die Kinder in der anderen Gruppe aber nicht. Die Kinder mit vorangegangenen Mittelohrentzündungen schnitten in Tests der auditiven Verarbeitung und des Lesens signifikant schlechter ab als die Kinder mit AVS aber ohne frühere Mittelohrentzündungen [456].

Schaut man nur auf die auditive Verarbeitung, sind die Evidenzen für einen Einfluss früher Mittelohrentzündungen auf die auditive Verarbeitung sehr deutlich: In einer Meta-Analyse, in die 10 Studien mit fast 650 Kindern (davon 289 Kontrollen) einflossen, zeigten sich deutliche Zusammenhänge zwischen frühen Mittelohrentzündungen und auditiver Verarbeitung [141]. In den einbezogenen Studien wurden kaum sprachbasierte Tests verwendet, sondern zeit- und frequenzbasierte Verfahren sowie elektrophysiologische Messungen. Diese Datenlage spricht dafür, dass (frühe) Mittelohrentzündungen ein Risikofaktor für die auditive Verarbeitung sind.

Weitere Ursachen für AVS – vor allem bei Jugendlichen und Erwachsenen – können u. a. neurotoxische Substanzen, Hirntumoren, neurodegenerative Erkrankungen sowie Alterungsprozesse sein [69], [76], [224]. Kontaktsportarten und militärische Einsätze gelten ebenfalls als Risikofaktoren [28], [395].

In der Praxis ist die Beurteilung der Ätiologie von auditiven Verarbeitungsstörungen schwierig, sodass man im Wesentlichen auf Vermutungen angewiesen ist. Dabei ist es relativ einfach, z. B. milieubedingte Faktoren zu erkennen und ggf. zu verändern. Der Nachweis von *Hirnreifungsstörungen* ist allerdings oft nicht zu erbringen. Chermak und Musiek vertreten die Annahme, dass 65–70 % aller Kinder mit diagnostizierter AVS eine entwicklungsneurologische Störung aufweisen könnten, die wegen fehlender diagnostischer Möglichkeiten nicht nachweisbar ist [71].

Kiese-Himmel stellt dar, dass es bislang nicht gelungen ist, einen ätiologischen Faktor zu identifizieren, der eindeutig einer AVS zuzuordnen wäre: „In der Studie von Dawes et al. [86] mit 32 AVWS-Kindern und 57 Non-AVWS-Kindern konnte kein ätiologischer Faktor die beiden Gruppen trennen." ([197]: 33).

3.3 Auftretenshäufigkeit

Zur Auftretenshäufigkeit von AVS geben [316] für „ältere […] Erwachsene" eine *Prävalenz* von 10–20 % und für Kinder von 2–3 % an, wobei Jungen doppelt so häufig betroffen sind wie Mädchen [17], [197]. Genaue Angaben sind allerdings schwierig, denn es gibt weder einen Konsens über die genaue Definition der AVS noch einen Goldstandard für die Diagnostik.

Der in der Praxis zum Teil zu beobachtende sprunghafte Anstieg der Diagnosestellung AVS bei Kindern zeigt, dass der Problematik eine große Bedeutung zugemessen wird. Die AVS wurde auch als eigenes Störungsbild in den Behandlungskatalog logopädischer Störungsbilder aufgenommen. Fraglich ist aber, ob es sich immer um tatsächliche auditive Verarbeitungsstörungen im Sinne einer auditiven Teilleistungsstörung handelt oder vielmehr um Symptome, die anderen Störungsbildern zugeordnet werden können. So kommen Moav et al. [274] auf 30–50 % auditiver Verarbeitungsstörungen bei Kindern mit Lernproblemen. Generell tritt eine AVS also selten isoliert auf, sondern häufig zusammen mit anderen Störungsbildern [164], [361]. Ein sorgsamer Umgang mit der Diagnosestellung AVS ist notwendig, um eine effiziente und passgenaue Behandlung zu ermöglichen.

3.4 Klinische Symptome

3.4.1 Zentrale Hörstörungen

Definition

Zentrale Hörstörungen

Zentrale Hörstörungen sind Störungen auf der Ebene der zentralen Hörbahn.

Zentrale Hörstörungen führen immer zu auditiven Verarbeitungsstörungen auf höheren zentralen Ebenen. Das periphere Hörvermögen und die Verarbeitung von Tönen unterschiedlicher Lautstärke bleiben unbeeinflusst, sodass die im Tonaudiogramm erstellte Hörschwelle unauffällig ist.

Abhängig von der Ausprägung der zentralen Hörstörung liegen unterschiedliche Beeinträchtigungen der auditiven Verarbeitung vor. Audiologische Untersuchungen geben erste Aufschlüsse über die Art und das Ausmaß der zugrunde liegenden zentralen Hörstörung. Im Folgenden werden die in diesem Zusammenhang auftretenden Teilfunktionsstörungen näher beschrieben.

3.4.2 Störungen von Aufmerksamkeit und Speicherung/Sequenz

Aufmerksamkeitsstörung

Stimuli werden nicht oder nur teilweise wahrgenommen. Es gelingt nicht, die Aufmerksamkeit kurzfristig (selektive Aufmerksamkeit) oder langfristig (Vigilanz) im Hinblick auf präsentierte Reize aufrechtzuerhalten. Dabei besteht ein enger Zusammenhang zwischen (selektiver) Aufmerksamkeit und Konzentration [381].

Personen mit Aufmerksamkeitsstörungen können sich oft nicht lange genug auf dargebotene Reize konzentrieren, um diese aufzunehmen und zu verarbeiten. Auffälligkeiten in der Verarbeitung auditiver Stimuli, die allein durch eine Aufmerksamkeitsstörung erklärbar sind, sind von einer AVS abzugrenzen.

In der neueren Fachliteratur wird die Beziehung zwischen auditiven Verarbeitungsstörungen (AVS; *auditory processing disorders, APD*) und einer spezifischen Aufmerksamkeitsstörung (*attention deficit disorder, ADD*) oder auch Aufmerksamkeitsdefizit-/Hyperaktivitätsstörung (ADHS) näher betrachtet. Es wurden diverse Studien dazu durchgeführt (u. a. [79], [278], [327]), und die wissenschaftliche Debatte wurde sehr intensiv geführt [166], [277]. Trotzdem bleibt bislang offen:

- ob die beiden Störungsbilder unabhängig voneinander vorkommen können
- ob sie immer gemeinsam auftreten oder
- ob die Aufmerksamkeitsstörung als Ursache für auditive Verarbeitungsstörungen zu sehen ist

Speicherungsstörung

Stimuli können nicht oder nur teilweise kurzfristig gespeichert werden. Die Menge der aus dem Arbeitsspeicher verfügbaren Stimuli ist reduziert, d. h. die Merkspanne ist verkürzt. Ein Abruf von Informationen ist auch ohne Berücksichtigung der Reihenfolge der einzelnen Items nur eingeschränkt oder gar nicht möglich. Die Betroffenen sind z. B. nur eingeschränkt in der Lage, auditiv aufgenommene Zahlen oder Silben wiederzugeben oder sich verbale Anweisungen zu merken.

Speicherungsstörungen wirken sich sowohl auf die auditive Verarbeitung als auch auf Klassifikationsprozesse aus, da es für auditive Teilfunktionen, aber auch für die Mustererkennung vielfach erforderlich ist, Stimuli über einen gewissen Zeitraum zu behalten, um sie weiterverarbeiten zu können.

Sequenzstörung

Es gelingt nicht, die präsentierten Stimuli in der vorgegebenen Reihenfolge zu reproduzieren. Die Menge der Stimuli kann evtl. wiedergegeben werden. Die Betroffenen sind aber nicht in der Lage, beispielsweise Silben in der vorgegebenen Reihenfolge zu wiederholen oder mehrteilige Anweisungen in der entsprechenden Reihenfolge auszuführen.

3.4.3 Störungen der auditiven Verarbeitung

Lokalisationsstörung

Bei einer gestörten Schalllokalisation werden die Richtung und Entfernung auditiver Reizquellen – also der Entstehungsort eines Schallereignisses – nicht richtig erkannt. Betroffene brauchen oft lange, um eine Schallquelle zu entdecken. Dies wirkt sich u. a. nachteilig in Gruppengesprächen aus, z. B. bei einem Wechsel der sprechenden Person. Wenn die neue Schallquelle erst gesucht werden muss, steht das Mundbild, das für viele Betroffene eine wichtige Ergänzung zum Hören ist, nicht rechtzeitig zur Verfügung. So gehen viele Anfangssequenzen verloren und damit z. T. ganze Gesprächsbeiträge. Jenseits sprachlicher Aspekte haben Lokalisationsstörungen Auswirkungen u. a. auf das Verhalten im Straßenverkehr oder in einer Werkhalle beim Lokalisieren von Stör- oder Notsignalen an Maschinen (vgl. Videos „Herausforderungen im Beruf" und „Herausforderungen in der Ausbildung" auf https://leipziger-avws-board.de/videos-zu-herausforderungen-im-leben-mit-avws/).

Diskriminationsstörung

Das Unterscheiden auditiver Stimuli aufgrund ihrer phonologischen Merkmale ist erschwert. Beispielsweise werden Minimalpaarwörter miteinander verwechselt. Probleme bei der Lautdiskrimination können eine mögliche Ursache für Lautverwechslungen sein (Beispiel: [k]-[t]-Verwechslung).

Selektionsstörung

Akustisch relevante Informationen können von Neben- bzw. Hintergrundgeräuschen nicht effektiv getrennt werden. Dadurch ist es für die Betroffenen schwierig, die für sie relevanten Stimuli kontinuierlich aufzunehmen. Dies spielt im schulischen Kontext und allgemein in Bildungskontexten eine wichtige Rolle, denn das Vermitteln von Wissen erfolgt überwiegend mündlich und kann von Umgebungsgeräuschen negativ beeinflusst werden.

Dichotische Diskriminationsstörung

Bei einer gestörten dichotischen Diskrimination können beiden Ohren gleichzeitig angebotene relevante Stimuli nicht als gleich bzw. unterschiedlich wahrgenommen werden. Darauf aufbauend gelingt es nicht oder nur fehlerhaft, die angebotenen Stimuli zu erkennen und wiederzugeben. Beispielsweise werden 2 unterschiedliche Wörter, die dem linken bzw. rechten Ohr dargeboten werden, miteinander vermischt oder nur eines der beiden Wörter wird erkannt und wiedergegeben.

3.4.4 Störungen der Klassifikation

Analysestörung

Das Extrahieren akustischer Elemente (Laute, Silben und Wörter) aus größeren Einheiten (Silben, Wörtern und Sätzen) ist beeinträchtigt. Kinder mit Analysestörungen können z. B. Einzellaute in Wörtern nicht identifizieren oder die Position von Lauten in Wörtern (An-, In-, Auslaut) nicht korrekt bestimmen. Die bedeutungsunterscheidende Funktion von Sprachlauten wird nicht wahrgenommen.

Synthesestörung

Das Synthetisieren, also das Zusammensetzen von Einzellauten oder Silben zum Wort, ist gestört. Dadurch kann dem Zusammengesetzten nicht der entsprechende Sinn zugeordnet werden, was das Verstehen gesprochener Sprache stark beeinträchtigen kann. Aber auch das Lesenlernen kann durch Probleme beim Synthetisieren erschwert sein.

Ergänzungsstörung

Die Fähigkeit, akustisch fragmentarische Äußerungen (z. B. Wort- oder Satzfragmente) zu sinnvollen bzw. verstehbaren Äußerungen zu ergänzen, ist beeinträchtigt.

3.4.5 Zusammenhänge mit anderen Störungsbildern

Eine auditive Verarbeitungsstörung kann isoliert, aber auch gemeinsam mit anderen Störungsbildern, z. B. Sprachentwicklungsstörungen, Hörstörungen, Aufmerksamkeitsstörungen, kognitiven Defiziten oder Lese-Rechtschreibstörungen, auftreten [189], [271]. Ungeklärt ist, ob eine AVS als Ursache oder Folge der Störungen zu betrachten ist, mit denen sie häufig komorbid auftritt [321].

Systematische Untersuchungen zum Vorliegen von Komorbiditäten gibt es bislang fast nur für Kinder. Für Erwachsene liegen bisher allenfalls einzelne Beobachtungen, jedoch keine systematischen Studien vor. Die folgenden Ausführungen beziehen sich daher fast ausschließlich auf Kinder.

Sprachentwicklungsstörungen

Es ist in der Fachliteratur umstritten, ob auditive Verarbeitungsstörungen ein Symptom einer Sprachentwicklungsstörung (SES) darstellen (z. B. [441] oder ob sie als eigenständiges Störungsbild zu begreifen sind und somit als eine mögliche Ursache von Sprachentwicklungsstörungen infrage kommen [40], [137], [243], [389]. Schöler und Schakib-Ekbatan weisen darauf hin, dass Sprachentwicklungsstörungen in der Regel keine sprachspezifischen Störungen sind, sondern Lern- und Verarbeitungsstörungen, die sich im sprachlichen Bereich zeigen [355]. Dabei spielt insbesondere die auditive Verarbeitungsstörung eine große Rolle.

Einigung besteht darin, dass die häufige Komorbidität von auditiven Verarbeitungs- und Sprachentwicklungsstörungen die Diagnosestellung deutlich erschwert. Hier kommt der auditiven Merkspanne eine besondere Bedeutung zu, da diese eine erste Abgrenzung zwischen Kindern mit Sprachentwicklungsstörungen und normal entwickelten Kindern ermöglicht [184], [384]. Rocha-Muniz et al. stellten fest, dass sich bei einer durch verbale Stimuli evozierten Stimulation des auditorischen Hirnstamms Unterschiede zwischen Kindern mit AVS und Kindern mit Sprachentwicklungsstörungen zeigen [331]. Kiese-Himmel und Nickisch konnten bei Kindern der zweiten Klasse zwar Kinder mit monosymptomatischer AVWS gut von Kindern ohne AVWS-Symptomatik trennen, und auch Kinder mit AVWS und SES ließen sich gut von Kindern ohne Symptomatik unterscheiden. Aber eine Unterscheidung zwischen Kindern mit monosymptomatischer AVWS und AVWS mit SES gelang nur unter Hinzuziehung eines Grammatik-Tests [199]. Zu einem ähnlichen Ergebnis kamen Wagner et al. [421] in einer Studie mit 35 Jugendlichen. Auch hier differenzierten die Grammatik- und Nachsprechtests zwischen Jugendlichen mit monosymptomatischer AVS und AVS mit SES.

Ferguson et al. konnten bei einem Vergleich von Elterneinschätzungen und Testergebnissen bei Kindern mit AVS und Kindern mit Sprachentwicklungsstörung (SES) keinen Unterschied zwischen den Charakteristika und Testergebnissen beider Gruppen feststellen [107]. Daraus folgerten sie, dass die Diagnosestellung AVS oder SES eher durch den Überweisungsweg zustande kommt als durch tatsächliche Unterschiede beider Diagnosegruppen. Kiese-Himmel zitiert diverse Autor*innen, die in ihren Untersuchungen von Kindern mit SES keine herausragenden auditiven Defizite feststellen konnten, die der SES zugrunde liegen könnten [197].

Nickisch et al. empfehlen den Vergleich von Hörverarbeitungstests mit Sprachverständnistests, um zu einer Differenzialdiagnose zwischen AVS und SES zu kommen [291]. Liegt das Sprachverständnis deutlich unterhalb der auditiven Leistungen ist an das Vorliegen einer Sprachverständnisstörung zu denken. Kinder mit einer deutlichen AVS haben demgegenüber meist geringere Sprachverständnisstörungen.

Störungen der phonologischen Bewusstheit

Definition

Phonologische Bewusstheit

Die phonologische Bewusstheit ist die metalinguistische Fähigkeit, die bedeutungsunterscheidende Funktion von Sprachlauten zu erkennen.

Nach Skowronek und Marx [364] teilt sich diese Fähigkeit in die Bewusstheit für größere Einheiten und einzelne Laute (▶ Abb. 3.1). Nach Stackhouse und Wells nimmt der Grad der Analyse- und Synthesefähigkeit in der kindlichen Entwicklung zu, während die Größe der zu analysierenden Einheiten abnimmt [370]. Zunächst werden auf der suprasegmentalen Ebene Silben zu Wörtern zusammengesetzt oder Reimpaare erkannt, ohne dass hierbei auf lautlicher Ebene bewusst ist, wie sich diese zusammensetzen. Später können Wörter in einzelne Laute zerlegt bzw. aus diesen zusammengesetzt werden. Auch im Rahmen therapeutischer Konzepte zur Behandlung expressiv-phonologischer Störungen bei Kindern bilden Übungen zur Lautanalyse und -synthese eine wesentliche Grundlage [111], [171].

Eine intakte auditive Analyse- und Synthesefähigkeit bildet die Grundlage für die Ausbildung der phonologischen Bewusstheit, die wiederum eine wichtige Voraussetzung für den Lese-Rechtschreib-Erwerb darstellt [173].

Nach dem Sprachverarbeitungsmodell von Stackhouse und Wells stellt die auditive Verarbeitung die Basis der phonologischen Bewusstheit

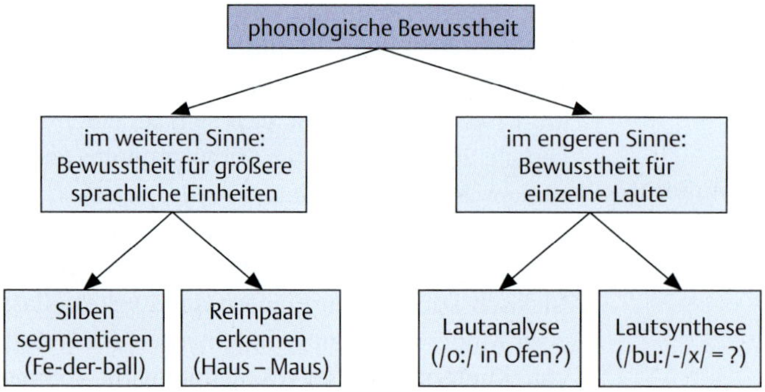

Abb. 3.1 Phonologische Bewusstheit.

dar [370]. Dieser Zusammenhang ist allerdings empirisch nicht belegt [353], sodass es sich auch um dissoziierte Leistungen handeln könnte. Buller und Ptok [64] führten eine Untersuchung durch, bei der sie Korrelationen zwischen Defiziten in der phonologischen Bewusstheit und basalen auditiven Verarbeitungsstörungen berechneten. Sie kommen zu dem Ergebnis, dass „ein korrelativer Zusammenhang beobachtet werden" konnte, „allerdings zeigen die Ergebnisse auch, dass eine auffällige basale auditorische Verarbeitung nicht zwangsläufig mit einer schlechten phonologischen Bewusstheit einhergeht" ([64]: 720]). Somit deuten Korrelationen zunächst darauf hin, dass beide Störungsbilder häufig gemeinsam auftreten, ein ursächlicher Zusammenhang kann aber nicht nachgewiesen werden.

Nach Kiese-Himmel [188] und Schnitzler [353] geht die phonologische Bewusstheit dem Schriftspracherwerb, insbesondere dem Lesenlernen, ursächlich voraus. Die phonologische Bewusstheit ist bereits im Vorschulalter messbar [113]. Obwohl davon ausgegangen wird, dass die Entwicklung lautsynthetischer Leistungen erst in Interaktion mit dem Lesenlernen stattfindet, stellten Fricke et al. fest, dass den untersuchten Kindern das Identifizieren schwerer fiel als das Synthetisieren [113]. Die Bedeutung der Phonemanalyse und -synthese für den Schriftspracherwerb wird in vielen Publikationen übereinstimmend betont [23], [116], [206], [249], [293]. Im Hinblick auf die Rechtschreibleistungen zeigt sich, dass der Schriftsprachprozess auch noch gegen Ende der Grundschulzeit von der phonologischen Bewusstheit entscheidend beeinflusst wird, während kein Einfluss mehr auf das Lesenlernen beobachtet wurde [30].

Zur Förderung der phonologischen Bewusstheit im Vorschulalter und gezielten Vorbereitung auf den Schriftspracherwerb wurde von Küspert und Schneider [228] ein auf Hören basierendes Trainingsprogramm für den Einsatz in Kindergärten entwickelt („Hören, Lauschen, Lernen"). In Längsschnittstudien konnte die Effektivität des Trainingsprogramms nachgewiesen werden. Das Risiko der Entwicklung von Lese-Rechtschreibschwierigkeiten ließ sich durch das spezifische Training erheblich reduzieren [351], siehe auch [337].

Lese-Rechtschreibschwierigkeiten

> **✔ Merke**
> Lese-Rechtschreibschwierigkeiten (LRS) gehören mit einer Prävalenz von 4–8 % [181] zu den häufigsten Entwicklungsstörungen im Kindes- und Jugendalter und können zu schulischen Schwierigkeiten sowie zu emotionalen Problemen und Verhaltensstörungen führen [12], [168].

Auditive Verarbeitungsstörungen werden im Hinblick auf den Schriftspracherwerb intensiv diskutiert. Lange Zeit wurde angenommen, dass die visuell-räumliche Verarbeitung die entscheidende Bedingung für den Schriftspracherwerb darstellt. Später wurde der auditiven Verarbeitung von verschiedenen Autor*innen ein weitaus größerer Einfluss auf den Schriftspracherwerb beigemessen [89], [302], [311], [416].

Von Suchodoletz et al. halten die AVS bei einer Subgruppe der Betroffenen mit LRS für ursächlich relevant [382]. Auch in der DGPP-Leitlinie [92] wird beschrieben, dass ein Teil der Kinder mit AVS eine LRS zeigt. Dabei fällt insbesondere eine temporale Verarbeitungsschwäche auditiver Reize auf, bei der kurze, schnell dargebotene akustische Reize schlechter diskriminiert werden können [388], [390]. Matulat et al. [254], [255] sehen eine AVS nicht als Hauptursache einer LRS. Vielmehr fanden sie bei vielen der von ihnen untersuchten Kinder mit LRS eine Störung der Merkfähigkeit. Diverse Untersuchungen bestätigen, dass ein direkter Zusammenhang zwischen AVS und LRS nicht angenommen werden kann [92]. Auch wenn Kinder mit LRS auch eine AVS aufweisen können, müssen Kinder mit einer AVS nicht zwangsläufig eine LRS entwickeln [197]. In einer Untersuchung zur schnellen auditiven Verarbeitung (Rapid Auditory Processing) ließ sich beobachten, dass die auditive Verarbeitung keinen direkten Einfluss auf die phonologische Bewusstheit und die Lesefähigkeit hatte [178].

Bei Verdacht auf eine LRS ist eine standardisierte Diagnostik der Lese- und Rechtschreibleistungen zwingend erforderlich. Liegt zusätzlich eine AVS vor, ist ein auditives Training angeraten, das auf die individuell gestörten Funktionen ausgerichtet ist. Während ein Training zur Lautdiskrimination bei Worttrennschärfefehlern hilfreich sein kann, ist bei Wortdurchgliederungsfehlern ein Training der auditiven Merkspanne und Sequenzierung sinnvoller. Auch bei Regelfehlern ist nicht zu erwarten, dass ein auditives Training hilfreich ist [292]. Es ist also für jedes Kind mit LRS individuell festzustellen, ob auditive Übungen in die Behandlung integriert werden sollten oder nicht.

In einer Meta-Analyse zur Wirksamkeit therapeutischer Ansätze bei LRS [168] zeigt sich, dass symptomspezifische Förderprogramme zu signifikanten Verbesserungen des Lesens und Schreibens führen. Sie sind Funktions- und Wahrnehmungstrainings, die ihrerseits statistisch nicht abgesichert sind, deutlich überlegen. Dabei bezogen die Autor*innen in ihre Meta-Analyse insbesondere Trainingsprogramme mit ein, die zu den alternativen Therapiemethoden zu rechnen sind und häufig auf sprachfreie Trainings fokussieren, wie z. B. das Ordnungsschwellentraining. Insgesamt kommen sie zu der Empfehlung, dass bei LRS eine Förderung am Lesen und Schreiben direkt ansetzen muss. Die Behandlung sollte im Einzel- oder Gruppensetting mindestens 20 Wochen dauern und verhaltenstherapeutische Maßnahmen einschließen [168].

Visuelle Verarbeitungsstörungen

Es ist individuell zu klären, ob visuelle Aspekte auditive Leistungen, z. B. die Speicherung und Sequenz, im Sinne von Merkstrategien unterstützen können oder ob sie im individuellen Fall kompensatorisch nicht nutzbar sind.

Aufmerksamkeitsdefizit-/Hyperaktivitätsstörung

Definition

Aufmerksamkeitsdefizit-/ Hyperaktivitätsstörung

Eine **Aufmerksamkeitsdefizit-/Hyperaktivitätsstörung** (ADHS) liegt vor, wenn unaufmerksames und impulsives Verhalten mit oder ohne deutliche Hyperaktivität ausgeprägt ist, die Aufmerksamkeit nicht dem Alter und Entwicklungsstand entspricht und es zu Störungen in den sozialen Bezugssystemen, der Wahrnehmung und im Leistungsbereich von Schule und Beruf kommt (Leitlinie der Deutschen Gesellschaft für Kinder- und Jugendpsychiatrie, Psychosomatik und Psychotherapie [91]).

Das Auftreten der Störung wird auf 9,2 % bei Jungen und 2,9 % bei Mädchen geschätzt. Die Prävalenz liegt bei Kindern und Jugendlichen bei 5–6 % [55], [91]. Jungen sind beim unaufmerksamen Subtyp doppelt so häufig betroffen wie Mädchen, beim hyperaktiv-impulsiven Subtyp sogar 5-mal häufiger.

ADHS und AVS treten häufig gemeinsam auf [186]. Manche Autor*innen halten die AVS für die Folge eines Aufmerksamkeitsdefizits [275], andere beschreiben sie als 2 unterschiedliche Störungsbilder, die sich in ihrer Symptomatik ähneln und damit die Diagnosestellung erschweren [72], [154], [197], [277]. Bei Vorliegen einer ADHS sind spezifische Maßnahmen einzuleiten, die eine symptomatische und ggf. medikamentöse Therapie beinhalten. Die Einnahme von spezifischen Medikamenten führte bei Kindern, mit denen eine AVS-Diagnostik durchgeführt wurde, zu Verbesserungen der Aufmerksamkeit ohne Einfluss auf die AVS-Untersuchung [399]. Daher empfiehlt die DGPP [92] bei Kindern mit ADHS die Einnahme von Medikamenten zur Aufmerksamkeitssicherung vor Durchführung der AVS-Diagnostik [292]. Auch weist die DGPP darauf hin, dass Untersuchungen der auditiven Verarbeitung bei Kindern mit verkürzter Aufmerksamkeitsspanne vorzugsweise vormittags durchgeführt werden sollten, wenn die Kinder besonders ausgeruht sind. Ebenso ist es notwendig, mehr Pausen, positive Verstärkung und eine Aufmerksamkeitslenkung zur Untersuchungssituation hin vorzunehmen [292].

Insgesamt ist an das Vorliegen eines generellen Aufmerksamkeitsdefizits zu denken, wenn viele auditive Testungen auffällig sind. Nicht selten nimmt die Aufmerksamkeitsspanne im Verlauf der Testung deutlich ab. Gibt es hingegen einzelne auditive Tests, die auffällig sind und andere, im Untersuchungsverlauf sogar später durchgeführte Testverfahren im Normbereich, spricht dies eher gegen das Vorliegen oder zumindest einen Einfluss einer ADHS auf die Testergebnisse und für das Vorliegen einer AVS.

Liegen trotz ADHS die Ergebnisse des Sprachverstehens im Störgeräusch deutlich unter denen ohne Störgeräusch, weist dies ebenso auf das Vorliegen einer AVS hin, auch spricht eine Störung der Lautdiskrimination für das Vorliegen einer AVS [70], [317]. Auffällige Testergebnisse sollten bei Bestehen einer ADHS durch eine Wiederholungstestung abgesichert werden.

Merkfähigkeitsstörungen

Störungen der Merkfähigkeit werden bei Kindern mit Sprachentwicklungsstörungen und Lese-Rechtschreibschwierigkeiten [254], [255] ebenso beschrieben wie bei Kindern mit einer AVS [197]. Ungeklärt ist, ob die Merkfähigkeit als Ursache der genannten Entwicklungsstörungen zu sehen ist oder zusätzlich auftritt. In jedem Fall erschwert sie die vorliegenden Entwicklungsstörungen und deren Behandlung.

Dem Mottier-Test wird bei der Unterscheidung von gleichaltrigen Kindern mit und ohne AVS eine hohe Trennschärfe zugeschrieben [192], [291]. Da er nicht nur die Merkfähigkeit, sondern auch die Fähigkeit zur Lautdiskrimination abbildet [326], erlaubt seine Trennschärfe keine Aussage darüber, ob die auditive Merkspanne Teil der auditiven Verarbeitung ist.

Autismus-Spektrum-Störungen

Die DGPP [92] rät dazu, bei Autismus-Spektrum-Störungen mit der Diagnosestellung AVS vorsichtig zu sein, da auditive Auffälligkeiten ggf. ausschließlich auf die autistische Störung zurückzuführen sein können.

Personen mit ausgeprägten autistischen Symptomen zeigen generell schwere Sprachverstehensstörungen und u. U. auch eine Geräuschüberempfindlichkeit. Bei leichteren autistischen Störungen und normaler Intelligenz kann eine AVS eventuell diagnostiziert werden [292].

Kognitive Störungen

Beim Verdacht auf kognitive Beeinträchtigungen ist eine Differenzialdiagnostik zwischen kognitiven Störungen und AVS vorzunehmen. Dazu ist der Einsatz standardisierter Verfahren notwendig, um die verbalen und nonverbalen kognitiven Leistungen zu erfassen [290], den Grad der kognitiven Beeinträchtigungen anhand von Normwerten einzuschätzen und auditive Defizite als Teil der kognitiven Beeinträchtigungen oder gesondertes Störungsbild einzuordnen. In einer Untersuchung bei Kindern mit und ohne AVS stellten Rosen et al. fest, dass das Vorhandensein eines auditiven Defizits keinen bedeutsamen Einfluss auf die verbalen und nonverbalen kognitiven Leistungen hatte [333].

AVS und weitere Störungsbilder

Neben den o. g. Störungsbildern und Einflussgrößen ist die AVS von weiteren Störungsbildern abzugrenzen. Dazu zählen nach der DGPP-Leitlinie psychogene Hörstörungen, zentrale Schwerhörigkeiten, frühkindliche Persönlichkeitsstörungen, emotionale Störungen und Verhaltensstörungen [290]. Psychosoziale Störungen konnten bei Kindern mit AVS häufiger festgestellt werden als bei Kindern ohne AVS [219]. Inwiefern die Auffälligkeiten im psychosozialen Bereich unabhängig von den AVS oder ggf. auch als deren Folge auftreten, ist ungeklärt.

Olakunbi et al. führten eine erste systematische Studie zu der Fragestellung durch, ob Kinder mit AVS auch musikalische Defizite zeigen, da dies häufiger in Elternfragebogen angegeben wurde [305]. 8 Kinder mit AVS und 8 Kinder ohne AVS wurden hinsichtlich ihrer musikalischen Fähigkeiten getestet. Die Kinder mit AVS zeigten bei der Beurteilung rhythmischer Aufgaben signifikant schlechtere Leistungen als die Kinder der Kontrollgruppe. Die melodischen Leistungen fielen deskriptiv schlechter aus, wobei der Unterschied nicht signifikant war.

4 Leitlinien und Fachempfehlungen zu auditiven Verarbeitungsstörungen

4 Leitlinien und Fachempfehlungen zu auditiven Verarbeitungsstörungen

Zu AVS gibt es Leitlinien und Fachempfehlungen von Fachgesellschaften im europäischen und außereuropäischen Raum. Inhalte dieser Publikationen sind in alle Kapitel dieses Buchs integriert und werden kritisch diskutiert. ▸Tab. 4.1 gibt eine Übersicht zu aktuellen Leitlinien bzw. Empfehlungen.

In allen Leitlinien bzw. Empfehlungen wird deutlich, dass es derzeit keinen Goldstandard zur Diagnostik und Behandlung von AVS gibt.

In der Regel empfiehlt die jeweilige Fachgesellschaft eine interdisziplinär unterstützte Diagnosestellung der AVS durch die in der Gesellschaft vertretene Profession. Der Berufs- und Fachverband Hören und Kommunikation (BDH) weist in seinem Grundsatzpapier auf die sowohl deutlich voneinander abgegrenzten als auch sich gut ergänzenden Aufgaben von Mediziner*innen und Pädagog*innen bei der Diagnostik von AVS hin [46]. Die medizinische Diagnosestellung durch Fachärzt*innen für Phoniatrie und Pädaudiologie wird von pädagogischen Fachkräften ergänzt. Sie überprüfen die auditive Verarbeitung und Wahrnehmung und legen dabei den Schwerpunkt auf die Ableitung von förderpädagogischen Konsequenzen.

Die Leitlinien der American Speech-Language-Hearing Association (ASHA, [15]), der American Academy of Audiology (AAA, [1]) und der British Society of Audiology (BSA, [63]) beziehen höhere kognitive Funktionen nicht in das Störungsbild auditiver Verarbeitungsstörungen ein und fokussieren die Diagnosestellung mithilfe nonverbaler Stimuli. Die Deutsche Gesellschaft für Phoniatrie und Pädaudiologie (DGPP) hingegen sieht auch in ihrer 2019 überarbeiteten Leitlinie [92] die Verarbeitung verbaler Stimuli als relevanten Teil der auditiven Verarbeitung (= AVWS). Einschränkend wird angemerkt, dass nicht von einer AVWS zu sprechen ist, wenn übergreifende Störungen der Aufmerksamkeit, Merkfähigkeit oder Kognition vorliegen, durch die eine vorliegende Störung besser zu erklären wäre [321]. Die Canadian Interorganizational Steering Group for Speech-Language Pathology and Audiology (CISG) geht in einem eigenen Kapitel auf AVS bei Erwachsenen ein [76].

Tab. 4.1 Leitlinien zur Diagnostik und Therapie von AVS.

Gesellschaft	Bezeichnung	Jahr
American Speech-Language-Hearing Association (ASHA)	(Central) Auditory Processing Disorders. Technical Report	2005
American Academy of Audiology (AAA)	Clinical Practice Guidelines. Diagnosis, Treatment and Management of Children and Adults with Central Auditory Processing Disorder	2010
The Canadian Interorganizational Steering Group for Speech-Language Pathology and Audiology (CISG)	Canadian Guidelines on Auditory Processing Disorder in Children and Adults: Assessment and Intervention	2012
Berufs- und Fachverband Hören und Kommunikation (BDH)	Grundsatzpapier Pädagogisch-audiologische AVWS-Überprüfung	2018
British Society of Audiology (BSA)	Position Statement & Practice Guidance Auditory Processing Disorder (APD)	2018
Deutsche Gesellschaft für Phoniatrie und Pädaudiologie (DGPP)	Leitlinie Auditive Verarbeitungs- und Wahrnehmungsstörungen (S1-Leitlinie)	2019
New Zealand Audiological Society (NZA)	New Zealand Guidelines on Auditory Processing Disorder	2019

Eine Evaluation von 5 englischsprachigen Leitlinien nach AGREE-II-Kriterien (Bewertung der methodischen Genauigkeit und Transparenz bei der Entwicklung einer Praxisrichtlinie www.agree-trust.org) ergab für die Leitlinie der British Society of Audiology (BSA) den höchsten Wert [149].

Deutsche Leitlinien, die im Internet über die Arbeitsgemeinschaft der Wissenschaftlichen Medizinischen Fachgesellschaften (AWMF) veröffentlicht werden, sind in verschiedene Bewertungsklassen, S1–S3, eingeordnet. Die Leitlinie der DGPP entspricht dem Leitlinienniveau S1 (▶ Tab. 4.2) und damit dem niedrigsten Leitlinienniveau der AWMF.

Tab. 4.2 Leitlinienstufen der AWMF [16].

Stufe	Methodische Merkmale der Leitlinienentwicklung
S1	Eine **repräsentativ zusammengesetzte Expertengruppe der Fachgesellschaft(en)** erarbeitet im informellen Konsens eine Empfehlung, die vom Vorstand der Fachgesellschaft(en) verabschiedet wird.
S2k	**konsensbasiert** • formaler Konsens, repräsentativ für den Adressatenkreis • Methoden zur Formulierung der Empfehlungen klar beschrieben, inkl. Leitlinien-Report
S2e	**evidenzbasiert** • systematische Recherche, Auswahl und Bewertung wissenschaftlicher Belege zu den relevanten klinischen Fragestellungen erforderlich, inkl. Leitlinien-Report
S3	**Leitlinie mit allen Elementen systematischer Entwicklung (S 2k + e)** • systematische Recherche und formaler Konsens beteiligter Fachgebiete

5 Diagnostik

5 Diagnostik

Betroffene benötigen eine Diagnose, um Zugang zu Heil- und Hilfsmitteln sowie zu Förder- und Unterstützungsmaßnahmen zu erhalten. Eine Diagnostik ist auch zur Durchführung von Studien erforderlich – z. B., um Testverfahren zu entwickeln oder die Wirksamkeit von Hilfsmitteln oder therapeutischen Maßnahmen zu untersuchen. Alle Beteiligten sollten wissen, dass sich eine AVS-Diagnostik über einen längeren Zeitraum erstrecken kann. Auch vor diesem Hintergrund müssen die einzelnen Diagnostikschritte transparent erläutert werden, um eine aktive Mitwirkung und Selbstbestimmung der Betroffenen bzw. ihrer Angehörigen in diesem Prozess zu ermöglichen. Neben der Überprüfung der Funktionsebenen sollten im Sinne der International Classification of Functioning, Disability and Health (ICF) auch die Möglichkeiten zu Aktivität/Partizipation sowie Umwelt- und personelle Faktoren einbezogen werden [369].

Ein Goldstandard für die Diagnostik einer AVS existiert – sowohl national als auch international – für keine Altersgruppe. Meist sind ärztliche Diagnosen nur vergleichbar, wenn sie aus derselben Einrichtung stammen [281], da unterschiedliche Testverfahren und -kombinationen eingesetzt werden. Einigkeit besteht über die Notwendigkeit einer interdisziplinären Zusammenarbeit im Diagnostikprozess und darüber, dass die eingeschränkten Teilfunktionen individuell dargestellt werden sollten [28], [165], [322]. Iliadou et al. [167] schlagen vor, ab einem Alter von 5 Jahren bei jeder Überprüfung des peripheren Hörens zu erfragen, ob die Person Hör- oder Kommunikationsprobleme hat, leicht auditiv ablenkbar ist oder besondere Schwierigkeiten beim Hören in geräuschvoller Umgebung bestehen. Auch bei Sprech-, Sprach-, phonologischen oder Lernproblemen sollte neben dem obligatorischen Audiogramm das Hören im Störlärm getestet und ggf. eine AVS-Testung angeschlossen werden. Besonderes Augenmerk wird auf die Erfassung der individuellen Symptome gelegt, wofür spezialisierte Fragebögen empfohlen werden [343].

Im Folgenden wird ein Diagnoseraster zur Erfassung auditiver Verarbeitungsstörungen vorgestellt, ein Überblick über die bestehenden Möglichkeiten zur audiologischen und psychometrischen Diagnostik gegeben sowie ein Screening zur ersten orientierenden Untersuchung vorgestellt.

In Anlehnung an das von Günther und Günther [139] erstellte Diagnoseraster zur Erfassung von Hörauffälligkeiten bei Sprachstörungen bzw. Lese-Rechtschreibschwierigkeiten zeigt ▶ Abb. 5.1 ein modifiziertes Schema zur Erfassung auditiver Verarbeitungsstörungen.

Um das dargestellte Modell zu verwirklichen, das individuelle Störungsprofil zu ermitteln und Abgrenzungen zu Begleitstörungen vornehmen zu können, ist eine Diagnosestellung durch ein interprofessionelles Team notwendig [85], [442].

✔ Merke

Die AVS-Diagnostik basiert auf „eine[r] umfangreiche[n] Kombination auditiver Einzeltests, die sowohl subjektive als auch objektive Hörprüfungen enthalten muss und notwendigerweise psycholinguistische Testverfahren bis hin zu Sprachentwicklungstests umfasst (...)" ([287]: 18). Das Vorliegen einer zusätzlichen peripheren Hörstörung oder Intelligenzminderung kann das Stellen der AVS-Diagnose erschweren.

Zum Ausschluss einer peripheren Hörstörung werden folgende Untersuchungen/Testungen durchgeführt:

- HNO-ärztliche Spiegeluntersuchung
- Tonaudiogramm/ggf. im Anschluss Ableitung otoakustischer Emissionen (OAE)
- Tympanometrie
- Sprachaudiogramm (Freiburger-, Göttinger- oder Mainzer-Sprachaudiometrie)

Um auszuschließen, dass für Einschränkungen in der Hörverarbeitung nicht kognitive Beeinträchtigungen die primäre Ursache sind, sollte ein geeigneter Intelligenztests durchgeführt werden, z. B.:

- Grundintelligenztest Skala 2 – Revision (CFT 20-R)
- Hamburg-Wechsler-Intelligenztest für Kinder IV (HAWIK-IV)

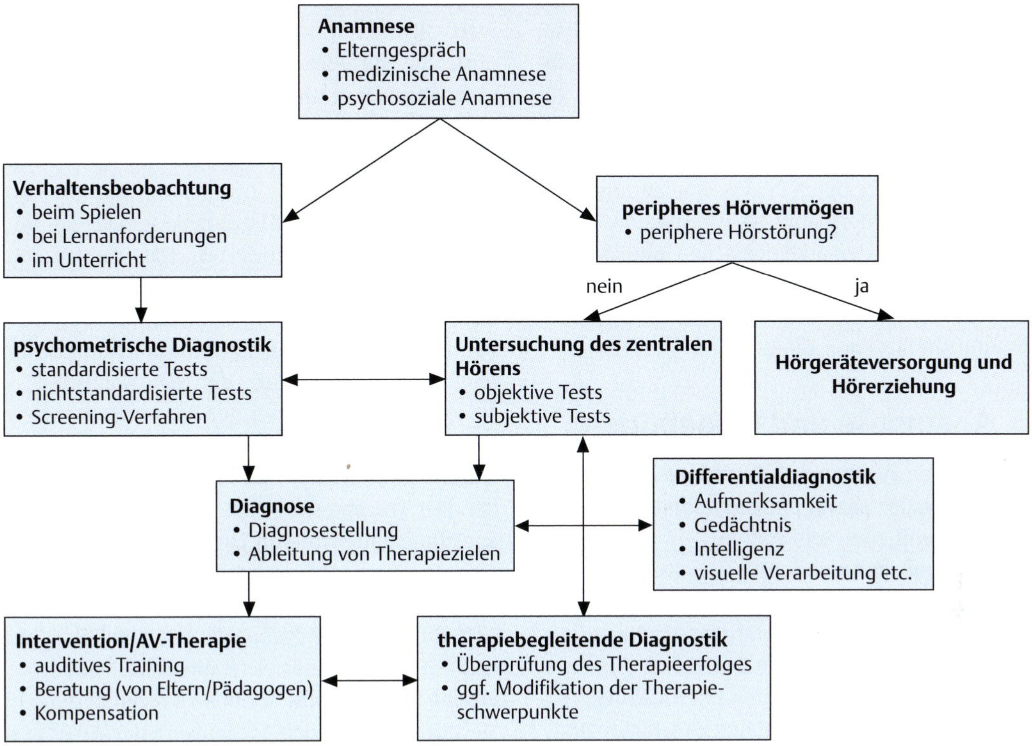

Abb. 5.1 Diagnoseraster zur inter- und multidisziplinären Erfassung auditiver Verarbeitungsstörungen bei Kindern.

- Intelligence and Development Scales für Kinder von 5–10 Jahren bzw. Intelligence and Development Scales – 2 für Kinder und Jugendliche (IDS bzw. IDS 2)
- deutsche Bearbeitung der Kaufman Assessment Battery For Children, Second Edition (K-ABC II)
- deutschsprachige Adaptation der Stanford-Binet Intelligence Scales, Fifth Edition (SB-5)
- Snijders-Oomen Non-verbaler Intelligenztest R 2–8 bzw. Snijders-Oomen Non-verbaler Intelligenztest R 6–40 (SON-R 2–8 bzw. SON-R 6–40)
- Wechsler Nonverbal Scale of Ability, deutsche Bearbeitung (WNV)

Die medizinische Abklärung des peripheren und zentralen Hörens erfolgt in Einrichtungen der Hals-Nasen-Ohren-Heilkunde, Phoniatrie und Pädaudiologie. Logopäd*innen können über Verhaltensbeobachtung und die gezielte Durchführung psychometrischer Verfahren die auditive Verarbeitung, Einflussfaktoren sowie höhere kognitive Funktionen im Sinne der phonologischen Bewusstheit erfassen. Zur differenzialdiagnostischen Abklärung von Aufmerksamkeits- und Gedächtnisstörungen oder Intelligenzminderungen werden Personen anderer Professionen, z. B. aus der Psychologie, eingebunden. In einem Grundsatzpapier des Bundesarbeitskreises Pädagogische Audiologie des Berufs- und Fachverbands Hören und Kommunikation (BDH) wird beschrieben, welchen Beitrag die Hörgeschädigtenpädagogik bei der Diagnostik und Beratung von Kindern und Jugendlichen mit AVS leisten kann. In pädagogisch-audiologischen Zentren erfolgt die Überprüfung der auditiven Verarbeitung und Wahrnehmung mit dem Ziel, aus den Ergebnissen förderpädagogische Konsequenzen ableiten zu können [46].

Die Deutsche Gesellschaft für Phoniatrie und Pädaudiologie [92] und die American Speech-Language-Hearing Association [13] befürworten eine multiprofessionelle Zusammenarbeit, „behalten jedoch die Diagnosestellung ‚AVWS' dem (Päd) Audiologen vor" (vgl. [197]: 35]). Um alle Ergebnisse bestmöglich zusammenzuführen und gemeinsam relevante Therapieschritte abzuleiten, sollte eine interdisziplinäre Diagnosestellung unter Einbezug aller beteiligten Professionen erfolgen.

Nach einigen Informationen zur Anamnese steht die Betrachtung der audiologischen und psychometrischen Testverfahren im Mittelpunkt des Diagnostikteils, der mit der Vorstellung eines Screeningverfahrens schließt.

5.1 Anamnese und Fragebögen

Die American Academy of Audiology [1] benennt folgende Inhalte, die in einer Anamnese zur AVS-Diagnostik enthalten sein sollten:

- auditive und kommunikative Defizite
- Familienanamnese bezüglich Hörstörungen und/oder auditiven Verarbeitungsstörungen
- medizinische Anamnese, inklusive Informationen zu Geburt, frühkindlicher Entwicklung, v. a. Hörentwicklung, Krankheitsgeschichte und Medikamenten
- Entwicklung von Sprache und Sprechen
- vorschulische und/oder schulische Entwicklung
- begleitende Erkrankungen oder Entwicklungsstörungen (z. B. kognitive Defizite)
- soziale Entwicklung
- linguistischer und kultureller Hintergrund
- frühere und/oder aktuelle Behandlungen von kognitiven, linguistischen oder sensorischen Störungen oder Behinderungen

Bei Kindern können neben einer direkten Befragung der Eltern in Form eines Anamnesegesprächs Fragebögen für Eltern und Erzieher*innen/Lehrer*innen eingesetzt werden. Ein spezieller **Anamnesebogen zur Erfassung auditiver Verarbeitungs- und Wahrnehmungsstörungen (AVWS)** ist über die Deutsche Gesellschaft für Phoniatrie und Pädaudiologie (DGPP) im Internet abrufbar (https://dgpp.de/Profi/Sources/FragAVWS.pdf).

Mithilfe der **Children's Auditory Performance Scale (CHAPS)** [367] sollen Bezugspersonen ebenfalls einschätzen, wie herausfordernd unterschiedliche Hörsituationen für ein Kind ab sieben Jahre sind.

Die Fragebögen sind vor allem anamnestisch wertvoll. Sie können jedoch kein Ersatz für diagnostische Verfahren sein. Dies zeigte sich u. a. in einer Studie von Larsen [230]. Hier wurden Elternfragebögen von 103 Kindern, die mit dem Verdacht auf eine AVS in der Poliklinik für Hör-, Stimm- und Sprachheilkunde des Universitätsklinikums Hamburg-Eppendorf zur Diagnostik vorgestellt wurden, statistisch ausgewertet. Das Ziel war die Untersuchung des prädiktiven Werts eines Elternfragebogens zur AVS bzw. einzelner darin enthaltener Fragen und die Einschätzung einer dadurch möglichen Optimierung der AVS-Diagnostik. Es zeigte sich kein signifikanter Zusammenhang zwischen Einzelfragen oder Gesamtergebnissen des Fragebogens und dem Vorliegen einer AVS der Kinder. Der Fragebogen selbst zeigte zwar eine hohe Spezifität und wird von Larsen als Zusatz zur klinischen Diagnostik empfohlen, es ließ sich aber kein Teil der AVS-Diagnostik identifizieren, der sich durch den Fragebogen ersetzen lässt, auch nicht in Form eines Screenings. Zu einem vergleichbaren Ergebnis kommen Preclik et al. [313]. Sie untersuchten den Stellenwert des Anamnesebogens der DGPP bei Vorschulkindern und stellten fest, dass der Fragebogen nicht ausreicht, um Untersuchungsverfahren zu ersetzen, auch nicht als Screening. Der Fragebogen sei aber eine strukturierte und ökonomische Ergänzung der Anamnese und Diagnostik.

Samara et al. [343] identifizierten in einer Studie Fragebögen, die im englischsprachigen Raum bei Personen mit AVS eingesetzt werden. Die Ergebnisse der Meta-Analyse zeigen, dass Kinder und Erwachsene mit AVS in allen Fragebögen durchweg schlechtere Werte erzielten als gesunde Kontrollpersonen. Die Autor*innen weisen auf die Bedeutung standardisierter Fragebögen bei der Diagnostik und Behandlung von AVS hin. Neben größeren Stichproben in der AVS-Forschung empfehlen sie den Fokus auch auf Erwachsene zu legen, da AVS bei ihnen bisher zu wenig erforscht sind und ggf. zu wenig behandelt werden.

Dass die Selbsteinschätzung besonders bei Erwachsenen mit AVS im Diagnostikprozess eine wichtige Rolle spielt, wird in der Leitlinie der Canadian Interorganizational Steering Group for Speech-Language Pathology and Audiology ([76]: 42) betont: „Self-assessment, then, is an integral part of the information gathering process. Self-assessment provides information on the client's perspective and experiences of listening and communicating in his/her daily life at home, work, school and/or in the community, and provides a sense of the impact of listening and communication difficulties on self-concept, self-esteem, motivation, affect, social interaction, job performance, etc."

✔ Merke

Die über einen Fragebogen erhaltenen anamnestischen Informationen sollten nicht überbewertet werden. Fragebögen sind weder als Screening zu betrachten noch ersetzen sie Teile einer AVS-Diagnostik. Allerdings können sie im Rahmen eines strukturierten Anamnesegesprächs und für die Sensibilisierung für AVS-spezifische Herausforderungen sehr hilfreich sein.

5.2 Audiometrische Testverfahren

Auditiven Verarbeitungsstörungen liegt immer eine zentrale Hörstörung bei normaler Hörschwelle zugrunde [194], [285], [411]. Daher muss das periphere Hören über Ton- und Sprachaudiometrie, otoakustische Emissionen und Messung der Hirnstammpotenziale (Brainstem Evoked Response Audiometry, BERA) abgeklärt werden. Des Weiteren sind gezielte audiologische Untersuchungen notwendig, bevor die auditive Verarbeitung anhand psychometrischer Testverfahren überprüft wird. Zur Diagnostik sollten standardisierte und normierte Testverfahren von erfahrenen bzw. geschulten Untersuchenden eingesetzt werden [1], [318]. Es gibt diverse Überblicke über Verfahren zur Diagnostik zentraler Hörstörungen, auditiver Wahrnehmungs- und Verarbeitungsstörungen sowie weitere Untersuchungsmöglichkeiten [285], [287], [411].

Im deutschen Sprachraum werden verschiedene Verfahren eingesetzt, um zentrale Hörstörungen zu untersuchen. ▶ Tab. 5.1 zeigt eine Übersicht über die objektiven und subjektiven Testverfahren zur Messung zentraler Hörstörungen, die auch in Leitlinien angegeben werden [13], [92], [318]. Während bei objektiven Testverfahren im Gegensatz zu subjektiven Testverfahren keine Reaktion auf die präsentierten Stimuli verlangt wird, ist es jedoch erforderlich, dass die zu testende Person während der Messungen motorisch besonders ruhig ist, da sonst Testergebnisse verfälscht werden.

Tab. 5.1 Audiometrische Testverfahren (nach [287]).

audiometrische Verfahren	getestete auditive Leistung
objektive Verfahren	
Stapediusreflexschwellenmessung	Schutzfunktion
kortikale evozierte Potenziale (CERA)	N1, P2, P3; mismatch negativity
subjektive Verfahren	
Richtungshörmessung	Lokalisation
Sprachaudiometrie mit Störgeräusch	Selektion
binauraler Summationstest	binaurale Summation
dichotische Diskriminationstests	Separation
zeitkomprimierter Sprachtest	Zeitauflösung
Gap-Detection-Test	Musteranalyse
Ordnungsschwellenmessung	Musteranalyse
Hörfeldskalierung	Hördynamik
Unbehaglichkeitsschwelle	Hördynamik

5.2.1 Stapediusreflexschwellenmessung

Kontrahiert der M. stapedius (Steigbügelmuskel), so kommt es normalerweise zu einer Impedanzänderung des Trommelfells. Dieser Effekt wird mittels der Stapediusreflexschwellenmessung überprüft. Dabei werden Pegeldifferenzen zwischen Ton- und Rauschreflexschwellen ermittelt. Der Stapediusreflex wird immer bei der etwa gleichen empfundenen Lautheit ausgelöst und dient als Schutz des Mittelohrs vor mechanischer Beschädigung durch hohe Schallpegel. Die aktive Mitarbeit der untersuchten Person ist bei diesem objektiven Verfahren nicht erforderlich. Die Messung kann schon ab dem dritten Lebensmonat durchgeführt werden.

Im Gegensatz zu Normalhörenden, bei denen der Abstand zwischen Ton- und Rauschreflexschwellen im Frequenzbereich zwischen 500 und 6 000 Hz etwa 10 dB beträgt, sind nach Esser et al. die Abstände bei Menschen mit zentraler Hörstörung häufig vergrößert [101]. Sie empfinden Geräusche bei gleicher Lautstärke lauter als Sinustöne. Deshalb wird der Stapediusreflex bei Geräuschen bei einer im Vergleich zu Sinustönen niedrigeren Lautstärke ausgelöst, wodurch es zu einem größeren Abstand zwischen den Ton- und Rauschreflexschwellen kommt. Anderen Untersuchungen zufolge ist die Vorhersagbarkeit von auditiven Verarbeitungsstörungen durch die Stapediusreflexschwellenmessung eher als schlecht zu bezeichnen [356].

5.2.2 Ableitung akustisch evozierter Potenziale

Ein weiteres objektives Verfahren ist die Ableitung akustisch evozierter Hirnrindenpotenziale (**Cortical Evoked Response Audiometry, CERA**). Sie dient der Überprüfung der zeitlichen Verarbeitungskapazität des Gehörs. Dazu wird die zu untersuchende Person im Wachzustand mit Tonimpulsen verschiedener Frequenzen beschallt, während ein EEG abgeleitet wird. Anhand der Ergebnisse wird beurteilt, ob Abweichungen vom normalen Kurvenverlauf vorliegen.

Untersuchungen von Jirsa und Clontz [174] zur Bedeutung der späten Potenziale bei der Diagnostik von auditiven Verarbeitungsstörungen zeigten, dass sich vor allem die P3-Amplitude signifikant zwischen normal hörenden Kindern und Kindern mit AVS unterscheidet. Sie wurde von Jirsa [175] auch eingesetzt, um signifikante Therapieeffekte bei der Behandlung auditiv verarbeitungsgestörter Kinder zu messen. In einer Studie von Warrier et al. [424] konnten Verbesserungen der auditiven Verarbeitung nach spezifischer Therapie anhand der Normalisierung der N2-Amplitude nachgewiesen werden, die im Vortest bei Testung mit Störgeräusch deutlich reduziert war. Alonso und Schochat fanden signifikante Unterschiede bei der elektrophysiologischen Messung der P300-Amplitude bei Kindern vor und nach einem auditiven Training mit dem PC-Programm Earobics [6].

Rocha-Muniz et al. beschreiben, dass aufgrund sprachevozierter Hirnstammreaktionen zwischen Kindern mit AVS und sprachgestörten Kindern unterschieden werden kann [331]. Sie untersuchten 57 Kinder im Alter von 6–12 Jahren, die in 3 Gruppen aufgeteilt wurden: eine Gruppe mit Kindern ohne Auffälligkeiten, eine Gruppe mit Kindern mit AVS und eine Gruppe mit sprachentwicklungsgestörten Kindern. In den Gruppenvergleichen zeigten sich charakteristische Unterschiede in den Potenzialen der jeweiligen Gruppen. Krishnamurti et al. konnten bei der Untersuchung mit sprachevozierten Hirnstammreaktionen vor und nach einem Training mit dem PC-Programm Fast ForWord signifikante Veränderungen der neuronalen Aktivität feststellen [221]. Ebenso berichten Russo et al. von nachweisbaren Änderungen der neuronalen Aktivität durch ein auditives Training [340].

Eingeschränkt wird die Aussagekraft akustisch evozierter Potenziale durch die beobachtbare große Varianz der Ergebnisse. Die Form und Latenzzeiten der Wellen der kortikal evozierten Potenziale ändern sich im Kindes- bzw. Jugendalter und zeigen sich erst um das 16. Lebensjahr in ihrer endgültigen Form und kürzesten Latenzzeit [97]. Studien zur Mismatch Negativity werden derzeit als methodisch zu uneinheitlich betrachtet, um Rückschlüsse auf die auditive Verarbeitung und eventuelle Zusammenhänge mit sprachlichen oder schriftsprachlichen Leistungen ziehen zu können [42], [244].

5.2.3 Richtungshörmessung

Über eine Richtungshöranlage kann die Lokalisationsfähigkeit im Freifeld überprüft werden. Die Testperson wird aufgefordert, zum aktiven Lautsprecher zu sehen oder auf ihn zu zeigen. Richtungshöranlagen sind sehr unterschiedlich in Aufbau und Auflösung.

5.2.4 Sprachaudiometrie mit Störgeräusch

Zur Überprüfung der Selektionsfähigkeit können z. B. die **Freiburger-, Göttinger- oder Mainzer Sprachaudiometrie** oder der **Oldenburger Satztest** (**OLSA**) bzw. der **Oldenburger Kindersatztest** (**OLKISA**), bei gleichzeitiger Beschallung mit einem Störgeräusch, durchgeführt werden. Eine Übersicht zu deutschsprachigen sprachaudiometrischen Tests mit Störgeräuschen sowie Angaben zu Durchführung und Auswertung findet sich u. a. bei Nickisch et al. [287].

5.2.5 Binauraler Summationstest

Zur Überprüfung der binauralen Summation werden die Frequenzen eines Wortes in hohe und tiefe Frequenzanteile aufgeteilt. Während einem Ohr über Kopfhörer die hohen Frequenzanteile des Wortes angeboten werden, erhält das andere Ohr zeitgleich die tiefen Frequenzanteile. Ziel ist die Fusion der Frequenzen zum korrekten Wort. Nach Nickisch et al. wird so die Integrität des unteren Hirnstamms überprüft [287].

5.2.6 Dichotische Diskriminationstests

Bei dichotischen Diskriminationstests werden beiden Ohren gleichzeitig unterschiedliche Schallreize (Wörter) dargeboten, die wiederholt werden müssen. Normalhörende sind in der Lage, beide Reize gleichermaßen zu verstehen.

- **Feldmann** entwickelte einen **dichotischen Diskriminationstest für Erwachsene**, bei dem dichotisch dreisilbige Substantive angeboten werden, die wiederholt werden sollen [105], [106]. Normalhörende können, nach einer Vorübung, mindestens 80 % der dichotisch dargebotenen Wortpaare (insgesamt 10) wiederholen. Dieser Test kann normalerweise ab dem 8. Lebensjahr, eventuell bereits ab dem 6. Lebensjahr, eingesetzt werden.
- Das **dichotische Testverfahren** nach **Uttenweiler** [412], [413] ist bereits bei 5-Jährigen einsetzbar. Auf diese Weise ist schon im Vorschulalter die Untersuchung der getrennten Funktionsfähigkeit beider Hörbahnen bei gleichzeitiger Beschallung möglich. Kinder, deren auditive Verarbeitung beeinträchtigt ist, sind nicht oder nur mit deutlichen Einschränkungen in der Lage, die dichotisch dargebotenen Wortpaare zu verstehen.

Die dichotischen Diskriminationstests haben sich als besonders sensitiv für die Erfassung zentraler Hörstörungen erwiesen [356].

5.2.7 Zeitkomprimierter Sprachtest

Der **Hörtest mit zeitkomprimierter Sprache von [284]** erlaubt die Überprüfung des Sprachverständnisses bei erhöhter Sprechgeschwindigkeit (stufenweise bis maximal um den Faktor 2,2 gesteigert) bei einer Lautstärke von 60 dB. Der Test eignet sich bereits für 5-Jährige. Die Kinder werden im Test über zeitkomprimierte sprachliche Äußerungen zu Spielhandlungen mit vorgegebenem Material aufgefordert, deren Ausführung bewertet wird.

5.2.8 Gap-Detection-Test und Ordnungsschwellenmessung

Beide Testverfahren dienen der Musteranalyse nonverbaler Stimuli. Umstritten ist, ob die sprachfreie auditive Zeitanalyse eine entscheidende Grundlage für die Lautdifferenzierung darstellt [21].

Beim **Gap-Detection-Test** wird geprüft, ob in einem fortlaufenden Signal immer kürzer werdende Lücken erkannt werden können. Bei Pausen unter 2–5 ms werden Lücken im Signal nicht mehr erkannt [47]. Nach Matulat et al. können normalerweise Lücken von ca. 10 ms erkannt werden [254], [255].

> **Definition**
>
> **Ordnungsschwelle**
>
> Die Ordnungsschwelle ist definiert als Zeitspanne, die zwischen 2 Signalen vergehen muss, damit diese als voneinander getrennt wahrgenommen werden.

Die Ordnungsschwelle ist von der nonverbalen Intelligenz unabhängig [33], korreliert aber signifikant mit der phonologischen Bewusstheit [21]. Während früher eine Ordnungsschwelle von 30–40 ms als normal bezeichnet wurde, haben spätere Untersuchungen [267] gezeigt, dass die Normwerte, die bislang erst an einem kleinen Patientenkollektiv untersucht wurden, auf Werte von 20–100 ms korrigiert werden müssen. Ursächlich für die größere Bandbreite der Werte ist die hohe interindividuelle Variabilität der Daten.

Daraus ergibt sich, dass die Ordnungsschwelle als diagnostisches Mittel wenig geeignet erscheint. Die empirischen Befunde von Barth et al. [21] belegen, dass hohe Ordnungsschwellenwerte nicht automatisch mit sprachlichen Beeinträchtigungen verknüpft sind. Auch für die Vorhersage einer Lese-Rechtschreibproblematik stellt die Ordnungsschwelle keinen zuverlässigen Prädiktor dar.

Aufgrund der hohen Varianz und der fraglichen Vorhersagbarkeit nonverbaler Messungen für verbale Leistungen ist die Messung der Ordnungsschwelle kritisch zu betrachten. Insbesondere für Kinder im Vorschulalter erscheint sie nicht geeignet.

5.2.9 Hörfeldskalierung und Unbehaglichkeitsschwelle

Bei der **Hörfeldskalierung** sollen Töne unterschiedlicher Lautstärke entsprechend der subjektiven Empfindung verschiedenen Kategorien (z. B. sehr leise – leise – mittellaut – laut – sehr laut) zugeordnet werden. Über diese Einordnung kann die Wirkung von Lautstärken auf einzelne Personen nachvollzogen werden.

Die **Überprüfung der Unbehaglichkeitsschwelle** dient zur Beurteilung, ob diese für verbale und/oder nonverbale Stimuli individuell generell erniedrigt ist.

5.3 Psychometrische Testverfahren

Die psychometrischen Testverfahren werden den einzelnen Funktionen auf den Ebenen *Einflussfaktoren, auditive Verarbeitung* und *höhere kognitive Funktionen* zugeordnet. Es werden Testverfahren benannt, mit deren Hilfe sich die jeweilige Funktion überprüfen lässt. Die ▶ Tab. 5.2 enthält eine alphabetische Aufstellung der Tests und Testbatterien mit Autor*innen, Abkürzungen und Altersangaben, die zur Diagnostik verschiedener Funktionen herangezogen werden können. In der ▶ Tab. 5.3 werden die Tests bzw. Untertests aus Testbatterien anhand ihrer Abkürzungen den jeweils zu überprüfenden Funktionen zugeordnet.

Tab. 5.2 Übersicht über Tests und Testbatterien zur psychometrischen Diagnostik.

Test	Quelle	Abkürzung	Alter
Arbeitsgedächtnisbatterie für Kinder von 5–12 Jahren	Hasselhorn M et al. [147]	AGTB 5–12	5–12 Jahre
Basiskompetenzen für Lese-Rechtschreibleistungen	Stock C et al. [375]	BAKO 1–4	1.–4. Klasse
Bildwortserie zur Lautagnosieprüfung und zur Schulung des phonematischen Gehörs	Schäfer H [344]	–	ab 4 Jahren
Bielefelder Screening zur Früherkennung von Lese- und Rechtschreibschwierigkeiten	Jansen H et al. [172]	BISC	Beginn oder Mitte letztes Vorschuljahr
Bremer Lautdiskriminationstest	Niemeyer W [295]	BLDT	2. Klasse
Clinical Evaluation of Language Fundamentals	Wiig EH et al. [434]	CELF-5	6–16 Jahre
Hamburg-Wechsler Intelligenztest für Kinder – IV	Petermann F, Petermann U [308]	HAWIK-IV	6–16 Jahre

Tab. 5.2 Fortsetzung

Test	Quelle	Abkürzung	Alter
Heidelberger Auditives Screening in der Einschuldiagnostik	Brunner M, Schöler H [58]	HASE	4–6 Jahre
Heidelberger Lautdifferenzierungstest	Brunner M et al. [56]	H-LAD	1.–4. Klasse
Heidelberger Sprachentwicklungstest	Grimm H, Schöler H [131]	HSET	3–9 Jahre
Heidelberger Vorschulscreening	Brunner M et al. [59]	HVS	5–7 Jahre
Intelligence and Development Scales	Grob A et al. [134]	IDS	5–10 Jahre
Intelligence and Development Scales-2	Grob A et al. [133]	IDS-2	5–20 Jahre
Kaufman Assessment Battery for Children II	Kaufman AS et al. [182]	K-ABC II	3–18 Jahre
Knuspels Leseaufgaben	Marx H [252]	KNUSPEL-L	1.–4. Klasse
Leipziger Sprachinstrumentarium Jugend	Arbeitsgruppe Leipziger Sprachinstrumentarium [9]	LSI.J	14–22 Jahre
Mottier-Test aus dem Zürcher Lesetest	Grissemann H [132]	ZLT	4–17 Jahre
Münchner Auditiver Screeningtest für Verarbeitungs- und Wahrnehmungsstörungen	Nickisch A et al. [286]	MAUS	1.–4. Klasse
Patholinguistische Diagnostik bei Sprachentwicklungsstörungen	Kauschke C et al. [183]	PDSS	2–6 Jahre
Phonologie Modellorientiert für Kinder vom Vorschulalter bis zum dritten Schuljahr	Stadie N, Schöppe D [371]	PhoMo-Kids	Vorschule bis 3. Klasse
Phonematischer Gedächtnistest	Gruner E et al. [136]	PHOG	ab 5 Jahren
Potsdam Illinois Test für Psycholinguistische Fähigkeiten	Esser G, Wyschkon A [103]	P-ITPA	4–11 Jahre
Psycholinguistischer Entwicklungstest	Angermaier M [8]	PET	3–10 Jahre
Sprachstandserhebungstest 5–10	Petermann F [309]	SET 5–10	5–10 Jahre
Snijders-Oomen Nicht-verbaler Intelligenztest R 2–8	Tellegen PJ et al. [391]	SON-R 2–8	2–8 Jahre
Snijders-Oomen Nicht-verbaler Intelligenztest R 6–40	Tellegen PJ et al. [392]	SON-R 6–40	6–40 Jahre
Testbatterie zur Aufmerksamkeitsprüfung Version 1.7.	Zimmermann P, Fimm B [455]	TAP	6–90 Jahre
Test zur Erfassung der phonologischen Bewusstheit und der Benenngeschwindigkeit	Mayer A [257]	TEPHOBE-R	Ende Kindergarten Beginn 1./2. Klasse
Test für Phonologische Bewusstheitsfähigkeit	Fricke S, Schäfer B [114]	TPB	4 Jahre bis Ende der 1. Klasse
Test zur Erfassung von Konzentration und Aufmerksamkeit im Kindergartenalter	Jäger RS, Sebastian D [170]	TEA-Ch-K	4–6 Jahre
Test of Everyday Attention for Children (Deutsche Adaption)	Manly et al. [250]	TEA-Ch	6–16 Jahre
Test zur Überprüfung des Grammatikverständnisses	Fox-Boyer AV [112]	TROG-D	3–10 Jahre
Verbaler Lern- und Merkfähigkeitstest	Helmstaedter C [153]	VLMT	ab 6 Jahren

Tab. 5.3 Zuordnung psychometrischer Testverfahren zu Funktionen der auditiven Verarbeitung, Einflussfaktoren und höheren kognitiven Leistungen.

Funktionen	psychometrische Testverfahren
Einflussfaktoren	
Aufmerksamkeit	Vigilanzprüfung über das PC-Programm AudioLog Beobachtung der Aufmerksamkeit und Vigilanz bei Durchführung anderer Tests IDS, IDS 2, TEA-Ch-K, TAP, LSI.J
Speicherung und Sequenz	Zahlen: AGTB 5–12, HASE, HAWIK-IV, HVS, IDS, IDS 2, K-ABC II, PET, PHOG, TAP Silben/Pseudowörter: AGTB 5–12, BISC, HASE, IDS, MAUS, Mottier-Test, PHOG, PhoMo-Kids, SET 5–10 Wörter: AGTB 5–12, K-ABC II, VLMT, PHOG Sätze: HASE, HSET, PHOG, LSI.J, CELF-5, P-ITPA Texte: HSET, IDS, IDS 2, CELF-5
auditive Verarbeitung	
Lokalisation	Richtungshören über AudioLog oder SMILEY ONE (▶ Tab. 7.3)
Diskrimination	Unterscheidung gleich – verschieden: BLDT, MAUS phonologische Differenzierung: Bildwortserie zur Lautagnosieprüfung, H-LAD, HVS, MAUS, PDSS, PhoMo-Kids Laute unterscheiden: LSI.J
Selektion	Wörter im Störgeräusch: MAUS Wörter, Silben oder Laute im Störgeräusch über AudioLog (▶ Tab. 7.3)
dichotische Diskrimination	Wörter, Silben oder Laute über AudioLog (▶ Tab. 7.3) LSI.J
Klassifikation	
Analyse	Silbensegmentierung: BISC, HVS, TPB Lautidentifikation: BAKO 1–4, BISC, H-LAD, HVS, KNUSPEL-L, MAUS, TPB, PhoMo-Kids, TEPHOBE-R Lautkategorisierung, -auslassung, -ersetzung und -vertauschung: BAKO 1–4, TPB, P-ITPA Reimen: BISC, HVS, PhoMo-Kids, P-ITPA, TEPHOBE-R
Synthese	Laute verbinden: BISC, PET, PhoMo-Kids, TEPHOBE-R Wortumkehr: BAKO 1–4
Ergänzung	Wörter ergänzen: PET, TEPHOBE-R

Für einzelne Funktionen gibt es mehrere normierte Testverfahren oder Untertests, die für die Diagnostik zur Verfügung stehen. Bei anderen Funktionen fehlen standardisierte und v. a. normierte Tests. Manche Tests wurden nicht primär zur Erfassung auditiver Verarbeitungsstörungen entwickelt, sondern bereits bestehenden Testverfahren zur Beurteilung der sprachlichen und kognitiven Entwicklung entnommen. Die in den Tabellen zu psychometrischen Testverfahren genannten Tests stellen nur einen Auszug möglicher Verfahren dar. Gerade im Bereich der Untersuchung der phonologischen Bewusstheit gibt es mittlerweile eine große Anzahl von Testverfahren, sodass hier nur einige genannt werden.

5.3.1 Testverfahren für Aufmerksamkeit und Speicherung/Sequenz

Aufmerksamkeit

Eine generelle Verhaltensbeobachtung kann erste Anhaltspunkte zur Beurteilung der Aufmerksamkeitsfähigkeit liefern. Dabei ist insbesondere zwischen der selektiven Aufmerksamkeit und der Vigilanz zu unterscheiden. Sowohl das Zuwenden der Aufmerksamkeit auf einen spezifischen Reiz (selektive Aufmerksamkeit) als auch das Aufrechterhalten der Aufmerksamkeit (Vigilanz) sind für die Durchführung auditiver Verarbeitungsaufgaben erforderlich.

Der **Test zur Erfassung von Konzentration und Aufmerksamkeit im Kindergartenalter** für Kinder von 4–6 Jahren (TEA-Ch-K, [170]) bietet ein breites Spektrum zur Beurteilung der Aufmerksamkeit. Er wird als Einzelfalluntersuchung durchgeführt und beinhaltet Aufgaben zur selektiven Aufmerksamkeit, Konzentration und Daueraufmerksamkeit, Aufmerksamkeitskontrolle und Reaktionshemmung und geteilten Aufmerksamkeit. Basis des Tests ist eine kindgerechte Geschichte, auf der die Untertests thematisch aufbauen. In der Testung werden nicht nur visuelle, sondern auch auditive Stimuli getestet. Die Ermüdbarkeit hat keinen Einfluss auf die Testergebnisse, und der TEA-Ch-K lässt sich auch bei mehrsprachigen Kindern einsetzen. Zur Testung der Aufmerksamkeit von Kindern und Jugendlichen zwischen 6 und 16 Jahren steht der TEA-Ch zur Verfügung.

Über Normen für Kinder, Jugendliche und Erwachsene verfügt die computerbasierte **Testbatterie zur Aufmerksamkeitsprüfung Version 1.7** (TAP, [455]). Mit einem der 12 Untertests kann z. B. die *Geteilte Aufmerksamkeit* überprüft werden. Dabei muss per Tastendruck auf spezifische Reizkonstellationen (auditiv bzw. visuell) reagiert werden.

Mit dem Untertest *Hab8* aus dem **Leipziger Sprach-Instrumentarium Jugend** (LSI.J) [10] können die visuelle und auditive Aufmerksamkeit von Jugendlichen geprüft und direkt verglichen werden. Bei diesem Untertest muss reagiert werden, wenn eine bestimmte Ziffernfolge in einer Reihe von Ziffern präsentiert wird.

Eine gezielte Untersuchung der auditiven Vigilanz kann auch über das PC-Programm **AudioLog** vorgenommen werden. Zusätzlich kann beobachtungsdiagnostisch festgestellt werden, ob es im Verlauf der sonstigen Untersuchungen zu einem Leistungsabfall durch Aufmerksamkeitsstörungen kommt und eine leichte Ablenkbarkeit besteht.

Speicherung und Sequenz

Die Bereiche *Speicherung* und *Sequenz* werden zusammengefasst, da die Bewertung der Testverfahren in der Regel sowohl eine vollständige Itemanzahl als auch eine korrekte Reihenfolge bei der Wiedergabe verlangen. Aus diesem Grund können die genannten diagnostischen Verfahren zur Überprüfung beider Teilfunktionen eingesetzt werden. Über eine zusätzliche qualitative Auswertung kann erfasst werden, ob trotz falscher Sequenz eine korrekte Speicherung mit passender Anzahl und Art der Items möglich war.

Je nach Verfahren wird die Speicherung und Sequenz bei Zahlenfolgen, Silbenfolgen bzw. Pseudowörtern, Wortfolgen, Sätzen und/oder Texten überprüft. Dabei nimmt die Anzahl der zu wiederholenden Items oder die Länge der Sätze schrittweise zu. Der Vorteil des Nachsprechens von Zahlen- oder Silbenfolgen ist, dass dabei kein Zugriff zu lexikalischem Wissen im Langzeitgedächtnis stattfindet [191]. Auch Artikulationsstörungen haben auf die Bewertung von Zahlenfolgen weniger Einfluss als auf die Bewertung von Silbenfolgen. Für das Nachsprechen von Zahlen ist der Untertest *Zahlennachsprechen* aus der **Kaufman Assessment Battery for Children II** (K-ABC II, [182]) besser geeignet als der Untertest *Zahlenfolgengedächtnis* aus dem **Psycholinguistischen Entwicklungstest** (PET, [8]). Der Untertest der K-ABC II zeigt eine hohe Korrelation mit dem Untertest des PET, ist aber kürzer und basiert auf aktuelleren Normdaten als der PET [190].

Der bekannteste und älteste Test zur Merkfähigkeit von Silbenfolgen ist der **Mottier-Test** [279], der einen Teil des Zürcher Lesetests [132] darstellt. Dabei wird die Leistungsfähigkeit des phonetischen Speichers und des subvokal artikulatorischen Kontrollprozesses (internes Wiederholen) über das Nachsprechen von Silbenfolgen (Pseudowörter) gemessen [146].

Der Test prüft allerdings nicht nur die Merkfähigkeit, sondern die Test-Ergebnisse können durch die auditive Differenzierungsfähigkeit beeinflusst werden [326]. Auch die Durchführungs- und Auswertungsobjektivität des Mottier-Tests sind beschränkt. So fehlen Abbruchkriterien und Vorgaben für die Präsentation der Items (Art der Betonung, Sprechgeschwindigkeit, Pausen zwischen den Silben), weshalb in praxi von einer hohen Varianz ausgegangen werden muss [99], [408]. Auch ist nicht klar, wie die Items bei der Erhebung der ursprünglichen Normwerte präsentiert wurden.

Fischer und Jakob [109] konnten zeigen, dass die Betonung der Items die Test-Ergebnisse signifikant beeinflussen kann (Betonung der vorletzten Silbe (Penultima-Betonung) – gleichmäßige Betonung aller Silben – silbisches Sprechen der Silben). Sie raten dazu, die Items mit Penultima-Betonung vorzugeben, da diese von den Kindern am besten angenommen wurde. Zudem empfehlen sie den Abbruch des Tests, wenn alle Items einer Silbenanzahl nicht korrekt reproduziert werden konnten sowie das Zulassen von 1–2 Wiederholungen, wenn Störgeräusche auftreten.

Da die ursprünglichen Normwerte des Mottier-Tests sehr alt sind, wurden aktuellere Vergleichswerte erhoben (u. a. [118], [195], [435]). Diese Normierungen unterscheiden sich hinsichtlich ihrer methodischen Konzeption (Altersbereich, Berücksichtigung von Ein-/Mehrsprachigkeit sowie von Entwicklungsbesonderheiten, Größe der Normierungsgruppe), weshalb man sich in der Diagnostik gezielt für eine Normierung entscheiden muss [408]. Die Ergebnisse der Befragung von Eikerling et al. [99] zeigten jedoch, dass viele Befragte nicht wussten, nach welchen Normwerten sie ihre Testergebnisse interpretieren. Trotz allem schätzen diagnostizierende Personen die Aussagekraft des Mottier-Tests. Aufgrund der unzureichenden Durchführungs- und Auswertungsobjektivität empfiehlt Ulrich [408] jedoch, ihn eher als Screening zu betrachten.

Die **Arbeitsgedächtnisbatterie für Kinder von 5–12 Jahren** (AGTB 5–12, [147]) ermöglicht eine umfangreiche Überprüfung des zentral-exekutiven, phonologischen und visuell-räumlichen Arbeitsgedächtnisses über 12 Subtests. Für die Testung des phonologischen Arbeitsgedächtnisses stehen 4 Testverfahren zur Verfügung: *Ziffernspanne, Wortspanne einsilbig, Wortspanne dreisilbig und Kunstwörter.* Im Testmanual wird allerdings der Bezug zwischen Arbeitsgedächtnis und Sprachentwicklung nicht thematisiert [98].

Bestehen erhebliche Probleme beim Nachsprechen von Zahlen oder Pseudowörtern, kann neben den Untertests zur *Wortspanne* der **AGTB 5–12** auch das *Nachsprechen von Wortreihen* über den **K-ABC II** oder den **Verbalen Lern- und Merkfähigkeitstest** (VLMT, [153]) geprüft werden. Der lexikalische Zugriff kann die Merkfähigkeit vereinfachen. Dies gilt auch für Sätze, wie im Untertest *Imitieren grammatischer Strukturen (IS)* aus dem **Heidelberger Sprachentwicklungstest** (HSET, [131]), der zur Überprüfung der Merkfähigkeit von Sätzen verwendet wird. Er ist nicht primär auf die Merkfähigkeitsprüfung ausgerichtet, sondern auf die Überprüfung der Grammatik. Daher erscheint der Untertest *Nachsprechen von Sätzen (NS)* aus dem **Heidelberger Auditiven Screening in der Einschuldiagnostik** (HASE, [58]) besser geeignet. Ähnliches gilt für den Untertest *Textgedächtnis (TG)* aus dem HSET, bei dem eine vorgelesene Geschichte möglichst wortgetreu wiedergegeben werden muss. Obwohl es eine Bildunterstützung als Hilfe gibt, hat sich dieser Test als sehr schwer erwiesen. Auch hier beeinflussen morphologisch-syntaktische Störungen das Testergebnis. Bei der Überprüfung des Textgedächtnisses über den HSET, die **Intelligence and Development Scales** (IDS, [134]) oder die **Intelligence and Development Scales-2** (IDS-2, [133]) sind auch das Langzeitgedächtnis und Sprachverstehen stark gefordert.

Aus der deutschen Fassung der **Clinical Evaluation Of Language Fundamentals – Fith Edition** (CELF-5, [434]) können im Rahmen der Diagnostik die beiden Untertests *Sätze Nachsprechen* und *Textverarbeitung* eingesetzt werden. Der *Test Nachsprechen Kunstwortsätze* aus dem **LSIJ** [10] enthält grammatikalisch korrekte Sätze mit Pseudowörtern in Substantiv- und Verbpositionen. Im Test sind Satzlänge und grammatikalische Komplexität sowie die Länge der Pseudowörter operationalisiert.

Die Verfahren CELF-5 und LSI.J wurden beide umfangreich normiert, ergänzen sich vielfach und schließen im deutschsprachigen Raum die diagnostische Lücke bei Jugendlichen [217], [218].

5.3.2 Testverfahren für die auditive Verarbeitung

Lokalisation

Zur Überprüfung der Lokalisationsfähigkeit gibt es, abgesehen von der audiologischen Richtungshörmessung, kein spezielles Prüfmittel. Mithilfe des PC-Programms **AudioLog** und 4 Lautsprechern können die Richtungen *rechts vorne/hinten* und *links vorne/hinten* überprüft werden. Dies lässt allerdings, wie die audiologische Richtungshörmessung mit 5 geprüften Richtungen, ebenfalls nur eine grobe Aussage über die Lokalisationsfähigkeit zu. In der Literatur wird darauf verwiesen, mit geschlossenen Augen zeigen zu lassen, aus welcher Richtung auditive Stimuli kommen. Wurst [447] nennt außerdem die Möglichkeiten, versteckte, Geräusch erzeugende Gegenstände suchen zu lassen oder mit geschlossenen Augen einer Person zu folgen, die Geräusche oder Töne erzeugt. Dabei ist zu beachten, dass das Schließen der Augen eine Angst auslösende Situation darstellen kann, wenn das dazu notwendige Vertrauen in die Prüfer*innen noch fehlt.

Diskrimination

Die Diskriminationsfähigkeit ist eine wichtige Teilfunktion der auditiven Verarbeitung und bezieht sich insbesondere auf die Lautdiskrimination. Es stehen mehrere Verfahren zur Verfügung, bei denen Minimalpaare nach „gleich" oder „ungleich" unterschieden werden müssen bzw. auf ein vorgesprochenes Item gezeigt werden muss. Bei der Interpretation der Testergebnisse ist zu beachten, dass dialektale Varianten, z. B. die Anlautverhärtung, das Testergebnis beeinflussen können, wenn das Kind dazu neigt, die Aufgabe nicht rein auditiv, sondern mithilfe seines taktil-kinästhetischen Feedbacks zu lösen.

Untertests zur Überprüfung der Diskrimination bei Kindern finden sich u. a. im **Heidelberger Lautdifferenzierungstest** für Kinder der 1.–4. Klasse (H-LAD, [56]), im **Heidelberger Vorschulscreening** für 5–7-Jährige (HVS, [59]), im **Münchner Auditiven Screeningtest für Verarbeitungs- und Wahrnehmungsstörungen** für Kinder der 1.–4. Klasse (MAUS, [286]) und in der **Patholinguistischen Diagnostik bei Sprachentwicklungsstörungen** (PDSS, [183]).

Auch ältere Verfahren, wie die **Bildwortserie zur Lautagnosieprüfung** [344] oder der **Bremer Lautdiskriminationstest** (BLDT, [295]) werden noch in der Diagnostik eingesetzt. Für den BLDT liegen nur Normen für Kinder der 2. Grundschulklasse vor, und die Itemauswahl ist nicht gut genug auf die im logopädischen Alltag anzutreffenden typischen Probleme auditiv auffälliger Kinder mit Sprachstörungen abgestimmt.

Mit dem Untertest *Phoneme Differenzieren (PhoDis)* aus dem **Leipziger Sprach-Instrumentarium Jugend** (LSI.J, [10]) wird ebenfalls überprüft, ob eine Person einzelne Phoneme sicher voneinander unterscheiden kann. Die Testpersonen hören einsilbige (Pseudo-) Wortpaare und müssen entscheiden, ob die gehörten Lautketten gleich oder verschieden sind.

Die **Differenzierungsprobe nach Breuer und Weuffen** [54], bei der die 5 Bereiche *optisch-grafomotorische, akustisch-phonematische, kinästhetisch-artikulatorische, melodische* und *rhythmische Differenzierung* mit wenigen Items überprüft werden, ist nicht zu empfehlen. In einer Studie stellte sich heraus, dass viele Kinder, die später Lese-Rechtschreibschwierigkeiten entwickelten, nicht als Risikokinder erkannt wurden. Demgegenüber entwickelte nur ein Viertel der als Risikokinder eingestuften Kinder später Leseschwierigkeiten. Daher fehlt dem Verfahren die notwendige Vorhersagegüte [374].

Einschränkend ist festzustellen, dass nicht alle genannten Tests die Diskriminationsleistung im Sinne der auditiven Verarbeitung überprüfen. Die auditive Diskrimination bedeutet auf der Ebene der auditiven Verarbeitung zunächst nur die Unterscheidung in gleiche oder ungleiche Stimuli, ohne dass entschieden werden muss, um welchen Stimulus eines Minimalpaares es sich handelt. Die Aufgabe des Identifizierens eines oder mehrerer benannter Stimuli ist bereits eine analytische Aufgabe und geht damit über die Aussage zur hier definierten auditiven Diskriminationsfähigkeit hinaus. **BLDT**, **MAUS** und *PhoDis* aus **LSI.J** wären daher am ehesten geeignet, die Diskrimination in dem in diesem Buch verwendeten Sinne zu überprüfen.

Mühlhaus et al. [280] konnten in einer Studie mittels eines Testverfahrens zur Diskrimination und Identifikation mit ambivalenten akustischen Stimuli (/ba/ vs. /da/) nach Serniclaes et al. [359] zeigen, dass sich signifikante Gruppenunterschiede zwischen unauffälligen Kindern und Kindern mit Verdacht auf eine AVS im Alter von 6;6 und 10;7 Jahren zeigten. Sie stellen dar, dass bei gestörter Diskriminationsfähigkeit auch die Leistung der Identifikation beeinträchtigt ist, sodass diese als darauf aufbauende Leistung zu verstehen ist. Auch Nickisch, Heber und Burger-Gartner [287] weisen auf die Bedeutung der auditiven Diskrimination hin, und Brunner und Hornberger [57] geben an, dass die Fähigkeit zur Lautdifferenzierung im frühen Grundschulalter hoch signifikant mit der Rechtschreibleistung korreliert.

Selektion

Bei der Beurteilung der Selektionsfähigkeit ist man vor allem auf die Ergebnisse der audiologischen Verfahren angewiesen. Andere Tests, z. B. der **Test of Auditory Discrimination** von Goldman, Fristoe und Woodcock [128] oder der Untertest *Sprach-Geräusch-Diskrimination* aus dem **Test auditiver Wahrnehmung (TAW)** [117] sind kritisch zu betrachten, da nicht nur die Selektionsleistung, sondern auch die Fähigkeit zur Diskrimination in das Testergebnis mit einfließt. Bei dem Test von Fritze [117] führt außerdem eine hohe Ratewahrscheinlichkeit bei geringer Itemzahl zu schlecht interpretierbaren Ergebnissen.

Am sinnvollsten erscheint die Überprüfung der Selektion mithilfe des PC-Programms **AudioLog**. Hier kann das Störgeräusch auf unterschiedlichen Ebenen (Laut-, Silben- oder Wortebene) angeboten werden, indem das Lautstärkeverhältnis von Störgeräusch zu Zielitem systematisch kontrolliert wird. Das Störgeräusch sollte zunächst deutlich leiser (mind. 10 dB) als das Zielitem angeboten werden. Nach und nach kann die Lautstärke des Störgeräuschs der Lautstärke des Zielitems angepasst werden. Bei der audiologischen Testung von Sprache im Störgeräusch bei 5–6-jährigen Kindern hat sich gezeigt, dass bei einem Lautstärkeunterschied von 5 dB (Signal 65 dB bei Störgeräusch 60 dB) eine Mindestleistung von 70 % bei der Unterscheidung von Signal und Störgeräusch möglich ist, während bei gleicher Lautstärke (Signal und Störgeräusch 60 dB) nur noch eine Mindestleistung von 30 % erwartet werden kann [285]. Diese Werte können zur ersten Orientierung herangezogen werden und neben den Ergebnissen der audiometrischen Verfahren genutzt werden. Vor allem ist es mittels AudioLog möglich, die Testung auf verschiedenen Stimulusebenen (Laute, Silben, Wörter) durchzuführen.

Dichotische Diskrimination

Zur Überprüfung der dichotischen Diskrimination ist die Nutzung eines Computers oder Tablets mit Kopfhörer notwendig, um auditive Stimuli zeitgleich dem rechten und linken Ohr anbieten zu können. Auch hier können neben den Ergebnissen der audiometrischen Verfahren eigene Überprüfungen mittels des Programms **AudioLog** stattfinden. Es können Wörter, Silben oder Laute als Stimuli genutzt werden. Hierbei erscheint es sinnvoll, zunächst deutlich unterschiedliche Stimuli (z. B. ein kurzes vs. ein langes Wort) anzubieten, um die Diskrimination zu erleichtern. Betrachtet man allerdings die dichotische Diskrimination ausschließlich als Funktion der die Klassifikation vorbereitenden auditiven Verarbeitung, müsste streng genommen nur gefordert werden, dass beide gleichzeitig dargebotenen Stimuli als gleich oder verschieden erkannt werden müssen. Die üblichen Verfahren zur dichotischen Diskrimination sehen allerdings gleich eine Identifikationsleistung vor, indem anzugeben ist, welcher Stimulus rechts und/oder links gehört wurde. Dieses Vorgehen wird auch im Test *Dichotisches Hören und Aufmerksamkeitsteilung (DHAT)* aus dem **LSI.J** eingesetzt: Es werden links und rechts gleichzeitig einsilbige Pseudowörter angeboten, die beide nachgesprochen werden sollen.

5.3.3 Testverfahren für Klassifikationsprozesse

Für die Untersuchung der Klassifikationsfunktionen *Analyse* und *Synthese* können Verfahren zur Beurteilung der phonologischen Bewusstheit herangezogen werden. Zwei der erwähnten Testverfahren, das **Bielefelder Screening** (BISC, [172]) und das **Heidelberger Vorschulscreening** (HVS, [59]), wurden entwickelt, um das mögliche Auftreten einer Lese-Rechtschreibproblematik vorherzusagen und eine rechtzeitige Intervention zu ermöglichen. In beiden Verfahren finden sich Untertests zu den Teilfunktionen *Analyse* und *Synthese*, die als gute Prädiktoren für Störungen des Lesens und Rechtschreibens gelten. Zur Beurteilung der phonologischen Bewusstheit stehen weitere Verfahren zur Verfügung, z. B. der **Test für Phonologische Bewusstheitsfähigkeiten** (TPB, [114]) oder der **Test zur Erfassung der phonologischen Bewusstheit und der Benenngeschwindigkeit** (TEPHOBE, [256]). Der **Münchner Auditive Screeningtest für Verarbeitungs- und Wahrnehmungsstörungen** (MAUS, [286]) wurde als einziger Test speziell für die Untersuchung von Kindern mit auditiven Verarbeitungsstörungen konzipiert und prüft auch die Funktion der Analyse.

Analyse

Die Leistung der Analyse ist vielschichtig und beinhaltet z. B. das Erkennen der Silbenanzahl eines Wortes oder der Lautanzahl einer Silbe bzw. eines Wortes. Sie umfasst die Identifikation von kleineren Einheiten innerhalb größerer Strukturen, z. B. die Identifikation von Wörtern in Sätzen, Silben in Wörtern oder Lauten in Wörtern oder Silben. Das Reimen basiert als Teil der phonologischen Bewusstheit auf analytischen Fähigkeiten. Im Zentrum der Untersuchung der Analysefähigkeit steht die Überprüfung der Lautidentifikation und Positionsbestimmung von Lauten in Wörtern. Die Kinder werden aufgefordert, einen Laut im Wort zu identifizieren (z. B.: „Ist ein [f] in dem Wort ‚Foto'?") bzw. dessen Position im Wort zu bestimmen (z. B.: „Ist das [f] in dem Wort ‚Foto' am Anfang oder am Ende?"). Dabei spielt die Position des Lautes im Wort eine für das Erkennen entscheidende Rolle, da An- und Auslautpositionen eher als Laute in Inlautposition identifiziert werden [43]. Verschiedene Tests, in denen eine Überprüfung der Analysefähigkeit vorgenommen wird, finden sich in ► Tab. 5.2.

Synthese

Im Bereich der Synthese kann der Untertest *Laute verbinden (LV)* des **Psycholinguistischen Entwicklungstests** (PET, [8]) durchgeführt werden. Dabei müssen aus einzeln vorgesprochenen Lauten Wörter zusammengesetzt werden (Beispiel: [m]-[ɪ]-[l]-[ç] = Milch). Weitere Tests, die Untertests zur Prüfung der Synthese bieten, sind das **Bielefelder Screening zur Früherkennung von Lese- und Rechtschreibschwierigkeiten** (BISC [172]) und die **Basiskompetenzen für Lese-Rechtschreibleistungen** (BAKO 1–4, [375]).

Ergänzung

Für die Überprüfung der Ergänzungsfähigkeit steht der Untertest *Wörter ergänzen (WE)* aus dem **Psycholinguistischem Entwicklungstest** (PET, [8]) zur Verfügung. Er dient zur Beurteilung der auditiven Ergänzung. Wortfragmente müssen hier zu ganzen Wörtern ergänzt werden (Beispiel: Scho/olade = Schokolade).

5.4 Bewertung der audio- und psychometrischen Testverfahren

5.4.1 Kombination von Testverfahren

In der klinischen Praxis gibt es verschiedene Testbatterien, die von einzelnen Untersuchenden oder Kliniken angewendet werden. Aufgrund der inhomogenen Symptomkonstellationen kann die Diagnose einer AVS erst als gesichert gelten, wenn mehrere audiologische Testverfahren übereinstimmend auf eine solche Störung hinweisen [316], [356], [384]. Es besteht Konsens darüber, dass ein einzelner Test nicht zur Diagnosestellung der AVS ausreicht [1], [92], [237].

> ✔ **Merke**
> Es gibt bislang keine Übereinstimmung dazu, welche Tests zur Diagnostik der AVS obligatorisch anzuwenden sind.

Ein übereinstimmender Einsatz von Testverfahren wäre notwendig, um eine Vergleichbarkeit der Testergebnisse zu ermöglichen. Bei einer hohen Anzahl eingesetzter Tests innerhalb einer Testbatterie erhöht sich zwar die Sensitivität der Verfahren, dies wirkt sich aber wiederum negativ auf die Spezifität aus [1].

Kiese-Himmel [197] kritisiert, dass für verschiedene audiometrische Verfahren altersnormierte Mittelwerte und Reliabilitäts- und Konstruktvaliditätsprüfungen fehlen sowie Interkorrelationen von audiometrischen, psychometrischen und psychoakustischen Testverfahren unbekannt sind. Zur Diagnosestellung der AVS wird eine gute interdisziplinäre Zusammenarbeit gefordert, um auf der Basis differenzierter Ergebnisse eine adäquate Therapieplanung vornehmen zu können [85], [442].

Generell lässt sich feststellen, dass die Ergebnisse von Testverfahren mit nonverbalen Stimuli wie Stapediusreflexschwellenmessung, CERA und Ordnungsschwellenmessung einer hohen Varianz unterliegen und somit zur Erfassung zentraler Hörstörungen weniger geeignet sind. Auch konnte nachgewiesen werden, dass nicht alle Kinder mit AVS in sprachfreien auditiven Testverfahren Auffälligkeiten aufweisen [197], [288]. Daher empfiehlt die DGPP den Einsatz nonverbaler und verbaler Tests [92].

Wohlleben et al. erhoben an 142 Zweit- und Drittklässlern im Alter von 8–9 Jahren erste Normwerte zur standardisierten Diagnostik der AVS, die eine zuverlässige Diagnosestellung ermöglichen sollen [444]. Auch Nickisch und Kiese-Himmel haben erste Daten zur Sensitivität und Spezifität von Testverfahren bei 8–10-jährigen Kindern erhoben [291]. Bei den audiometrischen Testverfahren zeigte sich das Sprachverstehen im Störgeräusch als wichtiger Test zur Identifikation der AVS. Dies wird auch von Ptok et al. gestützt [317]. Daneben zeigten auch der Mottier-Test und der H-LAD-Subtest zur Phonemdifferenzierung eine hohe Trennkraft. Die Trennung zwischen Kindern mit und ohne AVS anhand der 3 genannten Verfahren gelang zu 94 % bzw. nach Kreuzvalidierung zu 91 % [291]. Wohlleben et al. erstellten anhand eigener Untersuchungen eine Rangfolge von Tests mit hoher Trennschärfe und empfehlen für Kinder den Einsatz des Heidelberger Lautdifferenzierungstests zur Untersuchung von Diskrimination und Gedächtnis, einen dichotischen Hörtest und einen Test mit zeitkomprimierter Sprache [443]. Mit diesen 3 Testverfahren ließen sich 87 % der Kinder als eindeutig auffällig oder unauffällig klassifizieren.

Bei einer Evaluation von Testverfahren zur Diagnostik der AVS von Henger [154] zeigte sich, dass die Tests nicht geschlechtsabhängig, aber altersabhängig waren. Weder Musikalität noch Verhaltensauffälligkeiten korrelierten mit dem Vorliegen einer AVS, was den später publizierten Daten von [305] widerspricht. Es zeigte sich keine oder nur eine geringe Korrelation zwischen verbalen Tests oder zwischen verbalen und nonverbalen Tests [154].

5.4.2 Einflussfaktoren

Auch wenn Testverfahren mit verbalen Stimuli, wie dichotische Diskriminationstests und die Sprachaudiometrie im Störgeräusch, gute Ergebnisse bei der Erkennung zentraler Hörstörungen zeigen, sind die Ergebnisse verbaler Tests mit Vorsicht zu interpretieren. Die Prüfitems der dichotischen Diskriminationstests sind vor allem für jüngere Kinder ungünstig und die Bewertung bei parallel vorliegenden Speicherstörungen ist schwierig. Das Vorliegen von Sprachentwicklungsstörungen kann die Ergebnisse von Testverfahren mit sprachlichen Stimuli erheblich beeinflussen. Störungen des phonologischen Arbeitsgedächtnisses können die Diagnosestellung weiter erschweren [197], [385], zumal einige Tests hohe Arbeitsgedächtnis-Anforderungen haben. Beim Einsatz und der Interpretation audiologischer Testverfahren ist zu beachten, dass diese oft erst ab einem Alter von etwa 7 Jahren zuverlässige Werte bieten.

Bei der Diagnostik von kulturell und linguistisch divers aufwachsenden Kindern, Jugendlichen und Erwachsenen müssen bei der Beurteilung der sprachlichen Fähigkeiten alle Sprachen Berücksichtigung finden, die zur Kommunikation genutzt werden [345].

Es ist zu beachten, dass Störungen der auditiven Verarbeitung in beiden bzw. allen Sprachen vorliegen müssen, um von einer AVS sprechen zu können [92]. Die Testverfahren zur Untersuchung der auditiven Verarbeitung sollten, wenn möglich, auf das individuelle Sprachniveau ausgerichtet werden.

> **✔ Merke**
> Viele psychometrische Testverfahren, die für Kinder mit AVS genutzt werden, sind bereits bestehenden Testverfahren zur Beurteilung der sprachlichen und kognitiven Entwicklung entnommen und dienen somit primär nicht der Erfassung auditiver Verarbeitungsstörungen. Zudem sind die Tests nicht für alle Altersgruppen normiert. Testverfahren mit älteren Normierungen sollten regelmäßig überarbeitet werden.

5.4.3 Diagnosestellung

Die DGPP empfiehlt für die AVS-Diagnostik ein Mindestalter von 7 Jahren [92]. Zur Abbildung der verschiedenen Ebenen und Mechanismen des auditiven Systems wird zu einer individuellen Zusammenstellung von Testbatterien geraten. Es müssen sowohl sprachfreie als auch sprachgebundene Tests zum Einsatz kommen. Nachdem eine periphere Hörstörung ausgeschlossen wurde, sollte weiterführend eine standardisierte Beurteilung von Sprechen, Sprache, Kognition, Lernfähigkeit, Aufmerksamkeit und Konzentration sowie Psyche erfolgen (vgl. ► Tab. 5.3). Daran schließt sich die audiologische Diagnostik zur Überprüfung der auditiven Leistungen an (vgl. ► Tab. 5.2). Die Diagnose AVS kann gestellt werden, wenn mindestens 2 Tests mindestens 2 Standardabweichungen vom jeweiligen Normwert abweichen und die Testergebnisse nach Möglichkeit durch ein Cross-Check-Verfahren verifiziert wurden [92]. Dafür wird ein anderer Test, der dieselbe Leistung bzw. denselben Prozess bewertet, zur Bestätigung der Ergebnisse durchgeführt.

> **✔ Merke**
> „Generell sprechen Werte, die 2 oder mehr Standardabweichungen in mehr als einem Test unterhalb der Werte der Referenzpopulation liegen, kombiniert mit Symptomen, die nicht durch andere Diagnosen bzw. Störungen erklärt werden, für eine AVWS (...)." ([92]: 27]).

Brunner und Hornberger [57] halten eine einfache Summierung auffälliger Testverfahren nicht für sinnvoll, da die einzelnen Verfahren eine unterschiedliche Bedeutung für die Diagnosestellung haben, sodass eine Gewichtung der Tests relevant wäre. Insgesamt kommt die DGPP bei der Bewertung von Testverfahren für die Untersuchung der auditiven Verarbeitung in ihrer Leitlinie zu dem Schluss, „dass es keine übereinstimmende Vorgehensweise für die Diagnostik von AVWS gibt, ebenso wenig einen objektiven Goldstandard (...)." ([92]: 29).

Die Kriterien der American Speech-Language-Hearing Association (ASHA) unterscheiden sich hinsichtlich der Diagnosestellung von den Leitlinien der American Academy of Audiology (AAA). Den Empfehlungen der ASHA folgend kann eine Diagnose auch dann gestellt werden, wenn nur ein zentral-auditorisches Defizit vorliegt, welches mit den beobachteten funktionellen Schwierigkeiten übereinstimmt oder es in einem Test zu mindestens drei Standardabweichungen kommt [1], [15].

In der Leitlinie der New Zealand Audiological Society (NZA) wird empfohlen, die AVS- Diagnostik bereits bei jüngeren Kindern unter 7 Jahren durchzuführen [299].

Eine AVS-Diagnostik ist auch für Jugendliche und Erwachsene sinnvoll und möglich. So zeigten die Ergebnisse einer Studie von Wagner et al. [421], dass auch bei Jugendlichen Auffälligkeiten im Sinne der AVS-Kriterien der DGPP auftreten können, wobei nicht zwingend eine AVS-Diagnose aus der Kindheit vorlag. Der Bedarf an AVS-Diagnostik für Jugendliche und Erwachsene zeigte sich auch in einer qualitativen Studie, in der Jugendliche und Erwachsene mit Hörverarbeitungsstörungen über sich berichteten, wobei eine Verbesserung der diagnostischen Möglichkeiten ein vielfach geäußerter Wunsch war (https://leben-mit-avws.de/ergebnisse/forderungen/ [266], siehe auch [5]).

Für Menschen mit AVS ist eine umfassende Diagnostik in jedem Alter wichtig, da sie die Grundlage für spezifische Förderung und Unterstützungsmaßnahmen im Alltags-, Bildungs- und Arbeitskontext ist. Darüber hinaus ist es häufig entlastend zu wissen, dass ein anerkanntes Störungsbild die Ursache für etwaige Einschränkungen ist. Im Zusammenhang mit der AVS-Diagnose müssen die betroffenen Teilleistungsbereiche sowie die individuelle Symptomausprägung unbedingt benannt bzw. beschrieben werden.

5.5 Screeningverfahren zur orientierenden Untersuchung von Kindern

Zur orientierenden Untersuchung der auditiven Fähigkeiten von Kindern ab 5 Jahren wurden durch Lauer 2 Screeningvarianten entworfen:

- Das 1. Screening ist für Kinder im Alter von 5;0–6;11 Jahren (**Vorschulalter**) konzipiert,
- das 2. Screening für Kinder im Alter von 7;0–8;11 Jahren (**frühes Grundschulalter**).

In beiden Screeningvarianten werden die Einflussfaktoren Aufmerksamkeit und Speicherung/Sequenz, die auditiven Teilfunktionen Lokalisation, Diskrimination, Selektion und dichotische Diskrimination sowie die kognitiven Funktionen Analyse, Synthese und Ergänzung anhand weniger Items überprüft.

Das 2. Screening wurde anhand von zwei Masterarbeiten [94], [394] anhand von 200 Kindern (118 Mädchen, 82 Jungen) für die Altersspanne von 7;0 bis 7;11 normiert. Alle Kinder kamen aus dem ländlichen oder städtischen Raum in Nordrhein-Westfalen. 163 Kinder waren einsprachig deutsch und 37 Kinder mehrsprachig. 126 Kinder waren in der 1. Klasse, 74 Kinder in der 2. Klasse. Es gab keine signifikanten Leistungsunterschiede zwischen Jungen und Mädchen. Auch konnten keine Leistungsunterschiede zwischen ein- und mehrsprachigen Kindern festgestellt werden [393]. In manchen Untertests unterschieden sich allerdings die Erst- und Zweitklässler hinsichtlich ihrer Leistungen, sodass Ausgleichspunkte für Erstklässler gegeben wurden. Allerdings war die Verteilung der Variablen Geschlecht, Schulklasse und Ein- bzw. Mehrsprachigkeit innerhalb der Stichprobe nicht ausgeglichen.

Insgesamt konnten die meisten Cut-off-Werte des Screenings für 7-jährige Kinder bestätigt werden. Die Untertests Speicherung, Sequenz, Diskrimination, Analyse und Synthese erreichten eine gute Reliabilität, die Reliabilität der Untertests Aufmerksamkeit, Lokalisation, Selektion und dichotische Diskrimination war gerade noch ausreichend. Lediglich die Reliabilität des Untertests Ergänzung wurde als gering bewertet. Hinweise zur Anpassung des Screenings können der Publikation von Tenhagen et al. [393] entnommen werden; sie wurden im vorliegenden Buch in das 2. Screening integriert. So wurden bei den Untertests Synthese und Ergänzung Items ausgetauscht und vereinfacht, um die Aufgaben an das Leistungsniveau 7-jähriger Kinder anzupassen. Analog wurden die Items des Untertests Ergänzung auch für die 5–6-jährigen Kinder überarbeitet und vereinfacht. Das 2. Screening ist nun speziell auf 7-jährige Kinder ausgerichtet. Weiterhin sind aber auch einige Items und Hinweise enthalten, die speziell auf 8-jährige Kinder ausgerichtet sind. Für 8-jährige Kinder liegen aber keine Normwerte vor.

Generell stellen die Screeningvarianten nur eine grob orientierende Untersuchung in Form einer Aufgabensammlung zu den verschiedenen Funktionen dar. In der logopädischen Praxis ist es vielfach notwendig, anhand weniger Aufgaben einen ersten Überblick über die Fähigkeiten eines Kindes zu bekommen und aus den erhaltenen Hinweisen die weiteren Diagnostikschritte zu planen. Die Aussagekraft des Screenings ist gegenüber der eines ausführlichen, standardisierten Testverfahrens deutlich begrenzt. Es bietet aber die Möglichkeit einer ersten Beobachtung auditiver Fähigkeiten, der sie beeinflussenden Faktoren und kognitiver Funktionen. Die Screeningvarianten werden nachfolgend näher beschrieben. Die zugehörigen Untersuchungsbögen finden sich im Anhang und stehen zusätzlich als Online-Material zur Verfügung.

5.5.1 Material

Zur Durchführung der Screenings wird folgendes Material benötigt:

- Screening für 5;0–6;11-Jährige:
  - 5 Bilder: Kuh (mu), Vogel (piep), Hund (wau), Junge (Tom), Mädchen (Ann)
  - Bild eines Flohs
  - Muggelsteine o. ä.
  - AudioLog 4
  - Kopfhörer
  - 4 Lautsprecher
  - Untersuchungsbogen
  - Stift

- Screening für 7;0–8;11-Jährige:
  - Bild einer Lokomotive mit 2 anhängenden Wagen
  - Muggelsteine o. ä.
  - AudioLog 4
  - Kopfhörer
  - 4 Lautsprecher
  - Blatt
  - Untersuchungsbogen
  - Stift

5.5.2 Aufbau des Screenings

Es werden die Funktionen *Aufmerksamkeit, Speicherung und Sequenz, Lokalisation, Diskrimination, Selektion, dichotische Diskrimination, Analyse, Synthese* und *Ergänzung* untersucht. Bei jeder Funktion wird mit Übungsitems begonnen, um die Aufgabenstellung zu verdeutlichen. Die Durchführung einiger Aufgaben wird mit Bildmaterial unterstützt. Bei Kindern von 5–6 Jahren werden unter anderem 5 Bilder verwendet, denen Einsilber zugeordnet werden: Kuh: „mu", Vogel: „piep", Hund: „wau", Junge: „Tom", Mädchen: „Ann". Die Bilder werden unter Nennung der entsprechenden Einsilber vor Durchführung des Screenings vorgestellt. Sie dienen dazu, in einzelnen Untertests zu vermeiden, dass die auditiven Leistungen aufgrund verbal-expressiver Probleme nicht beurteilt werden können. Bei den 7-jährigen Kindern werden diese 5 Bilder nicht eingesetzt, da eine Bildunterstützung in diesem Alter nicht mehr unbedingt erforderlich ist und sich verbal-expressive Reaktionen besser bewerten lassen. Zur Prüfung der auditiven Teilfunktionen *Lokalisation, Selektion* und *dichotischen Diskrimination* ist der Einsatz des Computerprogramms AudioLog erforderlich. Zudem werden ein Kopfhörer und zur Durchführung der Lokalisationsaufgabe 4 Lautsprecher benötigt.

Bei allen Überprüfungen mit Vorgaben durch den Untersucher ist sicherzustellen, dass das Kind das Mundbild des Untersuchers nicht sieht. Die genauen Instruktionen zu jedem Untertest sind im Anhang enthalten.

Einflussfaktoren

Aufmerksamkeit

► **5–6-Jährige.** Dem Kind wird das Bild der Kuh vorgelegt. Dann werden, in einem zeitlichen Abstand von ca. 1 s pro Item, alle Items (insgesamt 30) mit gleichbleibender Prosodie vorgelesen. Das Kind soll, wenn es die Silbe „mu" hört, auf das Kuhbild zeigen. Das Zielitem ist 10-mal vorhanden. Die Ablenkersilben bestehen aus Plosiv-Vokal-Verbindungen, in denen der Vokal /u/ nicht enthalten ist, um die Ablenkersilben so deutlich von der Zielsilbe abzugrenzen, dass keine zu große Diskriminationsleistung gefordert wird.

► **7–8-Jährige.** Im Gegensatz zum Screening für 5–6-Jährige werden 40 Items vorgelesen, in denen das Zielitem ebenfalls 10-mal vorkommt. Als Reaktion soll das Kind einen Strich auf ein Blatt malen. Auf den zusätzlichen Einsatz von Bildmaterial wird verzichtet.

Speicherung und Sequenz

► **5–6-Jährige.** Die 5 Bilder (Kuh, Vogel, Hund, Junge, Mädchen) werden in zufälliger Reihenfolge vorgelegt. Anschließend werden 2 bis maximal 5 Silben mit einem Abstand zwischen den einzelnen Silben einer Silbenfolge von ca. 0,5 s vorgesprochen. Das Kind soll in der erinnerten Reihenfolge auf die genannten Bilder zeigen. Werden die richtigen Bilder in falscher Abfolge gezeigt, wird die Speicherung als korrekt (+), die Sequenz als falsch (–) eingetragen. Gelingt das Zeigen der richtigen Auswahl von Items in der richtigen Reihenfolge, wird auch die Sequenz als korrekt bewertet. Bei 5-jährigen Kindern ist eine Merkspanne von bis zu 4 Silben, bei 6-jährigen Kindern von bis zu 4–5 Silben zu erwarten.

► **7–8-Jährige.** Das Kind soll bei dieser Testvariante nicht auf Bildkarten zeigen, sondern die vom Untersucher vorgesprochenen Silbenfolgen nachsprechen. Auch hier wird mit Silbenfolgen aus 2 Silben begonnen, die ohne Abstand zwischen den einzelnen Silben einer Silbenfolge vorgesprochen werden. Beim Vorsprechen der Silbenfolgen wird die jeweils vorletzte Silbe betont (Penultima-

Betonung). Es werden maximal 6 Silben präsentiert. 7-jährige Kinder sollten eine Merkspanne von bis zu 5 Silben aufweisen. Sofern der Test für 8-jährige Kinder verwendet wird, sollten sich diese bis zu 5–6 Silben merken können.

Auditive Verarbeitung

Lokalisation

Zur Durchführung des Untertests wird das Computerprogramm AudioLog genutzt. Zusätzlich werden 4 Lautsprecher benötigt. Alternativ ist möglich, dass das Kind die Augen verbunden bekommt und der Untersucher über Fingerschnipsen die Positionen rechts-vorne, links-vorne, rechts-hinten und links-hinten überprüft. Beim Einsatz von AudioLog werden die Richtungen durch das Programm automatisch vorgegeben. Die zu identifizierenden Positionen können durch den Untersucher im Untersuchungsbogen eingetragen werden. Kinder, bei denen die Aufgabe über Lautsprecher durchgeführt wird, erhalten bei der Auswertung einen Zusatzpunkt gegenüber den Kindern, bei denen das Schnipsen genutzt wurde.

► **5–6-Jährige.** Bei Nutzung von AudioLog wird aus dem Bereich „Wörter" die Aufgabe „Richtungshören" mit der Objektliste „Einsilber" ausgewählt. Im Raum werden 4 Lautsprecher (rechts-vorne, links-vorne, rechts-hinten, links-hinten) positioniert. Im Programm werden 12 Übungseinheiten eingestellt. Das Kind soll mittels Klicken auf den Lautsprecher am PC angeben, aus welchem Lautsprecher das Wort zu hören war. Die ersten beiden Items sind Übungsitems zur Veranschaulichung der Aufgabe. Die Items 3–12 sind die Testitems. Der Untersucher notiert die Korrektheit der Angabe bei allen Items. Wird die Lokalisation alternativ über Fingerschnipsen überprüft, soll das Kind in die Richtung zeigen, aus der es das Schnipsen gehört hat.

► **7–8-Jährige.** Die Aufgabe entspricht der für jüngere Kinder, wird aber mit Silben durchgeführt, um eine kurze Darbietungszeit zu erhalten. Dazu werden im Programm Audiolog im Bereich „Silben" die Aufgabe „Richtungshören" und die Liste „Konsonant + A" gewählt. Zusätzlich wird die Anzahl der Übungseinheiten auf 22 erweitert. Die ersten beiden Items dienen der Einführung in die Aufgabe, die Items 3–22 stellen die Testitems dar.

Diskrimination

In diesem Untertest werden Minimalpaarsilben überprüft, die relevante Laute beinhalten. Die paarweise mit gleichbleibender Prosodie vorgesprochenen Silben soll das Kind als gleich (g) oder verschieden (v) beurteilen.

► **5–6-Jährige.** Falls den jüngeren Kindern das Konzept „gleich – verschieden" unklar ist, kann Bildmaterial (2 gleich aussehende Katzen versus 2 verschieden aussehende Katzen, ► Abb. 8.3) zur Verdeutlichung eingesetzt werden.

► **7–8-Jährige.** Den 7–8-jährigen Kindern werden doppelt so viele Minimalpaarsilben vorgesprochen wie den jüngeren Kindern. Dabei können relevante Laute einander wiederholt gegenübergestellt werden.

Selektion

Bei der Überprüfung der Selektion ist ebenfalls ein Computerprogramm einzusetzen. Mithilfe von AudioLog und einem Kopfhörer werden Items im Störgeräusch präsentiert. Allerdings muss bei der Überprüfung mittels AudioLog nicht nur erkannt werden, wann ein Signal parallel zu einem Geräusch auftritt, sondern es ist anzugeben, was gehört wurde. Damit handelt es sich zusätzlich um eine analytische Aufgabe. Um die Anforderung an die Analyse möglichst gering zu halten, sollen Realwörter statt Silben selektiert werden. Die zu selektierenden Wörter kann der Untersucher im Untersuchungsbogen festhalten.

► **5–6-Jährige.** Zur Testung der Selektion bei 5–6-jährigen Kindern wird aus dem Bereich „Wörter" die Aufgabe „Signal-Rausch-Wahrnehmung" mit der „Themenliste: Tiere" und dem Störgeräusch „Schulhof" ausgewählt. Die Auswahlmenge der Bilder wird auf 4 Items reduziert. Bei den Audioeinstellungen wird unter der Signal-Rausch-Wahrnehmung eine Dämpfung des Signals von 0 dB und eine Dämpfung des Rauschens von –10 dB eingestellt. Damit unterscheiden sich Signal und Rauschen um 10 dB. Im Programm werden 12 Übungseinheiten eingestellt. Das Kind erhält einen Kopfhörer aufgesetzt und soll die im Störgeräusch präsentierten Wörter anklicken. Die ersten beiden Items sind Übungsitems und die weiteren Items stellen die Testitems dar.

► **7–8-Jährige.** Bei den 7–8-jährigen Kindern werden im Bereich „Wörter" die Itemliste „Wortlänge: Einsilber" und das Störgeräusch „Cocktailparty" genutzt. Die Auswahlmenge wird auf 6 Items festgelegt. Die Dämpfung des Rauschens wird auf −5 dB eingestellt, während die Dämpfung des Signals bei 0 dB bleibt, sodass ein Lautstärkeabstand von 5 dB zwischen Signal und Störgeräusch besteht. Es werden 12 Items getestet, von denen die ersten 2 Items der Übung und die weiteren Items der Testung dienen.

Dichotische Diskrimination

Zur Testung der dichotischen Diskrimination werden erneut das Programm AudioLog sowie ein Kopfhörer benötigt. Wie bei der Selektion ist auch bei der dichotischen Diskrimination eine zusätzliche Analyseleistung enthalten, da beide gehörten Wörter ausgewählt werden müssen. Zur Erleichterung der Aufgabe für jüngere Kindern werden Tierbegriffe verwendet. Bei den älteren Kindern werden zweisilbige Wörter ohne Themeneingrenzung genutzt. Durch die Verwendung von Wortmaterial soll die zusätzlich nötige Analyseleistung nicht zu anspruchsvoll gestaltet werden. Die Wortpaare können im Untersuchungsbogen notiert werden.

► **5–6-Jährige.** Im Bereich „Wörter" werden die Aufgabe „Dichotisches Gehör" und die Objektliste „Themenliste: Tiere" gewählt. Die Audioeinstellungen werden nicht verändert (re./li. keine Dämpfung). Die Auswahlmenge der Bilder wird auf 4 Items reduziert. Es werden 12 Übungseinheiten eingestellt, von denen die ersten beiden Items der Übung dienen.

► **7–8-Jährige.** Bei den 7–8-jährigen Kindern wird die Aufgabe mit der Objektliste „Wortlänge: Zweisilber" durchgeführt. Die Audioeinstellungen werden nicht verändert (re./li. keine Dämpfung). Die Auswahlmenge wird auf 6 Items eingestellt. Es werden 12 Items präsentiert. Um die Leistungen der untersuchten Kinder direkt miteinander vergleichen zu können, ist in AudioLog vorab eine Itemliste zu erstellen, die bei allen Testungen verwendet wird.

Klassifikationsprozesse

Analyse

► **5–6-Jährige.** Die Überprüfung der analytischen Fähigkeiten ist in die Bereiche „Lautidentifikation" und „Positionsbestimmung" unterteilt:

- Da sich die Überprüfung auf die Lautanalyse beziehen soll, werden Wörter präsentiert, bei denen hinsichtlich der *Lautidentifikation* bestimmt werden soll, ob ein zuvor genannter Laut im Wort enthalten ist oder nicht.
- Bei der *Positionsbestimmung* soll das Kind entscheiden, ob der genannte Laut im An- oder Auslaut des Wortes vorkommt.

Zur Unterstützung eignet sich das Bild eines Flohs, um die Aufgabenstellung zu verdeutlichen und auf dessen Anfang bzw. Ende das Kind jeweils zeigen oder ein kleines Objekt legen kann. In beiden Untertests werden die Leistungen anhand des Frikativs [f] überprüft, das als Phonem bereits vor einem Alter von 5 Jahren als sicher erworben gilt. Die Auswahl des Testlautes ist beispielhaft zu sehen und kann je nach Kind und individuellem Störungsbild variiert werden. Als Testitems wurden Einsilber gewählt, um zusätzliche Hinweise über die Silbenanzahl auszuschließen. Die Ablenker im Bereich der Lautidentifikation enthalten keine Frikative. Bei der Positionsbestimmung ist der Ziellaut im An- oder Auslaut, nicht aber in der Inlautposition zu identifizieren.

► **7–8-Jährige.** Im Untertest für ältere Kinder werden Lautidentifikation und Positionsbestimmung über den Frikativ [ʃ] überprüft. Um auch Inlautpositionen bestimmen zu lassen, wurden im Untertest für ältere Kinder Zweisilber als Testitems und Ablenker gewählt. Sowohl bei der Lautidentifikation als auch bei der Positionsbestimmung ist der Ziellaut im An-, In- oder Auslaut enthalten. Zur Positionsbestimmung kann das Bild einer Lokomotive mit 2 anhängenden Wagen verwendet werden, um alle Lautpositionen darstellen zu können. Die Ablenker im Bereich der Lautidentifikation enthalten ebenfalls Frikative.

Synthese

▸ **5–6-Jährige.** Dieser Untertest ist am Psycholinguistischen Entwicklungstest (PET) von Angermaier [8] orientiert. Es wurden jedoch andere Items gewählt, um eine spätere Durchführung des entsprechenden Untertests aus dem PET nicht zu beeinflussen. Die lautierend vorgelesenen Phoneme soll das Kind als zusammengesetztes Wort wiederholen (Übungsitem: [ʃ]-[iː] = Schi). Eine Bildunterstützung ist grundsätzlich möglich, da die Items gut abbildbare Objekte bezeichnen. Die zusammenzusetzenden Wörter bestehen aus 2–4 Lauten. Als Übergang zur Verbindung von 3 Lauten werden 2 Items (Ball, Mann) nur teilweise in Einzellauten präsentiert.

▸ **7–8-Jährige.** Die Wörter bestehen aus 3–5 Lauten. Das Übungsitem lautet [t]-[ɪ]-[ʃ] = Tisch. Eine Bildunterstützung ist nicht vorgesehen. Im Gegensatz zur Vollversion wurden die Items dieses Untertests in dieser Aufgabe vereinfacht, um dem Leistungsniveau 7-jähriger besser zu entsprechen. Bei Kindern ab 8 Jahren können darüber hinaus Pseudowörter genutzt werden, deren Synthese ohne Semantik geleistet werden muss, sodass hierüber eine Aussage über die reine Syntheseleistung möglich ist.

Ergänzung

▸ **5–6-Jährige.** Auch hier wurden parallel zum entsprechenden PET-Untertest neue Items zusammengestellt, die das Kind zu einem vollständigen Wort ergänzen muss (z. B.: Fla/e = Flasche). Um dem Kind mehr Informationen zur Vervollständigung zu bieten, wurde mit Nominal-Komposita begonnen. Die Länge der Wörter nimmt stetig ab. Bei kürzeren Wörtern sind ggf. mehrere Ergänzungsvarianten möglich, die alle als korrekt gelten (z. B.: So/a = „Sofa“, aber auch „Soda“). Zunächst fehlen Laute in In- oder Auslautposition. Nur bei dem letzten Item wurde der Anlaut weggelassen, da dies als besonders schwierig gilt.

▸ **7–8-Jährige.** In der neuen Variante des Screenings werden nun auch für die älteren Kinder Items mit mehr Lauten verwendet, um die Aufgabe besser an 7-jährige Kinder anzupassen und eindeutigere Lautersetzungen zu ermöglichen. Für 8-jährige Kinder kann der Schwierigkeitsgrad dadurch erhöht werden, dass zusätzlich das Benennen der/s fehlenden Laute/s gefordert wird.

5.5.3 Auswertung

Die Leistungen des Kindes werden jeweils mit richtig (+) oder falsch (–) bewertet. Zur Auswertung wird der Prozentsatz der korrekt gelösten Aufgabenitems eingetragen.

Die Auswertung des AVS-Screenings erfolgt auf der Basis des Binomialmodells. Dabei wird zwischen Könnerschaft und Nicht-Könnerschaft unterschieden [205]. Ist die obere Grenze des Konfidenzintervalls um die Anzahl der richtig gelösten Items größer als p = 0,90 und die untere Grenze größer als die Ratewahrscheinlichkeit von 0,50, liegt Könnerschaft vor [439]. Demnach müssen bei Screening-Untertests mit 10 Items 9 der Items gekonnt werden, um von einer Könnerschaft ausgehen zu können. Bei steigender Itemanzahl reichen weniger korrekte Items aus, um von Könnerschaft zu sprechen (z. B. müssen bei 20 Items 15 Items gekonnt sein, bei 40 Items nur noch 32 Items). Berechnet werden kann dies über https://statpages.info/confint.html.

Von einem sicheren Beherrschen der Leistung kann bei der Anzahl von 10 Items und einer Annahme von p = 0,90 erst ab einer Leistung von 90 % (9 von 10 Items) gesprochen werden. Dies bedeutet allerdings nur, dass das Kind auf der getesteten Ebene die geprüfte Leistung beherrscht.

Auch wenn versucht wurde, den unterschiedlichen Altersstufen der Kinder und den damit verbundenen Leistungsunterschieden durch die Entwicklung zweier Screeningvarianten Rechnung zu tragen, ist unbedingt zu berücksichtigen, dass deutliche Leistungsunterschiede innerhalb einer Altersgruppe zu erwarten sind. Eine Leistung, die bei einem 6-Jährigen als auffällig eingestuft wird, kann bei einem 5-Jährigen noch im Normbereich liegen. Die ansatzweise Bewältigung der Aufgaben zu kognitiven Funktionen ist erst ab einem Alter von 7 Jahren zu erwarten.

Aus den Studien von Tenhagen [394] und Diesburg [94] ergeben sich für die Auswertung des Screenings für 7-jährige Kinder folgende Hinweise:

- Im Untertest zur Aufmerksamkeit zeigten über 90 % der untersuchten 7-jährigen Kinder maximal einen Fehler. Daher sollte dies als Kriterium für Könnerschaft ab einem Alter von 7 Jahren übernommen werden.
- Für die Speicherung und Sequenz konnte bestätigt werden, dass Kinder der 1. Klasse eine auditive Merkspanne von durchschnittlich 5 Silben und Kinder der 2. Klasse von durchschnittlich 6 Silben erreichen.
- Im Untertest Lokalisation sollten Kinder, bei denen die Aufgabe mittels Lautsprecher präsentiert wurde, einen Zusatzpunkt gegenüber Kindern bekommen, bei denen Schnipsen eingesetzt wurde.
- Beim Untertest zur dichotischen Diskrimination erreichten nur 58 % der Kinder die Könnerschaft. Dies wird darauf zurückgeführt, dass aufgrund der Durchführung über das Programm AudioLog jedem Kind unterschiedliche Items präsentiert werden. Daher sind die erhaltenen Werte hier nur als grobe Orientierung zu sehen. Sinnvoller wäre es, vorab bestimmte Wortlisten in AudioLog für die Überprüfung bei allen Kindern festlegen zu können, um eine bessere Vergleichbarkeit zu gewährleisten [393].
- Im Untertest Synthese erreichten 73,5 % der Kinder Könnerschaft und 12,5 % der Kinder einen knapp darunter liegenden Wert. Daher wurden in dieser Auflage die Items etwas vereinfacht, um die Synthese zu erleichtern.
- Für den Untertest Ergänzung konnte Könnerschaft nur bei 69 % der Kinder festgestellt werden. Aus diesem Grund wurden auch hier die Items überarbeitet, um durch mehr Umgebungslaute die Wortergänzung zu vereinfachen.

In den Bögen zur Screening-Durchführung wird pro Untertest anhand des 90 %-Konfidenzintervalls angegeben, wie viele Items mindestens beherrscht werden müssen, um für den jeweiligen Untertest von einer Könnerschaft auszugehen. Darüber hinaus wurden die zuvor genannten Hinweise von Tenhagen [393] berücksichtigt, indem die Auswertungskriterien oder Items angepasst wurden.

Das Screening kann sowohl als erste orientierende Überprüfung als auch als Verlaufskontrolle verwendet werden. Die getesteten Items sind nicht in die Behandlung zu integrieren, um Übungseffekte zu vermeiden. Daher wäre es sinnvoll, bei den über AudioLog geprüften Funktionen statt der randomisierten Darbietung jeweils Testlisten pro Untertest und Altersgruppe zu erstellen, während die gleichen Items bei der Behandlung mit AudioLog aus der Übungsliste zu entfernen wären.

6 ICD-10 und ICF, Heil- und Hilfsmittelrichtlinie

6 ICD-10 und ICF, Heil- und Hilfsmittelrichtlinie

Die Diagnose *Auditive Verarbeitungsstörung* wird in der Internationalen statistischen Klassifikation der Krankheiten (ICD-10) codiert. Die individuellen Auswirkungen können mittels der Items der Internationalen Klassifikation der Funktionsfähigkeit, Behinderung und Gesundheit (ICF) beschrieben werden.

Die Verordnung von Heil- und Hilfsmitteln basiert in Deutschland auf der Heil- bzw. Hilfsmittelrichtlinie.

6.1 ICD-10/ICD-11

Nach der Internationalen statistischen Klassifikation der Krankheiten und verwandter Gesundheitsprobleme in der 10. Revision, der ICD-10-GM Version 2024 [36] werden auditive Verarbeitungsstörungen dem Bereich der rezeptiven Sprachstörung zugeordnet und seit 2007 unter dem Code F80.20 aufgeführt.

✔ Merke

F80.2 Rezeptive Sprachstörung
Eine umschriebene Entwicklungsstörung, bei der das Sprachverständnis des Kindes unterhalb des seinem Intelligenzalter angemessenen Niveaus liegt. In praktisch allen Fällen ist auch die expressive Sprache deutlich beeinflusst, Störungen in der Wort-Laut-Produktion sind häufig.

F80.20 Auditive Verarbeitungs- und Wahrnehmungsstörung (AVWS) [36]
Auch bei Jugendlichen und Erwachsenen mit AVS wird diese Codierung verwendet.

In der ICD-11 soll die AVS mit AB5Y, *Sonstige näher bezeichnete Krankheiten mit Beeinträchtigung des Hörvermögens*, codiert werden.

6.2 ICF und Therapieziele

Die internationale Klassifikation der Funktionsfähigkeit, Behinderung und Gesundheit [35] basiert auf der 2001 von der Weltgesundheitsorganisation (WHO) veröffentlichten International Classification of Functioning, Disability and Health (ICF, [431]). Sie erweitert die frühere, auf die Beschreibung von Strukturschäden und Funktionseinschränkungen bezogene, Sichtweise eines *Gesundheitsproblems* um die Betrachtung der Auswirkungen dieser Einschränkungen auf *Aktivitäten* und *Teilhabe* der betroffenen Menschen. Zudem berücksichtigt sie den Einfluss von *personbezogenen Faktoren* und *Umweltfaktoren* auf ein Gesundheitsproblem.

6.2.1 Körperstrukturen

Gemäß der ICF liegt bei einer auditiven Verarbeitungsstörung eine *Strukturschädigung* des Gehirns vor, die mit dem übergeordneten Code s110 bezeichnet wird. Sie kann sich auf die Strukturen des Hirnstamms (s1105) beziehen, aber auch auf Strukturen oberhalb des Hirnstamms.

6.2.2 Körperfunktionen

Innerhalb der Funktionscodes wird die auditive Verarbeitung als auditive Wahrnehmung bezeichnet und unter den *Funktionen der Wahrnehmung* (b156) mit dem Code b1560 aufgeführt (▶ Tab. 6.1).

Auch unter den *Hör- und Vestibularfunktionen* (b230–b249) finden sich Hinweise auf die auditive Verarbeitung. Diese beziehen sich auf die unter b230 beschriebenen Funktionen des Hörens. Sie sind in ▶ Tab. 6.2 zusammengefasst.

Tab. 6.1 Funktionen der auditiven Wahrnehmung ([35]: 56).

Code	Beschreibung
b1560	**Auditive Wahrnehmung** mentale Funktionen, die an der Unterscheidung von Geräuschen, Tönen, Tonhöhe und anderen auditiven Reizen beteiligt sind

Tab. 6.2 Funktionen des Hörens ([35]: 62).

Code	Beschreibung
b230	**Funktionen des Hörens (Hörsinn)** Sinnesfunktionen bezüglich der Wahrnehmung von Tönen oder Geräuschen und der Unterscheidung von deren Herkunftsort, Tonhöhe, Lautstärke und Qualität inkl.: Funktionen des Hörens, akustische Differenzierung, Ortung der Geräuschquelle, Richtungshören, Spracherkennung; Funktionsstörungen wie Taubheit, Schwerhörigkeit, Einschränkung des Hörvermögens, Hörverlust exkl.: Funktionen der Wahrnehmung (b156); Kognitiv-sprachliche Funktionen (b167)
b2300	**Schallwahrnehmung** Sinnesfunktionen, die die Wahrnehmung von Tönen oder Geräuschen betreffen
b2301	**Auditive Differenzierung** Sinnesfunktionen, die die Wahrnehmung von Tönen oder Geräuschen betreffen, deren Abgrenzung von Hintergrundgeräuschen, die Zusammenführung auf beide Ohren getrennt einwirkenden Schalls zu einem Ganzen (binaurale Synthese) sowie die Trennung und Mischung von Tönen und Geräuschen betreffen
b2302	**Ortung der Schallquelle** Sinnesfunktionen, die die Feststellung der örtlichen Herkunft eines Tones oder Geräusches betreffen
b2303	**Richtungshören** Sinnesfunktionen, die die Unterscheidung, ob ein Ton oder Geräusch von rechts oder von links kommt, betreffen
b2304	**Sprachdifferenzierung** Sinnesfunktionen, die das Erkennen gesprochener Sprache und die Unterscheidung dieser von anderen Tönen oder Geräuschen betreffen

In der Beschreibung der Funktionen des Hörens wird darauf hingewiesen, dass die zuvor beschriebenen Funktionen der Wahrnehmung (b156) exkludiert sind. Dennoch weisen Begriffe, wie z. B. *Richtungshören* oder *Spracherkennung*, deutlich auf die auditive Verarbeitung hin. Somit zeigt sich auch in der Codierung und Beschreibung der ICF die Problematik der Untrennbarkeit von Verarbeitungs- und Wahrnehmungsfunktionen.

6.2.3 Aktivitäten und Teilhabe

Im Zentrum der ICF-orientierten Betrachtung von Aktivitäten und Teilhabe stehen die *Leistungs- und Handlungsfähigkeit* der Betroffenen und ihr *Einbezogensein in Lebenssituationen*. Die beschriebenen Funktionsstörungen wirken sich in unterschiedlicher Art und Ausprägung auf die Möglichkeiten zur Durchführung von Aktivitäten und der daraus resultierenden Teilhabe aus. Besonders betroffen ist der Bereich *Lernen und Wissensanwendung* (► Tab. 6.3). Die Aktivität des *Zuhörens* (d115) als bewusste Nutzung des Hörsinns stellt eine wesentliche Grundlage für das Lernen dar. Auch das *Kommunizieren als Empfänger gesprochener Mitteilungen* (d310) baut auf einer funktionierenden auditiven Verarbeitung auf. Bei Selektionsstörungen und Störungen der dichotischen Diskrimination ist insbesondere eine *Unterhaltung* (d3504) oder *Diskussion* (d355) mit mehreren Personen erschwert. Es sind Auswirkungen auf *Erziehung und Bildung* (d810–d839), *interpersonelle Interaktionen und Beziehungen* (d730–dBfArm 20059), insbesondere *Familienbeziehungen* (d760), ebenso zu erwarten wie auf das Gemeinschafts-, soziale und staatsbürgerliche Leben, z. B. im Rahmen von *Freizeitaktivitäten* (d920).

Tab. 6.3 Beispiele für betroffene Bereiche von Aktivität und Partizipation bei auditiven Verarbeitungsstörungen (AVS; [35]: 97–121).

Code	Beschreibung
d1	**Lernen und Wissensanwendung**
d110–d129	Bewusste sinnliche Wahrnehmungen, z. B. d115: Zuhören
d130–d159	Elementares Lernen
d160–d179	Wissensanwendung
d3	**Kommunikation**
d310	Kommunizieren als Empfänger gesprochener Mitteilungen
d350–d369	Konversation und Gebrauch von Kommunikationsgeräten und -techniken, z. B. d3504: Eine Unterhaltung mit mehreren Personen führen
d355	Diskussion, z. B. d3551: Diskussion mit vielen Menschen
d7	**Interpersonelle Interaktionen und Beziehungen**
d730–dBfArm 20059	Besondere interpersonelle Beziehungen, z. B. d730: Mit Fremden umgehen, d740: Informelle soziale Beziehungen, d760: Familienbeziehungen
d8	**Bedeutende Lebensbereiche**
d810–d839	Erziehung und Bildung, z. B. d815: Vorschulerziehung, d820: Schulbildung, d825: Theoretische Berufsausbildung, d830: Höhere Bildung und Ausbildung
d840–d859	Arbeit und Beschäftigung, z. B. d840: Vorbereitung auf Erwerbstätigkeit, d845: Eine Arbeit erhalten, behalten, beenden, d850: Bezahlte Arbeit
d9	**Gemeinschafts-, soziales und staatsbürgerliches Leben**
d920	Erholung und Freizeit, z. B. d9200: Spiel, d9201: Sport, d9202 Kunst und Kultur, d9204 Hobbys, 9205: Geselligkeit

6.2.4 Kontextfaktoren

Umweltfaktoren und personbezogene Faktoren gehören zu *Kontextfaktoren* (▶ Tab. 6.4), die sich positiv oder negativ auf ein Gesundheitsproblem auswirken können. Positive Einflussfaktoren werden als Förderfaktoren, negative Faktoren als Barrieren bezeichnet. Die ▶ Tab. 6.4 erhebt wie die zuvor dargestellten Tabellen keinen Anspruch auf Vollständigkeit, sondern soll einige wesentliche Beispiele für zu berücksichtigende Faktoren bieten.

Tab. 6.4 Beispiele für relevante Kontextfaktoren bei auditiven Verarbeitungsstörungen (AVS; nach [35]: 126–141).

Code	Beschreibung
Umweltfaktoren	
e1	Produkte und Technologien
e125	Produkte und Technologien zur Kommunikation, z. B. e125: Hilfsprodukte und unterstützende Technologien für die Kommunikation (z. B. Hörsysteme)
e130	Produkte und Technologien für Bildung/Ausbildung, z. B. e1301: Hilfsprodukte und unterstützende Technologien für Bildung/Ausbildung (z. B. drahtlose akustische Übertragungsanlagen in Schulen)
e135	Produkte und Technologien für die Erwerbstätigkeit, z. B. e1351 Hilfsprodukte und unterstützende Technologien für die Erwerbstätigkeit (z. B. Hörsysteme)

Tab. 6.4 Fortsetzung

Code	Beschreibung
e140	Produkte und Technologien für Kultur, Freizeit und Sport, z. B. e1401 Hilfsprodukte und unterstützende Technologien für Kultur, Freizeit und Sport (z. B. Apps für Untertitelung)
e2	Natürliche und vom Menschen veränderte Umwelt
e250	Laute und Geräusche, z. B. e2500: Laut-/Geräuschintensität oder -stärke oder e22501: Laut-/Geräuschqualität (z. B. Hintergrundlärm)
e3	Unterstützung und Beziehungen
e310	Engster Familienkreis
e355	Fachleute der Gesundheitsberufe
e5	Dienste, Systeme und Handlungsgrundsätze
e515	Dienste, Systeme und Handlungsgrundsätze des Architektur- und Bauwesens, z. B. e5152: Handlungsgrundsätze des Architektur- und Bauwesens (z. B. bauliche Möglichkeiten zur Optimierung des akustischen Umfelds, insbesondere in Schulen)
e580	Dienste, Systeme und Handlungsgrundsätze des Gesundheitswesens, z. B. e5800: Dienste des Gesundheitswesens (z. B. diagnostische und therapeutische Angebote bei AVS)
e585	Dienste, Systeme und Handlungsgrundsätze des Bildungs- und Ausbildungswesens, z. B. e5850: Dienste des Bildungs- und Ausbildungswesens (z. B. kleine Klassengrößen für Kinder mit AVS)
personbezogene Faktoren	
z. B. Alter, Geschlecht, Charaktereigenschaften, persönliche Erfahrungen, Antrieb, Motivation, Interessen, ethnische Zugehörigkeit, allgemeine Verhaltensmuster, soziale Kompetenz, Komorbiditäten, individuelles Leistungsvermögen, Flexibilität usw.	

Umweltfaktoren

Zu den *Umweltfaktoren* gehören beispielsweise die drahtlosen akustischen Übertragungsanlagen (DAÜ-Anlagen), die das Hören unterstützen können und im Kompensationskapitel genauer beschrieben werden. Sie können z. B. den ICF-Bereichen *Hilfsprodukte und unterstützende Technologien für Bildung/Ausbildung* (e1301) bzw. *Erwerbstätigkeit* (1351) und zugeordnet werden. Von entscheidender Bedeutung ist die Unterstützung, die Menschen mit AVS von ihrer Umwelt erfahren, insbesondere vom *engsten Familienkreis* (e310), aber auch mittels therapeutischer Unterstützung durch *Fachleute der Gesundheitsberufe* (e355). So kann der Therapieerfolg beispielsweise davon beeinflusst werden, ob Eltern die Therapie ihrer Kinder unterstützen, aber auch, ob eine notwendige Diagnosestellung und Therapiedurchführung durch Fachleute rechtzeitig und adäquat erfolgt. Über die *Dienste, Systeme und Handlungsgrundsätze des Gesundheitswesens* (e580) und die *Dienste, Systeme und Handlungsgrundsätze des Bildungs- und Ausbildungswesens* (e585) wird u. a. geregelt, welche therapeutischen und schulischen Unterstützungsmaßnahmen angeboten werden. So steht für die Behandlung nach den Heilmittelrichtlinien im Regelfall eine bestimmte Anzahl an Behandlungen zur Verfügung, die ggf. nicht für jede Person mit AVS ausreichend ist, oder es gibt in der Nähe des Wohnortes keine geeigneten schulischen Unterstützungsmaßnahmen für Kinder mit AVS.

Personbezogene Faktoren

Unter personbezogenen Faktoren versteht man Eigenschaften einer Person, wie Alter, Geschlecht, persönliche Eigenschaften oder Erfahrungen, die einen Einfluss auf ein Gesundheitsproblem ausüben. Zum Beispiel können negative Erfahrungen im Umgang mit Problemen bei der Hörverarbeitung die Motivation für ein auditives Training herabsetzen oder ältere Kinder, Jugendliche und Erwachsene haben mehr kognitive Möglichkeiten, kompensatorische Strategien zu nutzen. Für alle Betroffenen ist festzustellen, welche individuellen Kontextfaktoren mit positiver oder negativer Gewichtung vorliegen.

Tab. 6.5 SMART-Regel (in Anlehnung an [430]).

Abkürzung	Begriff	Übersetzung	Erläuterung
S	specific	spezifisch	Ausrichtung des Ziels auf die zu verbessernde Funktion/Aktivität/Teilhabe
M	measurable	messbar	Angabe des Verfahrens, mit dem die Zielerreichung gemessen wird
A	achievable	erreichbar	Abstimmung des Ziels auf die Fähigkeiten der Person, um sicherzustellen, dass es im definierten Zeitraum erreicht werden kann
R	relevant	bedeutsam	Auswahl eines für die Teilhabe der Person relevanten Ziels
T	timed	zeitlich bestimmt	Festlegung des Zeitraums, in dem das Ziel erreicht werden soll

Für die Therapie sind Ziele festzulegen, die sich daran orientieren, welche Teilhabe erreicht werden soll und welche Aktivitäten bei dieser Teilhabe ausgeübt werden müssen. Funktionsorientierte Ziele sind den Aspekten der Aktivität und Teilhabe unterzuordnen. Beim Training von Funktionen ist der Blick immer auf die Handlungsperspektiven und Teilhabemöglichkeiten auszurichten, die das Training eröffnen soll. Bei der Formulierung von Therapiezielen ist die **SMART-Regel** (▶ Tab. 6.5) mit Festlegung von Zeitraum und Messbarkeit der Zielerreichung zu beachten.

Zielsetzungsbeispiel

▶ Abb. 6.1 zeigt ein Zielsetzungsbeispiel für die Behandlung der auditiven Teilfunktion *Selektion*. Es verdeutlicht die verschiedenen Stufen der ICF-orientierten Zielsetzung. Ausgangspunkt ist ein Kind (Peter) mit schlechten Leistungen im Diktatschreiben und einer nachgewiesenen Störung der auditiven Verarbeitung, unter anderem im Bereich der Selektion. Peter berichtet, dass es ihm besonders schwerfällt, ein Diktat in der Schule zu schreiben, wenn Umgebungsgeräusche auftreten. Das übergeordnete Ziel der Teilhabe ist in diesem Fall die Verbesserung der schulischen Leistungen im Diktatschreiben. Um diese Verbesserung zu bewirken, ist es im Bereich der Aktivitäten notwendig, dass mehr Wörter korrekt bzw. lautgetreu geschrieben werden, auch wenn Umgebungsgeräusche auftreten. Um die dafür nötigen Voraussetzungen zu schaffen, kann auf Funktionsebene daran gearbeitet werden, systematisch Wörter bei einem begleitend angebotenen Störgeräusch herauszuhören. Das Hörtraining soll dazu führen, dass Wörter trotz Störgeräusch besser wahrgenommen werden. Bei einem reinen Hörtraining geht es nicht darum, orthografische Regeln zu vermitteln. Daher wurde als Aktivitätsziel eine lautgetreue Schreibweise angegeben.

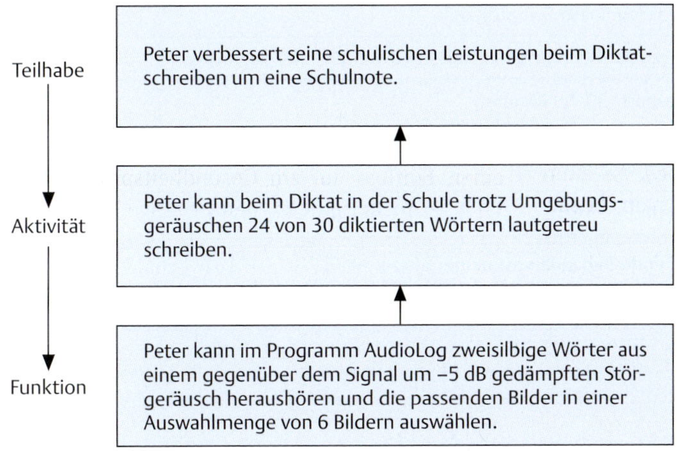

Abb. 6.1 Zielsetzungsbeispiel für die AVS-Therapie.

Während also die Therapieplanung an der Teilhabe ansetzt und über die Aktivitäten zu den zu verbessernden Funktionen führt, wird in der Therapiedurchführung auf der Funktionsebene begonnen. Der Übergang von der Funktions- zur Aktivitätsebene sollte über weitere Zwischenschritte erfolgen. In diesem Beispiel wäre es sinnvoll, das Diktatschreiben bei Umgebungsgeräusch in der Therapie zu üben, bevor die Aktivität im schulischen Kontext ausgeführt wird.

6.3 Heilmittel-Richtlinie

In Deutschland regelt die *Heilmittel-Richtlinie* (*HeilM-RL*) des Gemeinsamen Bundesausschusses (G-BA, [123]) welche Maßnahmen zur Behandlung von Erkrankungen oder Schädigungen von Ärzt*innen verordnet werden können.

Der *Heilmittelkatalog* ist Bestandteil der Heilmittel-Richtlinie.

Die Therapie dauert je nach Belastbarkeit der Patient*innen 30 bis 60 Minuten (Einzeltherapie) bzw. 45 oder 90 Minuten (Gruppentherapie) und sollte 1–3-mal pro Woche durchgeführt werden. Sie kann nur aufgrund einer neuropsychologischen Untersuchung und zentralen Hördiagnostik verordnet werden. Bei der Erstverordnung können bis zu 10 Therapieeinheiten (TE) verschrieben werden. Eine Folgeverordnung mit bis zu 10 weiteren Therapieeinheiten ist möglich, sodass als orientierende Behandlungsmenge 20 Therapieeinheiten zur Verfügung stehen. Bei medizinischer Begründung können durch Ärzt*innen weitere Therapieeinheiten verordnet werden.

✔ Merke

Im Heilmittelkatalog zu den Heilmitteln der Stimm-, Sprech- und Sprachtherapie [123] wird der Bereich der auditiven Verarbeitungsstörung im Bereich 2 „Störungen der Sprache und des Sprechens“ mit dem Indikationsschlüssel „SP2 – Störungen der auditiven Wahrnehmung“ (▶ Tab. 6.6) aufgeführt. Die Leitsymptomatik ist eine *Störung der zentralen Hörfunktionen in Form von (a.) nicht altersgemäßem Sprachverstehen im Störschall und/oder (b.) nicht altersgemäßer Sprachlautunterscheidung/phonologischer Bewusstheit bzw. (x.) eine patientenindividuelle Symptomatik.*

Bei Jugendlichen und Erwachsenen mit AVS unbekannter Ätiologie wird der Indikationsschlüssel SP2 in der Regel um den Zusatz *„persistierend aus dem Kindesalter“* ergänzt (▶ Tab. 6.6).

Tab. 6.6 SP2 – Störungen der auditiven Wahrnehmung.

Bereich	Erläuterungen
Indikationsschlüssel	SP2
Leitsymptomatik	Störungen der zentralen Hörfunktionen (in Form von nicht altersgemäßem Sprachverstehen im Störschall und/oder nicht altersgemäßer Sprachlautunterscheidung/phonologischer Bewusstheit bzw. eine patientenindividuelle Symptomatik)
Verordnungsvoraussetzung	neuropsychologische Untersuchung und zentrale Hördiagnostik
Therapiedauer	Einzeltherapie: 30–60 Minuten Gruppentherapie: 45 oder 90 Minuten
empfohlene Therapiefrequenz	1–3 TE pro Woche
Verordnungsmenge	Erstverordnung: 10 TE Folgeverordnung: 10 TE Orientierende Behandlungsmenge: bis zu 20 TE
Hinweis	Weitere Therapieeinheiten können mit medizinischer Begründung verordnet werden.

TE: Therapieeinheit

6.4 Hilfsmittel-Richtlinie

Die *Hilfsmittel-Richtlinie* (*HilfsM-RL*) des Gemeinsamen Bundesausschusses (G-BA, [122]) regelt in Deutschland die zweckmäßige und wirtschaftliche Versorgung der Versicherten mit Hilfsmitteln.

Verschreibungsfähige Hilfsmittel sind im Hilfsmittelverzeichnis des GKV-Spitzenverbands [368] gelistet. Sie werden von Ärzt*innen per Rezept (Hilfsmittelverordnung) verordnet. Auch Hilfsmittel, die nicht im Hilfsmittelverzeichnis der gesetzlichen Krankenkassen bzw. in den unterschiedlichen Hilfsmittelkatalogen der privaten Krankenkassen aufgeführt sind, können in Ausnahmefällen verordnet werden.

Hilfsmittel werden eingesetzt, um [122]:

- den Erfolg einer Krankenbehandlung zu sichern
- einer drohenden Behinderung vorzubeugen
- eine vorhandene Behinderung auszugleichen
- eine Schwächung der Gesundheit, die in absehbarer Zeit voraussichtlich zu einer Krankheit führen würde, zu beseitigen
- einer Gefährdung der gesundheitlichen Entwicklung eines Kindes entgegenzuwirken

✔ Merke

Wird ein Hilfsmittel ausschließlich im schulischen oder beruflichen Kontext genutzt, kommen folgende Kostenträger in Frage:

- Schule: Krankenkasse, ggf. Schulträger, Sozialhilfeträger
- betriebliche Ausbildung/Arbeitsplatz: Agentur für Arbeit, Integrationsamt
- schulische Berufsausbildung/Studium: Sozialhilfeträger

7 Intervention

7 Intervention

Für die Intervention bei AVS sind 3 wesentliche Handlungsfelder zu berücksichtigen (▸ Abb. 7.1). Neben der *Beratung* der Person mit AVS und ggf. deren Angehörigen sowie beteiligten Fachkräften (z. B. Lehrkräften) und einem *auditiven Training* sollte die häusliche und vor allem schulische/berufliche Hörumgebung der Person mit AVS auf *kompensatorische Veränderungsmöglichkeiten* hin überprüft werden. Die 3 Handlungsfelder werden im Folgenden näher betrachtet. Im Anschluss daran werden alternative Therapiemethoden vorgestellt und kritisch diskutiert.

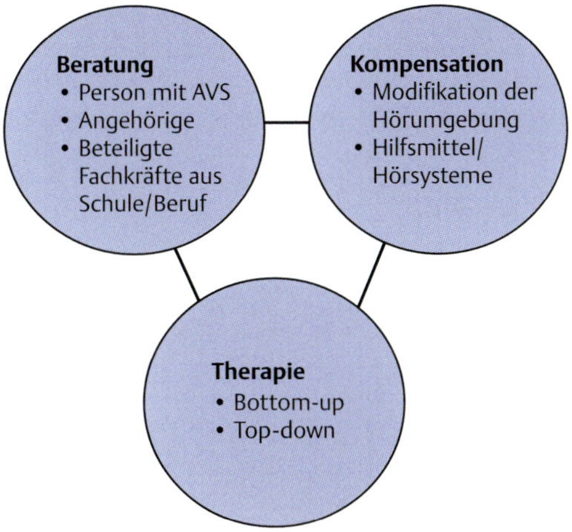

Abb. 7.1 Handlungsfelder bei AVS.

7.1 Beratung

Vor und unmittelbar nach der Diagnose einer auditiven Verarbeitungsstörung ergeben sich für die Betroffenen, aber auch für Personen aus deren Umfeld, häufig Fragen und Beratungsbedarfe. Auch danach können immer wieder Informations- und Unterstützungsbedarfe entstehen, da Veränderungen der Lebens-, Bildungs- und Arbeitsumstände sowohl auf die Symptomausprägung als auch auf die Auswirkungen der AVS Einfluss haben können.

Die inhaltlichen Schwerpunkte einer Beratung sind sehr individuell und auch altersabhängig. Das bedeutet, dass die beratenden Personen die Beratungsinhalte jeweils alters- und zielgruppenspezifisch anpassen bzw. aufbereiten müssen. Für Betroffene und deren Bezugspersonen ist es wichtig zu wissen, welche Institutionen und Professionen zu welchem Zeitpunkt in der Auseinandersetzung und im Umgang mit der AVS unterstützen können. Je besser Kinder, Jugendliche und Erwachsene über ihre individuelle AVS informiert sind, desto besser können sie in den unterschiedlichen Alltagssituationen Bedarfe wahrnehmen und kommunizieren. Bezugspersonen sowie Menschen aus dem privaten, pädagogischen oder beruflichen Umfeld können dann entsprechend gut auf Unterstützungsbedarfe eingehen. Der Austausch von Informationen und Rückmeldungen sowie eine gezielte Beobachtung und Dokumentation sind in diesem Prozess sehr wichtig.

7.1.1 Akteur*innen im Beratungsprozess

Im Diagnostik- und Therapieprozess ist die Beratung durch Ärzt*innen, Therapeut*innen und Hörgeschädigtenpädagog*innen besonders wichtig. Je nach Bedarf und Anliegen sind darüber hinaus weitere Fachpersonen aus den Bereichen Medizin, Therapie, Bildung, Arbeit, Soziales oder Hilfsmittelversorgung wichtige Ansprechpersonen.

Die Zuständigkeiten für individuelle Informations- und Beratungsanliegen zu AVS sind in Deutschland sehr unterschiedlich. Für Betroffene/Bezugspersonen ist es häufig nicht leicht, die richtigen Ansprechpartner*innen zu finden. In ▸ Tab. 7.1 sind, ohne Anspruch auf Vollständigkeit, verschiedene Institutionen und Professionen aufgeführt, die im Rahmen von Diagnostik, Therapie oder Unterstützung in Bildungs-, Arbeits- und Sozialkontexten Menschen mit AVS beraten können.

Tab. 7.1 Anlaufstellen und Ansprechpersonen.

	Medizin	Therapie	Bildung	Arbeit	Sozialrecht	Hilfsmittelversorgung
Inhalte/Themen	Diagnostik, Verlaufskontrollen, Information/Beratung zu individuellen Themen, Stellungnahmen (z. B. im Bildungsprozess, zu sozialrechtlichen Fragestellungen) Ausstellen von Heil-/Hilfsmittelverordnungen	Diagnostik, Therapie, Verlaufskontrollen, Information/Beratung zu individuellen Themen, Stellungnahmen (z. B. im Bildungsprozess, zu sozialrechtlichen Fragestellungen)	allgemeine und individuelle Informationen zu AVS für Lehrende Beratung zu Bildungswegen/Unterstützung im Bildungsprozess Information und Unterstützung zum Nachteilsausgleich	Beratungen zu Leistungen zur Teilhabe am Arbeitsleben, Beratung/Beantragung/Schulung für technische Arbeitshilfen	Beratung zur Beantragung eines Grades der Behinderung (GdB), einer Gleichstellung	Beratung zu individuellen technischen Hilfsmitteln, Unterstützung bei der Auswahl, Beantragung, Anpassung und Nutzung
Anlaufstellen	Kliniken f. Hals-, Nasen-, Ohrenheilkunde, Kliniken und Praxen für Audiologie und Phoniatrie, Sozialpädiatrische Zentren, Frühförderstellen, Praxen für Hals-, Nasen-, Ohrenheilkunde, Kinder- und Jugendmedizin, Allgemeinmedizin	Kliniken f. Hals-, Nasen-, Ohrenheilkunde, Kliniken für Audiologie und Phoniatrie, Sozialpädiatrische Zentren, Frühförderstellen, Pädagogisch-Audiologische Zentren, Praxen für Logopädie, Sprachtherapie, Audiotherapie, Psychotherapie, Ergotherapie	Pädagogisch-Audiologische Zentren, Frühförderstellen, Heilpädagogische Kindertagesstätten, Schulämter, Bildungsagenturen, Schulen/Förderzentren mit Förderschwerpunkt Hören/Kommunikation, Mobile Dienste der Schulen/Förderzentren mit Förderschwerpunkt Hören/Kommunikation Ergänzende Unabhängige Teilhabeberatung (EUTB)	Rehafachdienste/Technischer Dienst der Agentur für Arbeit (AfA), Integrationsämter Integrationsfachdienste (IFD) Ergänzende Unabhängige Teilhabeberatungen (EUTB), Mitarbeiter-/Schwerbehindertenvertretungen von Firmen und Betrieben, Arbeitsmedizinischer Dienst	Sozial- oder Versorgungsamt Unabhängige Teilhabeberatung (EUTB)	Fachgeschäfte für Hörakustik, Hörzentren, Technischer Beratungsdienst der Agentur für Arbeit, Unabhängige Teilhabeberatung (EUTB)
Ansprechpersonen	Fachärzt*innen für Hals-, Nasen-, Ohrenheilkunde, Phoniatrie und Pädaudiologie, Pädiatrie, Allgemeinmedizin, Audiometrieassistent*innen, Psycholog*innen	Sprachtherapeut*innen/Logopäd*innen, Audiotherapeut*innen, Heilpädagog*innen, Ergotherapeut*innen, Psycholog*innen, Psychotherapeut*innen	Hörgeschädigtenpädagog*innen, Sprachheilpädagog*innen, Therapeut*innen Fachberater*innen Förderschwerpunkt Hören oder Inklusion, Fach-/Klassenlehrer*innen Sozialpädagog*innen, Schulsozialarbeiter*innen, Schulpsycholog*innen, Mitarbeiter*innen der Ämter/Beratungsstellen	Rehaberater*innen, Integrationsberater*innen Inklusionsberater*innen Mitarbeitervertreter*innen Schwerbehindertenbeauftragte Mitarbeiter*innen von Beratungsstellen, Arbeitsmediziner*innen	Mitarbeiter*innen der Ämter/Beratungsstellen Fachanwälte und Fachanwältinnen für Sozialrecht	Hörakustiker*innen, Hörberater*innen, Technische Berater*innen

7.1.2 Beratungsinhalte

Beratungen sollten sowohl Anteile von Fach- als auch von Prozessberatung enthalten. In einer *Fachberatung* erhalten Ratsuchende konkrete Informationen und Antworten auf individuelle Fragen. Dafür ist das Expert*innenwissen der beratenden Person besonders wichtig. Bei der Prozessberatung wird die ratsuchende Person bei der Aktivierung von Ressourcen begleitet. Das Ziel der *Prozessberatung* besteht darin, eigene Lösungen und Strategien zu entwickeln und Expert*in in eigener Sache zu werden [294], [446]. Menschen mit AVS wird auf diese Weise ein informierter und selbstbestimmter Umgang mit dem Störungsbild ermöglicht.

Zu folgenden Themen haben Menschen mit AVS bzw. deren Bezugspersonen häufig Beratungs-/Unterstützungsbedarf:

- Informationen über Diagnostikschritte bei Verdacht auf AVS
- allgemeine Informationen zu AVS vor/nach Diagnosestellung
- Interpretation der Diagnostik-Ergebnisse
- Unterstützung in der Auseinandersetzung mit dem Störungsbild (Akzeptanz)
- Auswirkungen von AVS auf individuelle Alltags-, Bildungs- und/oder Arbeitssituationen erkennen
- Identifikation bzw. Aufbau und Training von individuellen Kompensationsstrategien, um negative Auswirkungen der AVS zu mildern oder auszugleichen
- Identifikation von Möglichkeiten, um positive Auswirkungen der AVS-Kompensation oder technischer Hilfen weitergehend zu nutzen/hervorzuheben (z. B. profitieren auch Mitschüler*innen oder Kolleg*innen davon, wenn Personen mit AVS um Kommunikationsdisziplin oder Visualisierungen bitten oder auf Situationen mit besonderer Höranstrengung hinweisen)
- Unterstützung bei der Entscheidung, ob und in welchem Rahmen offen über die eigene AVS kommuniziert werden soll
- Unterstützung bei der Information von Bezugspersonen/Personen aus dem persönlichen Umfeld und aus Bildungs-/Arbeitskontexten
- Identifikation individuell passender Bildungs-/Arbeitsorte sowie von Unterstützungsmöglichkeiten im Bildungs-/Arbeitsalltag
- Beratung zu Teilhabemöglichkeiten und -leistungen im Bildungs-/Arbeitskontext
- Beratung zu technischen Hilfsmitteln und Begleitung beim Beantragen und Anpassen
- Beantragung eines Nachteilsausgleichs (NTA)/eines Grades der Behinderung (GdB)

Um professionell zu AVS beraten zu können, benötigen beratende Personen genaue Informationen über das Anliegen und den Wissensstand der Betroffenen bzw. ihrer Bezugspersonen. Neben dem Beziehungsaufbau geht es in Beratungssituationen am Anfang vor allem um den Austausch von Informationen und die gemeinsame Festlegung von Beratungszielen.

Zur Vorbereitung von Beratungsgesprächen kann es für Betroffene bzw. Bezugspersonen hilfreich sein, Beratungswünsche und Fragen vorab zu notieren und zur Beratung mitzubringen. Auch für Fachpersonen können Checklisten oder Gesprächsleitfäden bei der Planung und Durchführung von Beratungen nützlich sein.

Eine Checkliste zur Beratungs-Vorbereitung kann vom Leipziger AVWS-Board im Bereich *Flyer und Materialien* kostenfrei heruntergeladen werden (QR-Code). Ratsuchende Personen bzw. deren Bezugspersonen sowie Beratende können sie nutzen, um vor oder während des ersten Termins wichtige Informationen, Fragen und Beratungsanliegen zur AVS zu notieren.

Zusatzinfo

https://leipziger-avws-board.de

Erfahrungsgemäß stellen Übergänge eine besondere Herausforderung dar. Häufig zeigen sich die Auswirkungen einer AVS erst im schulischen Kontext, nicht selten erst beim Wechsel nach der Grundschule [332]. Auch mit zunehmendem Lebensalter oder bei einem Wechsel des Bildungs-, Arbeits- oder Wohnortes können sich für AVS-Betroffene bzw. Bezugspersonen Änderungen ergeben:

- Komplexere/höhere Lern- bzw. Leistungsanforderungen sind gefragt.
- Unterstützungssysteme stehen nicht mehr automatisch zur Verfügung.
- Institutionelle oder personelle Zuständigkeiten ändern sich.
- Eigeninitiative und Fähigkeit zur Selbstorganisation werden (noch) wichtiger.
- Informationen und Wissensstände zur individuellen AVS und den entsprechenden Bedarfen müssen wieder neu übermittelt bzw. aufgebaut werden.
- (Neue) Netzwerke müssen erschlossen und selbstständig genutzt werden.

Vor diesem Hintergrund empfiehlt es sich, Übergänge mit einem guten zeitlichen Vorlauf zu planen, um eine transparente Übergabe und die Abstimmung beteiligter Personen zu ermöglichen.

Fallbeispiel

Bei Karl (16 Jahre) wurde in der ersten Klasse eine AVS diagnostiziert. In seiner Schulzeit erhielten er und seine Lehrkräfte Unterstützung von einer Mitarbeiterin des Mobilen Dienstes des Förderzentrums Hören. Für Karl wurden die akustischen Bedingungen in den Klassenräumen optimiert und die Gewöhnung an eine drahtlose akustische Übertragungsanlage (DAÜ) begleitet. Die Lehrkräfte legten in der Unterrichtsgestaltung großen Wert darauf, dass Karl möglichst alles aufnehmen konnte, fassten wichtige Inhalte zusammen und ermunterten zum Nachfragen bei Unklarheiten. Besonders wichtige Informationen wurden immer aufgeschrieben, damit Karl zu Hause alles nachlesen konnte. In der Klassenkonferenz wurde entschieden, dass er bei der Erbringung von Leistungsnachweisen und bei den Abschlussprüfungen der Realschule alle Anweisungen und relevanten Informationen schriftlich erhielt und auch in diesem Setting einen Sitzplatz mit den für ihn besten akustischen Bedingungen wählen konnte.

Nach der Schule begann Karl eine Ausbildung zum Zahntechniker in einer anderen Stadt. Die große Anzahl der Schüler*innen in der Berufsschulklasse und die schlechten akustischen Bedingungen in den Klassenräumen machten ihm von Anfang an zu schaffen. Das Nutzen der DAÜ-Anlage war ihm anfangs unangenehm, weshalb er erst nach 6 Monaten die Lehrkräfte bat, das Mikrofon der Anlage zu tragen. Nicht alle Lehrkräfte waren dazu bereit. Im Zahnlabor arbeitete er in einem Großraumbüro und merkte schnell, dass er sich aufgrund der herausfordernden Geräuschkulisse nur schwer auf die Arbeit konzentrieren konnte. Die Pausen verbrachte er oft im Umkleideraum, da es dort sehr ruhig war. Zu Beginn des zweiten Lehrjahres schätzte er ein, dass er den Anforderungen der Ausbildung dauerhaft nicht standhalten könne und brach die Ausbildung schließlich ab. Bei der Agentur für Arbeit stellte er einen Antrag auf Teilhabe am Arbeitsleben und konnte mit einer Reha-Beraterin seine weitere berufliche Laufbahn planen. Er entschied sich dafür, seine begonnene Ausbildung an einem Berufsbildungswerk mit dem Förderschwerpunkt Hören und Sprache (www.bagbbw.de) fortzusetzen. Die guten Rahmenbedingungen in der Berufsschule und die Möglichkeit, viele Praktika in einem kleinen Zahntechnikbetrieb zu absolvieren, kamen ihm sehr entgegen. Mit einem Logopäden erarbeitete er Kommunikationsstrategien, die er im Kontakt mit Mitarbeitenden und Kunden*innen einsetzte. Karl testete Noise-Cancelling-Kopfhörer, die er fortan punktuell in seinem Ausbildungsbetrieb nutzte. Mit Unterstützung einer Mitarbeiterin des Berufsbildungswerkes gelang nach Ausbildungsende der Start ins Arbeitsleben. Die Kosten für Noise-Cancelling-Kopfhörer und schallabsorbierende Seitenblenden am Arbeitsplatz wurden vom Integrationsamt übernommen.

Beim Start in das Berufsleben ergeben sich häufig neue Herausforderungen und die Komplexität von Kommunikationssituationen kann sich durch die folgenden Faktoren erhöhen:

- schnelle, unangekündigte Wechsel von Kommunikationssituationen/-partner*innen
- Situationen mit mehreren Sprechenden (z. B. bei Teambesprechungen)
- mehrteilige Arbeitsaufträge
- mehrdeutige Botschaften
- herausfordernde Geräuschkulissen (z. B. in Großraumbüros)
- individuelle (Hör-)Pausen bei fester Arbeitszeit- und Pausengestaltung nicht möglich
- permanent „auf Empfang"/ansprechbar sein müssen
- notwendiges Nacharbeiten von Mitschriften/ -schnitten

Idealerweise können die Rahmenbedingungen an Bildungs- und Arbeitsorten so optimiert werden, dass es zur Kompensation der individuellen Auswirkungen von AVS kommt. Auch in diesem Prozess ist eine gute Beratung von Betroffenen bzw. Bezugspersonen sowie von Personen aus deren Bildungs- oder Arbeitsumfeld wichtig.

7.1.3 Informationsmaterial

Es gibt verschiedene Medien und Materialien, mit denen man über das Störungsbild informieren und für die Bedarfe von Betroffenen sensibilisieren kann. Die Ausführungen in den Anhängen der DGPP-Leitlinie [92] und in Ratgebern (z. B. [143], [247]) beschreiben die AVS, insbesondere bei Kindern und vor allem Schulkindern, in gut nachvollziehbarer Weise und geben Hinweise zum Umgang mit den individuellen Auswirkungen. Zudem gibt es Publikationen, in denen der Schwerpunkt auf AVS im pädagogischen Kontext liegt [31], [229]. Auch in Broschüren und Handreichungen, die von den Bildungsministerien des Bundes und der Länder zum Förderschwerpunkt Hören herausgegeben werden, finden sich oft hilfreiche Informationen zu AVS (z. B. [341]). Tuchen-Ott und Tuchen [407] beschreiben in ihrem Buch den Weg vom Kind bis zur Erwachsenen mit AVS und SES. Sie geben Einblicke in die persönliche Auseinandersetzung mit dem Störungsbild und teilen ihre Erfahrungen des Erwachsenwerdens mit AVS aus Sicht der Betroffenen bzw. der Mutter. Praktisch erprobte Tipps, hilfreiche Adressen und Ratschläge ergänzen den Erfahrungsbericht.

Simulationen und kurze Filme zu AVS bei Jugendlichen und Erwachsene sowie zu den damit verbundenen Herausforderungen in verschiedenen Lebensbereichen sind auf dem Leipziger AVWS-Board (S. 81) zusammengestellt.

Die Materialien sind so aufbereitet, dass sie verschiedenen Zielgruppen einen guten Einstieg in das Thema ermöglichen und Impulse für den individuellen Austausch geben. Daher eignen sie sich gut als Input in Beratungs-/Therapiesituationen oder für Informationsveranstaltungen zu AVS.

> **Zusatzinfo**
> Eine hilfreiche Orientierung auf dem Weg zu einem Heil- oder Hilfsmittel (vgl. Kap. 6.3 und 6.4) bietet der *Heil- und Hilfsmittel-Wegweiser AVWS bei Jugendlichen und Erwachsenen.* Dieser kann im Download-Bereich der Empowerment-Plattform A.SH + (siehe Kap. 7.1.4) kostenfrei heruntergeladen werden: https://avws.selbsthilfe.plus/downloads/

Das Portal **REHADAT** (www.rehadat.de) hält vor allem zur Teilhabe und Inklusion in der Arbeitswelt umfangreiche Informationen und weiterführende Links bereit. Menschen mit AVS, Personen aus deren Umfeld sowie beratende Fachpersonen und Interessierte finden hier u. a. vielfältige Informationen und Links zu Forschungsprojekten, Aus- und Weiterbildungsmöglichkeiten, Hilfsmitteln und Erklärungen zu rechtlichen Ansprüchen.

In der Auseinandersetzung mit den Chancen und Risiken eines offenen Umgangs mit dem Störungsbild im Arbeitsleben können die Informationen auf der Webseite „Sag ich's?" beitragen (https://sag-ichs.de/start). Im Rahmen eines Forschungsprojektes am Lehrstuhl für Arbeit und berufliche Bildung der Universität zu Köln wurde u. a. ein Selbst-Test für Betroffene von chronischen Erkrankungen konzipiert (https://sag-ichs.de/selbsttest). Die Auswertung kann auch Menschen mit AVS bei der Entscheidung unterstützen, ob und in welchem Maß ein offener Umgang mit dem Störungsbild empfehlenswert scheint.

Fazit

Es wäre wünschenswert, wenn es für die Beratung zu AVS-spezifischen Themen in Deutschland feste Zuständigkeiten und Abläufe gäbe. Aktuell ist es für Betroffene und Bezugspersonen schwer, die richtigen Ansprechpersonen für eine Beratung zur Bewältigung der AVS in verschiedenen Kontexten zu finden.

Die Erhöhung des Bekanntheitsgrades sowie weitere Forschung und Weiterbildung zum Störungsbild sollten dazu beitragen, dass für Betroffene die Teilhabe an Gesellschaft, Bildung und Arbeit ermöglicht bzw. erleichtert wird.

7.1.4 Selbsthilfe

Selbsthilfe-Organisationen können Betroffene und Angehörige bei der Bewältigung von Beeinträchtigungen, Krankheiten und Behinderung unterstützen.

Der Erfahrungsaustausch in der Selbsthilfe ermöglicht Betroffenen *individuelle Lösungen* sowie ein *kollektives Wissen* und eine *kollektive Kompetenz* zu entwickeln. In Kombination mit dem Wissen und Lösungsvorschlägen von Expert*innen kann sich eine hilfreiche Kombination aus Laien- und Fachwissen ergeben. Den Schwerpunkt bildet das Einbringen bzw. der Aufbau von Betroffenenwissen/-kompetenz [48].

Selbsthilfe verfolgt u. a. die folgenden Ziele [152], [397]:

- Erfahrungsaustausch und gegenseitige Unterstützung ermöglichen
- über das Wesen von Krankheiten, Störungsbildern bzw. Behinderungen sowie ihre Prävention, Diagnostik, Therapie und Auswirkungen auf verschiedene Lebensbereiche informieren und auf dieser Grundlage Einflussnahme im Diagnostik- und Behandlungsgeschehen ermöglichen
- Leistungsmängel im Gesundheitssystem thematisieren
- gesetzliche und gesellschaftliche Rahmenbedingungen sowie Versorgungsstrukturen zum Ausgleich bzw. zur Linderung der Auswirkungen von Krankheiten/Behinderungen mitgestalten

Auf auditive Verarbeitungsstörungen spezialisierte Selbsthilfegruppen gibt es in Deutschland kaum. Im Vergleich zu Personen mit anderen Störungsbildern, Krankheiten bzw. Behinderungen haben es Menschen mit AVS sehr schwer, geeignete Anlaufstellen zu finden. Vor dem Hintergrund der o. g. Vorteile und Chancen, die Selbsthilfe Betroffenen bieten kann, wäre es wünschenswert, dass sich dieser Zustand verbessert.

Darüber hinaus kann angenommen werden, dass sich durch Selbsthilfeaktivitäten der Bekanntheitsgrad des Störungsbilds erhöhen würde. Dies könnte einen wichtigen Beitrag zur Entlastung und Stärkung Betroffener, Angehöriger oder Bezugspersonen leisten. Im Moment stoßen sie noch an vielen Stellen auf Unwissenheit und müssen viel Zeit, Energie und Frustrationstoleranz aufbringen, um ihre Anliegen und Fragen klären zu können.

Dass die Förderung von Selbsthilfegruppen und -organisationen in Deutschland durch Krankenkassen und ihre Verbände erfolgen kann, ist im Sozialgesetzbuch (SGB V § 20h) geregelt. Die Nationale Kontakt- und Informationsstelle zur Anregung und Unterstützung von Selbsthilfegruppen (NAKOS) hält viele Adressen, Informationen und Publikationen bereit, um den Aufbau von Selbsthilfegruppen und die Aktivitäten der Mitarbeitenden zu unterstützen (www.nakos.de/).

Zusatzinfo

In **AVS-Selbsthilfegruppen** (www.avws-selbsthilfe.de) tauschen Betroffene und deren Bezugspersonen Wissen, Informationen und Erfahrungen aus. In der Auseinandersetzung mit dem Störungsbild und bei unterschiedlichen Fragestellungen aus dem persönlichen und beruflichen Alltag können die Gruppen eine gute Anlaufstelle sein.

Die virtuelle Empowerment-Plattform **ASH+** (www.avws.selbsthilfe.plus) ist ein überregionales Selbsthilfe-Angebot. Hier können sich Betroffene, Bezugspersonen, Fachleute und AVS-Interessierte zum einen zu verschiedenen Themen rund um AVS weiterbilden und Kompetenzen aufbauen. Zum anderen werden durch die Bereitstellung geschützter Community-Räume die gegenseitige Unterstützung und Vernetzung gefördert.

7.2 Therapie

7.2.1 Grundlagen

Basierend auf den Ergebnissen der Diagnostik, den individuellen Symptomen und den Anforderungen im persönlichen, schulischen und beruflichen Kontext planen Therapeut*innen gemeinsam mit den Betroffenen und ggf. deren Bezugspersonen kleinschrittige Therapieziele und wählen Therapiebausteine aus.

Die Wirksamkeit auditiver Therapie-Einheiten wird durch folgende Faktoren begünstigt [299], [427]:

- abwechslungsreiche Reize und Aufgaben mit einem angenehmen Hörpegel und Tempo präsentieren
- über einen festgelegten Zeitraum besser mehrere kurze Trainingseinheiten als wenige lange
- systematischer Übungsaufbau mit aufsteigendem Schwierigkeitsgrad
- Übungen sollten herausfordernd aber bewältigbar sein
- gezielter Einsatz von Feedback und Verstärkern zur Aufrechterhaltung der Motivation
- Training sollte von konzeptuellem Lernen begleitet sein, d. h. die Person mit AVS sollte wissen, was sie warum trainiert

Die **funktionsorientierte Behandlung** der AVS kann in Form von Einzel- und/oder Gruppentherapie stattfinden. Je spezifischer und störungsorientierter eine Intervention gestaltet werden soll, umso eher bietet es sich an, eine Einzeltherapie durchzuführen. Die Einzeltherapie bietet die Möglichkeit, ganz gezielt an der individuellen Problematik zu arbeiten. In der Gruppentherapie ist ein Training spezifischer Funktionen nur möglich, wenn die Leistungsprofile der Gruppenmitglieder eher homogen sind. Da dies häufig nicht der Fall ist, ist eine gruppentherapeutische Behandlung eher als Ergänzung der Einzeltherapie sinnvoll. Gruppentherapien können aber auch bei heterogenen Störungsprofilen sinnvoll sein, wenn es um das gegenseitige Lernen von Strategien und die psychosoziale Unterstützung geht. Dabei erleben Kinder, Jugendliche und Erwachsene mit AVS, dass auch andere Menschen von derselben oder einer ähnlichen Problematik betroffen sind. Während eine Person in einer Funktion mehr Hilfe als andere benötigt, kann sie bei einer anderen Funktion wiederum unterstützend für andere sein. Dadurch ist gewährleistet, dass alle Erfolgserlebnisse erfahren. Unterscheidet sich eine Person im Leistungsprofil sehr deutlich von den anderen Gruppenmitgliedern und steht die Förderung ganz spezifischer Leistungen im Vordergrund, ist eine Einzeltherapie angeraten. Materialien gruppentherapeutischer Trainingsprogramme sind meist auch in der Einzeltherapie gut einsetzbar.

Jede Therapie sollte kontinuierlich begleitet werden von:

- Kontrolle und Dokumentation von Therapieeffekten
- regelmäßiger Überprüfung und ggf. Anpassung der Therapieziele
- Zusammenarbeit mit (Päd-)Audiolog*innen, Hörakustiker*innen, Mediziner*innen, Mitarbeitenden von Beratungsstellen und anderen Akteur*innen aus dem „AVS-Netzwerk“ (bei Bedarf und auf Wunsch der Betroffenen)
- ggf. Training mit Hörsystemen/technischen Hilfsmitteln

Im Folgenden werden Interventionsprogramme bzw. Therapiematerialien – inklusive computerunterstützter Möglichkeiten – vorgestellt, die bei der Behandlung von AVS einsetzbar sind. Bei den aufgeführten deutschsprachigen Konzepten und Materialien (▶ Tab. 7.2) ist zu berücksichtigen, dass sie nicht allein auf ein Training auditiver Teilfunktionen abzielen. Sie beziehen entweder höhere kognitive Funktionen sowie Aufmerksamkeit und Speicherung/Sequenz ein oder sind ausschließlich auf höhere kognitive Funktionen ausgerichtet.

Im darauffolgenden Abschnitt wird die internationale Evidenzlage zu Interventionen bei AVS diskutiert. Abschließend erfolgt die Vorstellung eines alle auditive Funktionen umfassenden Therapiekonzepts, das auf dem in diesem Buch vorgestellten Modell der AVS (▶ Abb. 2.7) basiert. Es berücksichtigt Bottom-up- und Top-down-orientierte Behandlungsansätze und entspricht damit aktuellen evidenzbasierten Empfehlungen [1], [13], [20], [92], [197]. Das Bottom-up-orientierte auditive Training setzt direkt an der Verbesserung der gestörten Funktionen an. So soll beispielsweise über ein schrittweises auditives Selektionstraining die Selektionsfähigkeit verbessert werden. Im Rahmen von Top-down-Prozessen werden Strategien vermittelt, mittels derer eine Kompensation vorgenommen werden kann. Beim Training der Merkfähigkeit als Einflussfaktor der auditiven Verarbeitung können Gedächtnisstrategien eingesetzt werden, die das Behalten unterstützen können, wie z. B. das interne Wiederholen des Gehörten.

7.2.2 Klassische Interventionen

In der Literatur findet sich eine Vielzahl von Förderprogrammen, die die auditive Verarbeitung einbeziehen. Kennzeichnend gerade für ältere Ansätze ist, dass nicht immer alle relevanten Funktionen einbezogen wurden bzw. unterschiedliche Vorstellungen bezüglich relevanter Funktionen bestehen (z. B. [25], [81], [365]).

Auf der Basis eines teilfunktionsorientierten Konzepts (vgl. [231]) wurden Übungsprogramme konzipiert, die eine spezifische, funktionsorientierte Therapie ermöglichen, z. B. die Übungssammlung für Schulkinder von Nickisch, Heber und Burger-Gartner [287] und die Übungssammlung für Vorschulkinder von Burger-Gartner und Heber [65]. Auch wenn die derzeit verfügbaren Übungssammlungen nicht die nötige Trennung von Einflussfaktoren der auditiven Verarbeitung, auditiven Teilfunktionen und höheren kognitiven Funktionen berücksichtigen, können sie bei gezielter Auswahl von Übungen zur Therapie spezifischer Funktionen genutzt werden.

In ▶ Tab. 7.2 sind die Interventionsprogramme in *Konzepte zum Training der auditiven Verarbeitung* und *Konzepte zum Training der phonologischen Bewusstheit* unterteilt. Die Übungssammlung **Hörschmaus** [436] und das **Material von Brunner und Waibel** [60] berücksichtigen auditive Funktionen wie die Diskrimination, sind aber bereits deutlich auf die Förderung der phonologischen Bewusstheit ausgerichtet. Insofern ist eine klare Unterteilung der Interventionsprogramme nicht möglich. Die Zuordnung soll aber eine ansatzweise Gewichtung der Programmschwerpunkte verdeutlichen. Das für Vorschulkinder erstellte **Übungsprogramm von Burger-Gartner und Heber** [65] beinhaltet Übungen zu Funktionen der auditiven Verarbeitung, der Klassifikationsebene sowie Merkfähigkeits- und Aufmerksamkeitsaufgaben.

Das Programm **MALI** zur Therapie der phonologischen Informationsverarbeitung [448] wurde an der Medizinischen Hochschule Hannover entwickelt und eignet sich sowohl für die Gruppen- als auch die Einzeltherapie von Kindern der 2.–4. Klasse. Die Materialsammlung beinhaltet Übungen zur phonologischen Bewusstheit, zum phonologischen Arbeitsgedächtnis und zum schnellen Benennen und Recodieren. Im Rahmen einer Studie wurden 15 lese- und/oder rechtschreibschwache Kinder am Ende der dritten Grundschulklasse zweimal wöchentlich in einer Kleingruppe mit dem Programm MALI therapiert. Im Ergebnis, welches mangels einer Kontrollgruppe als Tendenz verstanden werden soll, verbesserten sich im Durchschnitt sowohl die Leistungen der phonologischen Informationsverarbeitung als auch die Lese-Rechtschreibkompetenz [448].

Für ältere Kinder, Jugendliche und Erwachsene eignen sich die Übungen aus den Reihen **HÖR MAL!** [211] und **Ohren auf!** [212], mit denen das Hörverstehen alltagsnah trainiert werden kann. Aus Radiobeiträgen, Berichten, literarischen Texten, Interviews und anderen Tonaufnahmen müssen relevante Informationen gefiltert werden, um die dazugehörigen Höraufgaben lösen zu können. Auch dieses Material kann im Einzel- oder Gruppensetting genutzt werden.

Das **Therapiekonzept zur einzeltherapeutischen Behandlung auditiver Verarbeitungsstörungen** von Lauer [231] beruht auf dem in diesem Buch vorgestellten Modell zur auditiven Verarbeitung. Es berücksichtigt neben den Einflussfaktoren und höheren kognitiven Funktionen alle auditiven Teilfunktionen.

Tab. 7.2 Interventionsprogramme für die Einzel- bzw. Gruppentherapie.

Quelle	Übungsprogramme und Übungssammlungen
auditive Verarbeitung	
Burger-Gartner J, Heber D [65]	Auditive Verarbeitungs- und Wahrnehmungsstörungen bei Vorschulkindern
Brunner M, Waibel C [60]	Sprachspiele zur auditiven Wahrnehmung und Sprachverarbeitung im Vorschulalter
Lauer N [231]	Die logopädische Behandlung zentral-auditiver Wahrnehmungsstörungen im Kindesalter
Nickisch A et al. [287]	Auditive Verarbeitungs- und Wahrnehmungsstörungen bei Schulkindern
Salber E [342]	Mompitzig die auditive Wahrnehmung trainieren. Monstermäßige Übungen zur Förderung der auditiven Fähigkeiten
Schmidt S [350]	Hören will gelernt sein. Auditive Verarbeitungs- und Wahrnehmungsstörungen für Kinder zwischen 7 und 12 Jahren (1–3, Reihe)
Wilhelm E [436]	Hörschmaus (ab Vorschulalter)
Burger-Gartner J, Heber D [66]	Lautwahrnehmungstraining für Schulkinder im Alter von 6 bis 12 Jahren
Van der Gieth H. Hugo Hörfix 3 [415]	Hugo Hörfix (Reihe)
Rosendahl J, Rosendahl T [334]	Auditives Wahrnehmungstraining
Thüler U [398]	Hören und Verstehen. Aufgaben für das Hörverstehen (ab Vorschule bis 6. Klasse, Reihe)
Kohl-Verlag, Hrsg. [212]	Ohren auf! Hörverstehen trainieren (7.–9. Klasse, Reihe ab Vorschule)
Kohl-Verlag, Hrsg. [211]	HÖR MAL! Hörverstehen trainieren (7.–9. Klasse, Reihe ab 1. Klasse)
Braun V, Biedermann N [52]	LEGA LUDO ASG Auditive-Sprachlaut-Gedächtnisspiele
phonologische Bewusstheit	
Baumgarten T [22]	Geschichten mit Lauthäufung
Arends M [11]	Holta di Polta. Förderung der phonologischen Bewusstheit (ab Vorschulalter bis 3. Klasse)
Christiansen C [74]	Fördephon (Vorschulalter)
Christiansen C [75]	WUPPIs Abenteuer-Reise durch die phonologische Bewusstheit (ab Vorschule)
Dammeyer H [82]	Die Laut-Buchstaben-Zuordnung sicher testen. Praxiserprobte Test- und Fördermaterialien
Küspert P, Schneider W [228]	Hören, lauschen, lernen (Vorschulalter)
Metz D et al. [270]	Schulbasierte Förderung der phonologischen Bewusstheit und sprachlicher Kompetenzen. Das Lobo-Schulprogramm (ab Grundschule, für Gruppenarbeit geeignet)
Plume E, Schneider W [312]	Hören, lauschen, lernen 2 (Vorschulalter)
Scheerer-Neumann G, Schnitzler C [346]	Café der Tiere (Geschichten ab Vorschulalter)
Stock C, Schneider W [376]	PHONIT. Ein Trainingsprogramm zur Verbesserung der phonologischen Bewusstheit und Rechtschreibleistung im Grundschulalter
Zaps J et al. [448]	MALI. Modellorientierte Aufgabensammlung zur Leistungssteigerung in der phonologischen Informationsverarbeitung (ab 2. Klasse)

Für die Gruppentherapie werden hier exemplarisch die Konzepte von Nickisch, Heber und Burger-Gartner [287] sowie von Küspert und Schneider [228] und Christiansen [74], [75] genannt:

- Das **Therapie-Konzept** von Nickisch et al. [287] ist vor allem für Schulkinder gedacht, bei denen sich neben auditiven Verarbeitungsstörungen auch Lese-Rechtschreibprobleme zeigen. Das von den Therapeutinnen zusammengestellte Übungsmaterial zielt auf die Funktionen Aufmerksamkeit, Speicherung/Sequenz, Diskrimination, Analyse und Synthese und ist sowohl in der Einzel- als auch in der Gruppentherapie einsetzbar.
- Küspert und Schneider [228] haben mit dem **Würzburger Trainingsprogramm** ein differenziertes und umfangreiches Förderprogramm für Kinder im Vorschulalter entwickelt. Über einen Zeitraum von 20 Wochen wird 2-mal täglich 5 Minuten lang in der Kindergartengruppe geübt. Dazu ist es notwendig, dass die pädagogischen Fachkräfte, die diese Übungen durchführen sollen, eine spezielle Schulung erhalten, um die Übungen adäquat durchführen zu können.
  Auf diese Weise kann die phonologische Bewusstheit [173] so geschult werden, dass es signifikant seltener zur Ausbildung einer Lese-Rechtschreibproblematik kommt. Die Effektivität der Gruppenbehandlung konnte in 3 Längsschnittstudien nachgewiesen werden [228]. Über das Bielefelder Screening zur Früherkennung von Lese-Rechtschreib-Schwierigkeiten (BISC, [172]) können Kinder identifiziert werden, bei denen die Ausbildung einer Lese-Rechtschreibproblematik wahrscheinlich erscheint und die von der Förderung besonders profitieren. Plume und Schneider haben einen **2. Teil des Übungsprogramms** veröffentlicht, in dem es um die Verknüpfung von Buchstaben und Lauten geht [312].
- Christiansen [74] hat auf der Basis des Programms von Küspert und Schneider einen Übungskatalog zur „Förderung der phonologischen Bewusstheit zur Vorbeugung von Lese-Rechtschreib-Schwierigkeiten", auch bekannt unter dem Titel **Fördephon**, erstellt. Darin werden die Sprachspiele näher erläutert und in einen spielerischen Kontext integriert. Außerdem betont sie die Relevanz des Einsatzes lauttreuer Wörter. Um eine effektive Umsetzung des Würzburger Trainingsprogramms in Kindergärten zu gewährleisten, ist eine kontinuierliche logopädische bzw. sprachtherapeutische Begleitung unbedingt erforderlich [121], [251]. Nach einer Studie von Keilmann und Wintermeyer [185] profitieren vor allem Kinder mit anamnestisch berichteten und/oder aktuell vorliegenden pathologischen Hörbefunden von einem spezifischen phonologischen Training im Rahmen des Würzburger Trainingsprogramms.
  Ein zum Würzburger Trainingsprogramm konzipiertes computerunterstütztes Übungsprogramm wird im nächsten Abschnitt vorgestellt. Zudem gibt es von Christiansen das Material **WUPPIs Abenteuer-Reise durch die phonologische Bewusstheit**, mit dem die spielerische Umsetzung phonologischer Übungen unterstützt werden kann [75].

Weitere Materialien können ▶ Tab. 7.2 entnommen werden.

7.2.3 PC-Programme

Für ein gezieltes Training der auditiven Teilfunktionen ist es wichtig, computerunterstützte Möglichkeiten zu nutzen, um die Behandlung systematisch aufbauen, abwechslungsreich gestalten oder – wie im Bereich der Selektion – überhaupt durchführen zu können. Die Programme enthalten nicht nur Aufgaben zu spezifischen Funktionen der auditiven Verarbeitung, sondern auch für die Funktionen *Aufmerksamkeit, Speicherung/Sequenz* und *höhere kognitive Funktionen* und werden daher auch im Rahmen der Therapie anderer Störungsbilder eingesetzt.

Beispiele für einsetzbare PC-Programme sind:

- AudioLog 4 [110]
- Hören-Sehen-Lernen [78]
- Multimediaspiele zum Würzburger Trainingsprogramm [227]
- Smiley One [366]
- Hörware [126]
- Audio 2 ELearning [402]
- Lautarium [203]

In ▶ Tab. 7.3 sind die o. g. Computerprogramme im Hinblick auf trainierbare Funktionen aufgelistet. Im Anschluss daran werden sie genauer beschrieben.

Tab. 7.3 Ausgewählte Computerprogramme zum Training auditiver Funktionen, ihrer Einflussfaktoren und höherer kognitiver Funktionen.

	AudioLog 4	**Hören-Sehen-Lernen (HSL)**	**Multimediaspiele zum Würzburger Trainingsprogramm**	**Smiley One**	**Hörware**	**Audio 2 ELearning**	**Lautarium**
adaptiv	nein	nein	nein	nein	nein	nein	ja
individualisierbar	ja	nein	nein	nein	nein	ja	nein
nonverbale Stimuli	++	+	+	++	+	++	–
verbale Stimuli	++	+	+	+	+	++	++
Basisfunktionen							
Aufmerksamkeit	++	+	+	+	+	++	++
Speicherung/Sequenz	++	–	+	+	+	++	+
auditive Teilfunktionen							
Lokalisation	++	–	–	+	–	–	–
Diskrimination	++	++	+	+	+	++	++
Selektion	++	--	+	–	–	++	–
dichotisches Hören	++	–	–	–	–	–	–
höhere kognitive Funktionen							
Analyse	++	++	+	+	+	++	++
Synthese	++	++	+	–	–	++	++
Ergänzung	-	–	+	–	–	++	++

++ umfangreiche Übungen enthalten + Übungen enthalten - keine Übungen enthalten

AudioLog 4

Das Programm **AudioLog 4** [110] bietet eine Vielzahl von Aufgaben mit sprachlichen Stimuli auf Laut-, Silben- und Wortebene für ein intensives auditives Training. Die Übungskonzeption wurde bei jeder neuen Programmversion kontinuierlich verbessert. Auch die Version 4 wurde bezüglich des Bild- und Tonmaterials deutlich überarbeitet. Die Bilder wurden von German Frank gezeichnet, der auch die Zeichnungen für die Ravensburger Sprachtherapiespiele erstellt hat. Es gibt außerdem die Möglichkeit, die Zeichnungen durch Fotos zu ersetzen. Die Übungen sind individuell einstellbar und können an den Leistungsstand angepasst werden.

Die Aufgaben sind nach Stimulusart unterteilt in *Geräusche, Laute, Silben* und *Wörter* und beinhalten eine große Anzahl von Übungen mit linguistisch strukturierten Itemlisten. Die Menüführung ist klar, übersichtlich und orientiert sich an den verschiedenen Funktionen. Außer zum Bereich Ergänzung gibt es Übungen zu allen auditiven Teilfunktionen, ihren Einflussfaktoren sowie höheren kognitiven Funktionen. In der Version 4 sind auch Übungen mit langen und kurzen Vokalen enthalten. Auf allen Stimulusebenen gibt es Übungen zu den Funktionen *Aufmerksamkeit, Speicherung und Sequenz, Lokalisation, Diskrimination, Selektion, dichotische Diskrimination, Analyse* und *Synthese*. Da der Erfolg von Übungen mit nichtsprachlichen Stimuli fraglich ist (siehe Kap. 7.2.7), sollte direkt mit sprachlichen Stimuli geübt werden. Die Übungen sind ansprechend gestaltet und können über die Auswahl von Schriftbildern statt Objektbildern, oder ein Display als visuelles Feedback, ersetzt und angepasst werden. Verbale Feedbacks sind kurz und variieren, sodass sie auch auf Dauer nicht als sehr störend empfunden werden. Sie können zudem individuell angepasst werden.

Ein Üben der Aufmerksamkeit ist mittels eines Vigilanztrainings möglich. Für Speicherung und Sequenz gibt es neben den Gedächtnisübungen auf Wortebene, z. B. in semantischen Feldern, auch eine Übung mit Zahlenfolgen (Telefonspiel). Beim Telefonspiel und den freien Wortlisten kann man die anzubietende Itemmenge sehr gut an die Leistungen anpassen. Beim Anziehspiel ist dies nicht der Fall, sodass es sich erst für ältere Kinder eignet.

Bei den Diskriminationsübungen ist teilweise darauf zu achten, dass bereits analytische Fähigkeiten und nicht die Unterscheidung in *gleich* oder *verschieden* gefordert sind.

Besonders hilfreich ist AudioLog 4 zum Training von *Lokalisation, Selektion* und *dichotischer Diskrimination*. Im Rahmen der *Lokalisation* können die Richtungen *rechts-vorne, links-vorne, rechts-hinten* und *links-hinten* trainiert werden. Zur Durchführung dieser Übung muss ein PC mit 4 Lautsprechern zur Verfügung stehen. Bei den Selektionsaufgaben erklingt das Störgeräusch wie im natürlichen Kontext kontinuierlich und lässt sich in seiner Lautstärke variieren. Ferner können verschiedene Qualitäten von Störgeräuschen zugeschaltet werden, die die Selektion systematisch erleichtern (z. B. Regenprasseln) oder erschweren (z. B. Stimmengewirr). Bei den Übungen zum dichotischen Hören kann die Lautstärke der angebotenen Stimuli getrennt voneinander variiert werden. Hier fällt allerdings auf, dass die Itempaare teilweise nicht ganz synchron präsentiert werden. Dieser Effekt erleichtert eher die zusätzlich geforderte Identifikation und wirkt nicht erschwerend. Zahlreiche Übungen zur Analyse, inklusive der Lautidentifikation und Positionsbestimmung von Lauten, und Synthese ermöglichen ein differenziertes und systematisches Üben dieser für den Schriftspracherwerb besonders relevanten Funktionen der phonologischen Bewusstheit.

In AudioLog 4 können mit der Übung *Selbsthören* eigene Wörter beurteilt werden. Dazu müssen vorab Wörter über ein Mikrofon eingesprochen werden, und der*die Therapeut*in beurteilt per Tastatur, ob die Wörter richtig oder falsch artikuliert wurden. Bei der Übung selbst werden die Wörter wiedergegeben und es muss entschieden werden, ob sie richtig oder falsch gesprochen wurden. Damit ist eine gute Möglichkeit des Übergangs vom Fremd- zum Eigenhören unter Einbezug produktiver Leistungen gegeben.

Therapeut*innen können für die Übenden individuelle Trainingslisten zusammenstellen und z. B. auch relevante alltagsrelevante Störgeräusche auswählen.

Zur Dokumentation der Übungsergebnisse beinhaltet das Programm eine Datenbank, die sich auch als Tabelle exportieren lässt und den individuellen Leistungsstand differenziert erfasst. Mit einer speziellen Backup-Funktion können die Daten gesichert und komprimiert werden. AudioLog 4 steht als Einzelplatzversion (AudioLog 4 PRO) oder als Netzwerklizenz (AudioLog 4 Net) zu Verfügung. Für das Üben zu Hause kann eine preiswerte mehrmonatige Lizenz (AudioLog 4 HOME) erworben werden.

Fazit

Insgesamt bietet **AudioLog 4** vielfältige und variable Möglichkeiten zur computerunterstützten Behandlung der auditiven Verarbeitung, der sie beeinflussenden Funktionen sowie höherer kognitiver Funktionen. Lediglich für den Bereich der Ergänzung stehen keine Übungen zur Verfügung.

Hören-Sehen-Lernen (HSL)

Das Programm **Hören-Sehen-Lernen** (HSL, [78]) ist speziell auf die Förderung der phonologischen Bewusstheit von 4–8-jährigen Kindern ausgerichtet und kann bei ein- und mehrsprachigen Kindern eingesetzt werden. Der Einsatz des Programms ist für Kindergärten und Schulen sowie im therapeutischen Setting und für das häusliche Üben empfohlen. Die Struktur des Programms ist an das Konzept **Hören-Lauschen-Lernen** (HLL) von Küspert und Schneider [228] und **Hören-Lauschen-Lernen 2** von Plume und Schneider angelehnt [312]. HSL kann daher parallel zu diesen Förderprogrammen eingesetzt werden.

Das Programm gliedert sich in die auditiven Übungsbereiche:

- Diskrimination
- Identifikation
- Reime
- Synthese
- Analyse Wort
- Analyse Silbe
- Analyse Phonem

Zusätzlich gibt es visuelle Aufgaben, die über das *Erkennen von Formen* das Erkennen von Buchstaben vorbereiten und trainieren sowie die Zuordnung von Lauten zu Buchstaben (Phonem-Graphem-Zuordnung) üben.

Die Spielstruktur ist in allen Übungsbereichen identisch. Es werden sogenannte rote und blaue Waben präsentiert. Über rote Waben ist die Aufgabenstellung anklickbar, über blaue Waben wird eine Auswahl an Antworten gegeben. Wird die rote Wabe auf die passende blaue Wabe gezogen, wird ein Stück eines Hintergrundbilds freigelegt. Der Übungsfortschritt wird anhand der zunehmenden Füllung einer Wabe im oberen rechten Bildschirmbereich visualisiert. Nach ca. 15 Aufgaben erscheint ein Belohnungsbild, das ausgedruckt werden kann. Die Handhabung ist damit auch für jüngere Kinder sehr schnell erlernbar, für ältere Kinder kann das Programm durch die immer gleiche Darstellung weniger motivierend sein. Visuell wirkt es insgesamt nicht mehr zeitgemäß. Der Fortschritt des jeweiligen Kindes ist anhand der sukzessiv freigeschalteten Aufgaben erkennbar.

Das Programm ist systematisch aufgebaut und verlangt ein kontinuierliches Abarbeiten der Übungen der einzelnen Aufgaben. Erst wenn einfachere Übungen durchgeführt wurden, werden komplexere Aufgaben freigeschaltet. Dies ist für den Einsatz des Programms als Förderprogramm nützlich, da alle Übungsebenen systematisch durchlaufen werden müssen und gewährleistet ist, dass jedes Kind die gleichen Übungen durchläuft. Für den therapeutischen Einsatz müssen die vorhergehenden Übungen allerdings zunächst durchgespielt werden, um höhere Aufgaben freizuschalten und zielgerichtet auszuwählen.

Fazit

Hören-Sehen-Lernen eignet sich zur systematischen Förderung der phonologischen Bewusstheit. Ein auditives Training ist nur in Bezug auf die Diskrimination möglich. Lokalisation, Selektion und dichotische Diskrimination sind nicht enthalten, da diese keine Funktionen der phonologischen Bewusstheit sind.

Multimedia-Spiele zum Würzburger Trainingsprogramm

Die **Multimedia-Spiele** [227] basieren auf dem Würzburger Trainingsprogramm **Hören, lauschen, lernen** [228], welches schwerpunktmäßig für den Einsatz in Kindertagesstätten konzipiert wurde.

Das Trainingsprogramm besteht aus sechs aufeinander aufbauenden Übungseinheiten *(Lauschen, Reimen, Sätze und Wörter, Silbenanalyse und -synthese, Anlaut-Erkennung, Phonemsynthese und -analyse)* sowie dem Sprachprogramm zur *Buchstaben-Laut-Verknüpfung*.

In der Multimediaversion des Programms sind die Übungen in kindgerechter, allerdings nicht mehr zeitgemäßer, Weise dargestellt. Sie beinhalten – bis auf eine Einführung mit Geräuschen – nur sprachliche Items. Die Übungen beginnen mit größeren Einheiten wie Sätzen und Wörtern und gehen über Silben und Anlaute bis zu Phonemen in allen Positionen. Die Einführungstexte und Zwischenbemerkungen sind zum Teil sehr lang.

Das Programm ist auf das Training der phonologischen Bewusstheit ausgerichtet, sodass Übungen zur Lokalisation und dichotischen Diskrimination nicht enthalten sind. Damit empfiehlt es sich eher als Folgetraining nach einem Training auditiver Funktionen. Im Programm gibt es vielfältige Übungen zu den Bereichen *Analyse* und *Synthese*. Allerdings ist die Menüführung unübersichtlich und die Übungsbezeichnungen lassen oft nicht direkt erkennen, welche Funktion geübt wird. Einige Übungsitems – wie Uhr, Bär oder Tier – sind zudem phonetisch nicht sinnvoll ausgewählt.

Fazit

Die **Multimediaversion des Würzburger Trainingsprogramm** eignet sich aufgrund ihres Erscheinungsbilds eher für jüngere Kinder und dient einer allgemeinen Förderung der phonologischen Bewusstheit. Der Leistungsstand wird zwar in Form eines Spielstands erfasst, ermöglicht aber keine linguistisch orientierte, qualitative Bewertung.

Smiley One

Smiley One [366] ist stark an das Programm AudioLog angelehnt. Es gliedert sich ebenfalls in die Stimulusbereiche *Geräusche, Laute, Silben* und *Wörter*, beinhaltet aber deutlich weniger Aufgaben. Die Lokalisation, für die der Einsatz eines Kopfhörers notwendig ist, kann nur auf Geräuschebene geübt werden. Auf den anderen Ebenen stehen Diskriminations- und Analyseaufgaben (z. B. Silben- und Lautidentifikation, Positionsbestimmung, Silbensegmentierung) im Vordergrund, sodass der Schwerpunkt des Programms neben vielen Geräuschübungen, und auf auditiver Verarbeitungsebene möglichen Diskriminationsaufgaben, vor allem auf einem Training höherer kognitiver Funktionen liegt. Die Merkfähigkeit kann auf Wortebene trainiert werden. Übungen zur Selektion und dichotischen Diskrimination sind nicht enthalten. Eine automatische Erstellung von Protokollen sowie eine Verwaltung von Daten der Klient*innen ist möglich.

Fazit

Smiley One bietet einige individuelle Einstellungsmöglichkeiten und die Auswahl einzelner Übungsebenen. Das systematische Üben von Selektion und dichotischem Hören, also für ein Hörtraining besonders relevanten Funktionen, aber auch von Synthese und Ergänzung ist nicht möglich.

Hörware

Das Programm **Hörware** [126] kombiniert Audiomaterial und Bildkarten. Es beinhaltet 87 Übungsgruppen mit über 1000 Hörsequenzen sowie 200 Bildkarten und eine Arbeitsvorlage.

Das Übungsmaterial kann bei Kindern, Jugendlichen und Erwachsenen zur Einzelförderung aber auch in Gruppen eingesetzt werden. Zu den auditiv dargebotenen Items sollen die richtigen Bildkarten gezeigt oder Fragen beantwortet werden. Die Kontrolle erfolgt durch die Rückmeldung der Therapeut*innen bzw. durch Anwählen der Lösungseinstellung im Programm. Die Aufgaben sind nach Stimulationsart (Geräusche, Wörter, Zahlen, Farben, Selbst-/Umlaute, Anweisung, Text) geordnet. Es gibt jeweils Übungen zur *auditiven Identifikation, Diskrimination, Speicherung/Sequenz, Aufmerksamkeit* und zum *auditiven Kurzzeitgedächtnis*. Die Diskrimination akustischer Stimuli ist auf Geräuschebene möglich. Bei der Unterscheidung *gleich-verschieden* von Geräuschen sind die Geräusche nicht unterschiedlich, sondern sie wurden nur minimal verändert, z. B. durch Hall oder Tremolo. Bei einzelnen sprachlichen Items ist der Schweizer Akzent der Sprecherin deutlich hörbar.

Die Benutzeroberfläche des Programms ist sehr übersichtlich. Im Programm wird angezeigt, zu welchen Förderbereichen die einzelnen Übungen gehören. Es ist möglich, Klient*innen anzulegen, um einen Überblick über bereits absolvierte Übungen zu erhalten.

Fazit

Hörware [126] eignet sich zur systematischen Förderung von auditiven Wahrnehmungs- und Verarbeitungsprozessen. Übungen zur dichotischen Diskrimination und zum Richtungshören sind nicht enthalten.

Audio 2 ELearning

Das Programm **Audio 2 ELearning** [402] bietet vielfältige Übungsmöglichkeiten in den 4 Übungsbereichen *Merkfähigkeit, Wortreihen, Differenzierung* und *Laut-/Silben-Analyse*. Es kann bei Kindern, Jugendlichen und Erwachsenen eingesetzt werden.

Besonders hervorzuheben ist das hohe Maß an Individualisierbarkeit. In einem Editor können die Übungsinhalte individuell zusammengestellt und angepasst werden. Für Übungen zur Differenzierung hat man z. B. folgende Auswahlmöglichkeiten: Kunst-/Real-, Reimwörter, verschiedene Vokale/Vokalquantitäten, verschiedene Konsonanten/Konsonantenverbindungen, unterschiedliche Lautpositionen.

Auch die Anzahl der Aufgaben, der zeitliche Abstand zwischen den Items, visuelle/akustische Verstärker bzw. Hilfen sind individuell einstellbar. Zudem besteht die Möglichkeit, eigene visuelle oder auditive Items einzuarbeiten. Die digitale Oberfläche des Programms wirkt an vielen Stellen visuell überladen und überholt.

Fazit

Audio 2 ELearning bietet umfangreiche Trainingsmöglichkeiten inklusive Übungen zu Synthese und Ergänzung. Es können individuelle Übungssets zusammengestellt werden, die auf den Leistungsstand und die spezifischen Übungsbedarfe abgestimmt sind. Wünschenswert wären Übungen zur Lokalisation gewesen, wie sie in Audio 1 ELearning [401] enthalten sind. Auf Geräusch- und Lautebene können mit Audio 1 Elearning die auditive Diskrimination, die auditive Merkspanne und das Richtungshören trainiert werden.

Lautarium

Das adaptive Trainingsprogramm **Lautarium** [203] wurde am Lehrstuhl für Kognitive & Entwicklungspsychologie an der Technischen Universität Kaiserslautern für Kinder mit Lese-Rechtschreibschwierigkeiten entwickelt und kombiniert phonologische und schriftsprachliche Übungen. **Lautarium** wurde evidenzbasiert konzipiert, basierend auf Forschung zum Schriftspracherwerb, zur Effektivität kombinierter graphophonologischer Trainingsprogramme sowie zu Defiziten in der phonologischen Informationsverarbeitung von Kindern mit LRS [215].

Die 58 Übungsspiele beinhalten Übungen zur *Phonemwahrnehmung* (Differenzierung und Identifikation von Plosiven und Vokalen), *phonologischen Bewusstheit* (Identifikation von Lauten in Wörtern, Lautklassifikation, Segmentieren von Wörtern, Synthese von Lauten), *Graphem-Phonem-* und *Phonem-Graphem-Zuordnung*, zum *lautgetreuen Lesen und Schreiben* sowie zur *schnellen Worterkennung*.

In verschiedenen nicht randomisierten [204], [213], [215] und randomisiert-kontrollierten [214] Studien mit Grundschulkindern zeigten sich kurzfristige und langanhaltende Effekte auf die phonologische Bewusstheit sowie auf die Rechtschreib- und teilweise Leseleistungen der Kinder.

Fazit

Mit dem wissenschaftlich fundierten Trainingsprogramm **Lautarium** können Kinder basale Grundfertigkeiten für das Lesen und Schreiben üben. Durch einen systematischen, entwicklungsorientierten Aufbau und den adaptiven Programmablauf üben die Kinder auf einem optimalen Anforderungsniveau. Zur Aufrechterhaltung der Motivation dient die Gestaltung eines virtuellen Aquariums als Verstärker.

7.2.4 Apps für Smartphone und Tablet

Eine Vielzahl potenziell einsetzbarer Apps für die Sprachtherapie und zum häuslichen Üben findet man im App Store oder Play Store mit den Suchbegriffen *Logopädie* und *Sprachtherapie* oder mit einer Suche in den Kategorien *Bildung, Gesundheit, Medizin und Fitness* [38]. Auch für die Arbeit an den Teilleistungsbereichen der AVS stehen Applikationen zur Verfügung. Insbesondere bei Kindern und Jugendlichen kann der Einsatz von Apps die Therapiemotivation günstig beeinflussen. Weitere Argumente für den Einsatz von Apps im sprachtherapeutischen Setting sind die Möglichkeiten der mobilen Nutzung und zum Abruf verschiedener Übungsformate auf einem Tablet oder Smartphone.

Die ständige Weiterentwicklung bestehender und das Aufkommen neuer Apps sind grundsätzlich zu begrüßen. Allerdings erschwert die rasante Entwicklung den Therapeut*innen die Auswahl. Starke und Mühlhaus [373] raten dazu, Applikationen zunächst entsprechend der Empfehlungen von Wakefield und Schaber [422] auszuwählen:

1. klinische Frage formulieren
2. Evidenz finden
3. Evidenz bewerten
4. App suchen und mit Evidenz abgleichen
5. klinische Entscheidung treffen

Im Anschluss sollte die App in Anlehnung an die von DeCurtis und Ferrer [87] beschriebene Vorgehensweise in den Therapieablauf integriert werden. Darauf aufbauend bieten Starke und Mühlhaus [372] für das Deutsche einen guten Überblick über ethisch-technische Kriterien zur App-Auswahl und -Integration.

Unter www.therapiepad.de oder https://karinreber.de/ (Menüpunkt Medien) finden Therapeut*innen Informationen zu Apps, die für die Therapie genutzt werden können. Nachfolgend werden beispielhaft Apps zum Training auditiver Fähigkeiten aufgeführt. Sie wurden überwiegend für Smartphone und Tablet konzipiert, teilweise zusätzlich auch für PC (z. B. neolexon Artikulations-App). Eine spezifische App zum umfassenden Training der auditiven Verarbeitung gibt es im deutschsprachigen Raum bislang nicht. Die Fähigkeit zur *Analyse* (Lautidentifikation und Positionsbestimmung) kann aber z. B. mit der **neolexon Artikulations-App** [238] oder mit der App **LogoSearch** [88] geübt werden. Auch die Artikulationsapp **PhonoLo** [310] bietet rezeptive Übungen zur *Analysefunktion* für das Smartphone oder Tablet. Die App **Sprachköchin** [209] beinhaltet Übungen zu mehreren für die auditive Verarbeitung relevanten Funktionen, z. B. *Speicherung, Sequenz, Analyse und Synthese.*

Menschen mit AVS können auch Apps nutzen, die zum Training für Personen mit Hörgeräten oder Cochlea-Implantaten konzipiert wurden. In der App **Asklepios Hörtraining** [283] stehen vielfältige Übungen mit *Geräuschen, Vokalen oder Konsonanten, Zahlen, Wörtern und Sätzen* auf drei verschiedenen Schwierigkeitsniveaus zur Verfügung. Mit der App **Schallquelle** [37] kann das *Erkennen und Unterscheiden von Geräuschen, Lauten und Wörtern, Frauen- und Männerstimmen* sowie *Aussage- und Fragesätzen* geübt werden. Darüber hinaus gibt es Übungen zur *Bestimmung der Silbenanzahl* und zum *Verstehen von Sätzen und Texten.*

In Großbritannien wurde die App **eargym** [96] für das Smartphone entwickelt, um grundlegende Fähigkeiten der auditiven Verarbeitung zu verbessern. Mithilfe dreidimensionaler Audiosignale (nonverbal und verbal) sollen das *Erkennen, Unterscheiden, Lokalisieren, Verstehen in Ruhe und unter Störschall* trainiert werden.

Das dichotische Hörtrainingsprogramm **Zoo Caper Skyscraper** (ZCS, [3]) soll schrittweise zur Verbesserung der Hörfähigkeiten beitragen. Dazu können auf einem Tablet oder PC Tierlaute über Stereokopfhörer oder Lautsprecher für beide Ohren getrennt präsentiert und müssen von den

Spielenden erkannt werden. Das Trainingsprogramm wird für Kinder ab 5 Jahren empfohlen und soll zweimal in der Woche 15–20 Minuten gespielt werden, um das dichotische Hören zu verbessern. Es nutzt den interauralen Timing-Differenz-Ansatz: Ein Ohr empfängt den Reiz zunächst früher als das andere Ohr. Mit der Zeit erhöht sich die Anzahl der Reize bei gleichzeitiger Verringerung des zeitlichen Abstands, bis die Reize vollständig dichotisch sind. ZCS verwendet ausschließlich nichtsprachliche Reize (Tiergeräusche). Da ein Training der auditiven Verarbeitung mit sprachlichen Items durchgeführt werden soll, eignet sich ZCS daher lediglich für Vorübungen.

In einer Wirksamkeitsstudie zu Zoo Caper Skyscraper untersuchten Barker und Bellis [19] 15 Kinder mit Defiziten im dichotischen Hören. Eine umfassende AVS-Diagnostik wurde bei ihnen nicht durchgeführt. Das dichotische Hören der Kinder war signifikant besser, nachdem sie das letzte Level des Trainingsprogramm erfolgreich abgeschlossen hatten. Die Anzahl der für den Abschluss des Programms erforderlichen Sitzungen korrelierte nicht mit dem Grad der Verbesserung, was für die Autor*innen die Notwendigkeit einer Individualisierung der Behandlungsempfehlungen unterstreicht.

Informationen zu Zoo Caper Skyscraper gibt es unter https://acousticpioneer.com/en/auditory-training-games. Dort wird auch **Insane Earplane** [2] vorgestellt. Durch das Spiel soll das Hören und Verarbeiten von Tönen verbessert werden. Es müssen u. a. *Töne bzw. Geräusche lokalisiert* oder *Tonhöhenunterschiede wahrgenommen* werden.

Ein ähnliches Vorgehen wie Zoo Caper Skyscraper verfolgt das von Bellis [27] beschriebene Hörtraining nach dem Ansatz der Gruppe um Musiek und Chermak (Evidenzen siehe [427]), mit dem das dichotische Hören und das Hören im Störschall verbessert werden sollen. Bei diesem Training wird ein beliebiges Hörbuch beiden Ohren zeitlich versetzt präsentiert. Die Auswahl des Hörbuchs erfolgt entsprechend der Interessen der Person mit AVS. Zur Präsentation werden zwei getrennte Geräte, z. B. MP3-Player, mit Kopfhörern benötigt. Alternativ kann mithilfe eines Computerprogramms (z. B. das einfach zu bedienende Audacity) eine Stereo-Audio-Datei mit Zeitversatz erstellt werden. Die Lautstärke muss für jedes Ohr individuell regulierbar sein. Zu Beginn des Trainings werden die Lautstärken für beide Ohren so eingestellt, dass man die Geschichte auf dem (schwächeren) Ziel-Ohr sehr gut verstehen kann, aber auch die Störgeschichte auf dem anderen (stärkeren) Ohr wahrnimmt. Das Hörverstehen auf dem Ziel-Ohr soll von Anfang an herausfordernd sein. Über mehrere Sitzungen hinweg wird die Lautstärke des „Störsignals“ auf dem stärkeren Ohr immer weiter angehoben. Das Training soll so oft wie möglich durchgeführt werden, jedoch mindestens 20 Minuten pro Tag.

7.2.5 Weitere Therapieansätze

Psychomotorische Therapieansätze

> **✔ Merke**
> Psychomotorische Therapieansätze kombinieren *rhythmisch-melodische Elemente mit Motorik* und sind in der Regel für die Gruppentherapie bestimmt. Das Ziel ist die eher indirekte Verbesserung der auditiven Verarbeitung über die Verbindung von auditiven Stimuli mit Bewegung bzw. die Verbesserung der Rhythmik.

Beispiele für psychomotorische Ansätze sind die Programme von Zimmer [454], Hirler [158], Olbrich [306], Krimm-von Fischer [220], Horsch und Ding [161] und Küntzel-Hansen [225]. Allerdings vernachlässigen diese Ansätze oft den für die kleinschrittig geplante Behandlung erforderlichen systematischen Aufbau von Übungen. Des Weiteren werden häufig nichtsprachliche Stimuli in der Behandlung eingesetzt, bei denen ein Transfer auf sprachliche Leistungen nicht zu erwarten ist. Die Verbindung von sprachlichen Items mit Bewegung kann, insbesondere in der Gruppentherapie, auflockernd und motivierend wirken, die geforderte Bewegung kann allerdings auch vom Höreindruck ablenken. Daher erscheinen solche Aufgaben nur einleitend in einer gruppentherapeutischen Behandlung zum Wecken der Aufmerksamkeit geeignet. Sie können ein zielgerichtetes auditives Training nicht ersetzen.

Technische Therapieansätze und Klangtherapie

Der **Brain-Boy** der Firma Meditech [264], [423] ist ein Gerät, das die auditive Ordnungsschwelle herabsetzen soll.

Bei der Durchführung zeigt sich, dass sich die Ordnungsschwelle durch ein isoliertes Ordnungsschwellentraining zwar vorübergehend verbessern lässt, langfristige Effekte oder Verbesserungen auf verbaler Ebene jedoch nicht zu erwarten sind [32], [426]. Grundsätzlich ist zu hinterfragen, ob sich die Sprachverarbeitung überhaupt über das Trainieren basaler auditiver Funktionen verbessern lässt [222], [383]. In einzelnen Studien zum Brain-Boy wurden positive Auswirkungen auf die Lesegeschwindigkeit oder die Rechtschreibleistung bei Kindern bzw. Jugendlichen nachgewiesen. Allerdings wurden neben dem Brain-Boy-Training auch Übungen zur auditiv-motorischen Koordination bzw. zur Rechtschreibung absolviert [207], [265], [396]. Insofern ist nicht belegbar, welche Trainingskomponenten für etwaige Verbesserungen ursächlich sind. Für Übertragungseffekte auf die Schriftsprache bzw. das Hörverstehen scheint ein isoliertes Training basaler auditorischer Fähigkeiten nicht ausreichend, es sollte daher immer mit sprachlichen Elementen kombiniert werden. Neben dem Brain-Boy gibt es eine Vielzahl von Geräten, die zur Verbesserung auditiver Funktionen angeboten werden, deren Effektivität aber nicht bestätigt werden konnte.

Merzenich et al. beobachteten in einer Studie Funktionsverbesserungen nach einem Training nonverbaler und verbaler auditiver Funktionen [269]. Diese Ergebnisse ließen sich in einer Studie von Gratzka [129] nicht replizieren. Das von Gratzka durchgeführte Phonemdiskriminations-Training zeigte keine Verbesserungen der Lese-Rechtschreibleistungen. Erhöhte auditive Schwellen wiesen außerdem nicht zwangsläufig auf eine auditive Verarbeitungsstörung hin. Die auditiven Schwellen waren zwar trainierbar und über ein Jahr hinweg stabil, ein Transfereffekt auf nichttrainierte Tondiskriminationsleistungen und Lese-Rechtschreib-Schwierigkeiten wurde aber nicht beobachtet.

Ein weiteres technisches Therapieverfahren ist das **Hörtraining nach Tomatis** [400]. Es beruht auf einer wissenschaftlich nicht nachgewiesenen Vorstellung der intrauterinen Hörphysiologie und empfiehlt ein sogenanntes Horchtraining bei einer Vielzahl von Krankheitsbildern. Dazu wird den Betroffenen über Kopfhörer oder Knochenleitungshörer die individuell gefilterte Stimme der eigenen Mutter oder beispielsweise auch Musik von Mozart vorgespielt.

Die Wirksamkeit der Tomatis-Therapie ist mehr als fraglich. Eine unabhängige Studie zur Überprüfung der Effektivität der Tomatis-Therapie [187] zeigte Verbesserungen eher bei den Kindern in der unbehandelten Kontrollgruppe als in der nach Tomatis behandelten Gruppe. Eine differenzierte und kritische Stellungnahme zum Hörtraining nach Tomatis und der **Klangtherapie**, die sich aus dieser Methode entwickelt hat, wurde von der Gesellschaft für Neuropädiatrie, der Arbeitsgemeinschaft Deutschsprachiger Audiologen, Neurootologen und Otologen (ADANO) der Deutschen Gesellschaft für HNO-Heilkunde, Kopf- und Halschirurgie (DGHNO KHC) und der Deutschen Gesellschaft für Phoniatrie und Pädaudiologie (DGPP) veröffentlicht [180].

Ähnlich wie die Tomatis-Methode arbeitet auch das auf ihr basierende **Auditive Integrationstraining** (AIT, [29]) des französischen Hals-Nasen-Ohrenarzts Berard über gefilterte Musik an der „Stimulierung des Hörsystems und Verbesserung der Hörwahrnehmung“ ([198]: 52). Zielgruppe des AIT sind neben Kindern mit AVS auch Kinder mit Autismus, ADS bzw. ADHS, Dyslexie und Kinder mit diversen weiteren Störungsbildern. Es gibt keine Belege für eine Wirksamkeit des AIT (Überblick für Kinder im Schulalter in Fey et al. [108]). Die Firma Audiva bietet mit dem **HörWahrnehmungs-Trainer** ein Gerät an, das die Tomatis-Methode der Hochtonfilterung integriert und dessen Einsatz daher ebenfalls kritisch zu bewerten ist.

Auch für das **auditorisch-kognitive Training** des Schweizer Audiotherapeuten Koj liegt bislang keine Evidenzbasierung vor [226]. Mit der 40 Einheiten umfassenden, täglich durchzuführenden, Gehörtherapie sollen Aspekte der Sprachwahrnehmung, der selektiven Aufmerksamkeit und des auditiven Arbeitsgedächtnisses sowie die Unterdrückung störender auditiver Informationen trainiert werden. Andere medienbasierte Hörtrainingsprogramme – z. B. der Firmen Renova oder Benaudira

(Übersicht in Jochim [176]) – richten sich insbesondere an Menschen mit peripherer Hörbeeinträchtigung bzw. mit Tinnitus oder Hyperakusis und sollen u. a. die Hörgerätenutzung bzw. -akzeptanz erhöhen [50]. Auch für diese Programme gibt es bislang keine wissenschaftlich erhobenen Belege für eine Verbesserung auditiver Funktionen. Dass diese, in der Regel hochfrequent durchzuführenden, Trainingsprogramme auf die Hörverarbeitung positive Effekte haben, ist zwar nicht auszuschließen aber häufig nur subjektiven Schilderungen zu entnehmen.

Der Mangel an empirisch abgesicherten Therapieprogrammen hat dazu beigetragen, dass das Interesse an alternativen Behandlungsmethoden nach wie vor groß ist. Ein Effekt technischer Geräte oder klangtherapeutischer Verfahren bei der Behandlung von auditiven Verarbeitungsstörungen ist neurophysiologisch nicht nachvollziehbar und empirisch nicht nachgewiesen. Daher sprechen sich viele Expert*innen und wissenschaftliche Fachgesellschaften gegen den Einsatz solcher Methoden aus [1], [80], [180]. Neben zweifelhaften theoretischen Grundlagen, fehlenden Evidenzen und Forschungsdesigns von geringer Qualität wird befürchtet, dass die bei diesen Methoden eingesetzte Beschallung möglicherweise sogar schädigende Auswirkungen haben kann [1].

Zusatzinfo

Gemeinsam ist alternativen Behandlungsmethoden, dass sie scheinbar klare und leicht verständliche Erklärungen für äußerst komplexe neurophysiologische und neuropsychologische Vorgänge unseres Zentralnervensystems geben. Die Plausibilität des zugrunde liegenden Konzepts allein genügt jedoch nicht zur Befürwortung der Anwendung. Bisherige Evaluationsstudien bestätigen Verbesserungen einzelner unmittelbar trainierter nonverbaler Funktionen, Transfereffekte auf die Sprachverarbeitung konnten aber nicht beobachtet werden [383].

Für Menschen mit AVS erscheinen solche Methoden oft die letzte Möglichkeit, aktiv etwas zu tun. Hier ist es dringend erforderlich, dass über den fehlenden Wirksamkeitsnachweis technischer bzw. klangtherapeutischer Therapiemethoden aufgeklärt wird. Andererseits ist die Therapieforschung gefordert, bestehende Behandlungsmöglichkeiten kritisch zu untersuchen und neue, theoretisch fundierte und empirisch abgesicherte Therapiemethoden zu entwickeln.

7.2.6 Evidenzen zur Therapie auditiver Verarbeitungsstörungen

Die Diskussion der für den deutschsprachigen Raum verfügbaren Interventionsprogramme in den vorherigen Abschnitten zeigt: Belege für den Nutzen auditiver Trainingsprogramme sind nur zum Teil vorhanden. Zudem sind die Therapiestudien von sehr unterschiedlicher Qualität. In diesem Kapitel werden die *international* verfügbaren Evidenzen zur Behandlung auditiver Verarbeitungsstörungen zusammengefasst. Die Darstellung ist in die Qualitätsgrade der Evidenzen untergliedert.

Die ▶ Abb. 7.2 verdeutlicht die Qualitätsgrade von Forschungsarbeiten. Dabei entsprechen *Experten- und Gruppenmeinungen* dem geringsten Qualitätsgrad, *Metastudien* dem höchsten Qualitätsgrad.

Den Goldstandard experimenteller Studien stellen *randomisierte kontrollierte Studien* (Randomized Controlled Trial, RCT) dar, bei denen die Studienteilnehmenden durch zufällige Zuteilung in Gruppen eingeteilt werden. Eine Gruppe erhält die zu überprüfende Intervention, die andere Gruppe eine Kontrollintervention. Die Untersuchungsergebnisse der beiden Gruppen vor und nach der Intervention werden miteinander verglichen. Idealerweise wird zur Bestätigung nachhaltiger Therapieeffekte eine *Follow-up-Untersuchung* durchgeführt. Aufbauend auf solchen *Primärstudien* können *Sekundärstudien*, also *systematische Reviews* oder *Meta-Analysen*, erfolgen. In systematischen Reviews werden Primärstudien systematisch recherchiert und qualitativ analysiert. Bei Meta-Analysen erfolgt demgegenüber eine quantitativ-statistische Analyse von Primärstudien. Durch eine Zusammenfassung möglichst homogener Primärstudien kann z. B. die Effektivität einer Therapiemethode durch die größere Datenmenge besser beurteilt werden.

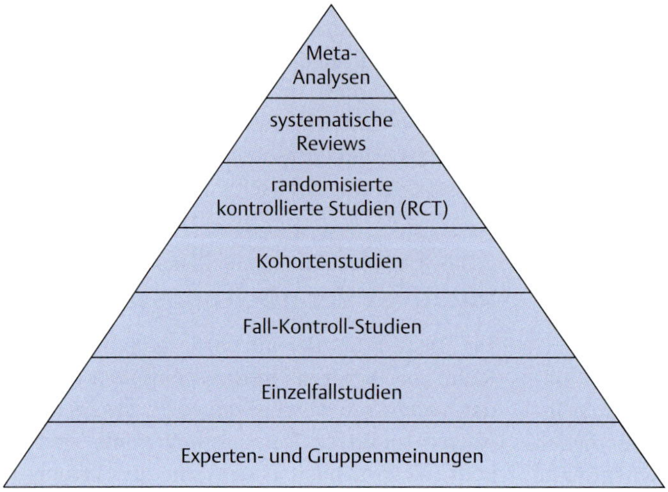

Abb. 7.2 Evidenzpyramide.

Tab. 7.4 Evidenzlevel und Empfehlungsklassen (nach [142], [433]).

Stufe	Evidenztyp	Grad	Empfehlungsklasse
Ia	Evidenz aufgrund von Meta-Analysen randomisierter kontrollierter Studien in systematischen Übersichtsarbeiten	A	belegt durch schlüssige Literatur guter Qualität, die mindestens eine randomisierte kontrollierte Studie enthält
Ib	Evidenz aufgrund mindestens einer randomisierten kontrollierten Studie		
IIa	Evidenz aufgrund mindestens einer gut angelegten kontrollierten Studie ohne Randomisierung	B	belegt durch gut durchgeführte, nicht randomisierte klinische Studien
IIb	Evidenz aufgrund mindestens einer gut angelegten, quasi-experimentellen Studie		
III	Evidenz aufgrund angelegter, nicht experimenteller deskriptiver Studien (z. B. Fall- und Kontrollstudien)		
IV	Evidenz aufgrund von Berichten/Meinungen von Expertenkreisen, Konsensuskonferenzen und/oder klinische Erfahrungen anerkannter Autoritäten ohne transparenten Bezug	C	belegt durch Berichte und Meinungen von Expertenkreisen und/oder klinische Erfahrung anerkannter Autoritäten; weist auf das Fehlen direkt anwendbarer klinischer Studien guter Qualität hin

Die ▸ Tab. 7.4 verdeutlicht die Qualität von Studiendesigns anhand ihrer Zuordnung zu *Evidenzleveln* und *Empfehlungsklassen*.

Zur Recherche von Studien zur Therapie auditiver Verarbeitungsstörungen (Auditory Processing Disorders) wurden gängige Datenbanken durchsucht, u. a. PubMed, EMBASE und SpeechBITE. Es wurden nur sehr wenige Studien höherer Qualität identifiziert, die sich direkt mit der Behandlung auditiver Verarbeitungsstörungen beschäftigen.

In der folgenden Darstellung werden zunächst Arbeiten genannt, die einen Überblick über den aktuellen wissenschaftlichen Stand zu auditiven Verarbeitungsstörungen geben. Danach werden Ergebnisse aus Einzelfall- und Gruppenstudien berichtet. Es folgen nicht randomisierte kontrollierte Studien und schließlich randomisierte kontrollierte Studien. Abschließend werden systematische Reviews und Metastudien vorgestellt.

Übersichtsarbeiten

Weihing, Chermak und Musiek diskutieren in einem Beitrag zum Training basaler auditiver Funktionen eine Vielzahl an Forschungsarbeiten und gehen dabei auch auf die Evidenzlevel der Arbeiten ein [427]. Sie kommen zu dem Ergebnis, dass man auditive Funktionen gut trainieren kann, und dass auf die trainierte Funktion bezogen auch dauerhafte Verbesserungen möglich sind. Einen Transfer des Trainings auf höhere kognitive Funktionen oder sprachliche Fähigkeiten prognostizieren sie nur, wenn Elemente dieser Funktionen ins Training aufgenommen werden, also z. B. mit Silben, Wörtern und Sätzen trainiert wird. Die Arbeit gibt darüber hinaus viele Hinweise für den Aufbau und die effiziente Gestaltung auditiver Trainings.

Bellis und Bellis [28] gehen dezidiert auf Interventionen bei Kindern und Erwachsenen ein: Das Training soll individualisiert sein und neben einem Anpassen der Umgebung und Hilfsmitteln (Wirkung: Bottom-up) einen Mix aus auditorischen Trainings (Bottom-up) und Kompensationstraining (Top-down) enthalten. Die Autorinnen orientieren ihre Interventionsvorschläge an einer neurologisch-funktionell begründeten Differenzierung von AVS in 3 Defizit-Profile und führen eine Vielzahl von Studien für die Wirksamkeit therapeutischer Interventionen an, wobei das Evidenzlevel der Studien nicht angegeben wird.

In einer Übersichtsarbeit über Interventionsmethoden für Erwachsene mit AVS, die nach militärischen Einsätzen Hörverarbeitungsstörungen entwickelt haben, geben Tepe et al. [395] einen systematischen Überblick über technische Hilfsmittel, Hör- und Verhaltensstrategien sowie therapeutische Möglichkeiten und listen bzw. diskutieren eine Vielzahl an Studien. Sie schließen auch Studien mit anderen Störungsbildern ein, bei denen auditorisches Training erprobt wurde.

In den meisten anderen Übersichtsarbeiten wird nicht die Verbesserung der auditiven Funktionen, sondern ausschließlich der Transfer in (schrift-) sprachliche Bereiche getestet. Kiese-Himmel [197] berichtet über wenig bis keine Auswirkungen auditiver Trainingsprogramme auf Sprachentwicklung und Lese-Rechtschreibleistungen. So beschreibt sie, dass nach McArthur [261] ein direktes Training basaler auditiver Leistungen nicht zwangsläufig zu einer Verbesserung von Lese-Rechtschreibfähigkeiten oder der Aufmerksamkeit führt. Berwanger und von Suchodoletz [32] stellten dar, dass ein Ordnungsschwellentraining zur Verbesserung der zeitlichen Verarbeitung zwar zu Verbesserungen der Ordnungsschwelle selbst führte, aber kein Transfer auf sprachliche Leistungen oder Lese-Rechtschreibfähigkeiten erreicht werden konnte. Kiese-Himmel schließt aus den zitierten Studien, dass der Zusammenhang zwischen auditiven Verarbeitungsstörungen und „einer Lernstörung, Leseschwäche, Sprach- oder Verhaltensstörung (…) schwer zu belegen“ ist ([197]: 36). Sie kritisiert, dass aufgrund der international unterschiedlichen Definitionen auditiver Verarbeitungsstörungen die bereits vorhandenen Studien schwer vergleichbar und wenig reliabel sind. Kontrollierte Therapiestudien sind selten und es ist noch unerforscht, mit welcher Trainingsdauer und -intensität bei auditiven Verarbeitungsstörungen vorgegangen werden sollte. Insbesondere der Nachweis „nachhaltiger Transfereffekte auf Lautdifferenzierung, Sprachkompetenz oder den Schriftspracherwerb“ fehle ([197]: 37).

Miller thematisiert in einer Übersichtsarbeit den Zusammenhang von auditiver Verarbeitung und Sprachstörung und bezieht sich ebenfalls darauf, dass sehr viele unterschiedliche und kontroverse Theorien zur auditiven Verarbeitung existieren [271]. Als Lösung werden Befunde der neurophysiologischen Forschung gesehen, die zukünftig mehr Aufschluss über den Prozess der auditiven Verarbeitung und ihre Relevanz für die Sprachverarbeitung geben könnten. Auch Moore [276] schließt sich der Meinung der divergierenden Theorien zur auditiven Verarbeitung an, hält es aber für wichtig, dass Forschende und klinisch tätige Therapeut*innen zusammenarbeiten, um Theorien zu überprüfen und therapeutische Maßnahmen zu verbessern. Die Einbeziehung eines multiprofessionellen Teams zur Diagnosestellung und Behandlung von AVS wird auch von Witton gefordert [442].

In der Leitlinie der DGPP [92] werden Studien zur Evidenzlage auditiver Verarbeitungsstörungen aufgeführt, und die Evidenzlage wird überwiegend als positiv beschrieben. Die DGPP sieht den Nutzen auditiver Trainingsprogramme, insbesondere bei Verwendung eines sprachgebundenen Trainings, auf der Basis diverser Studien als gegeben an [41], [155], [156], [162], [403] und hält auch Transfereffekte auf Sprach- oder Lese-Rechtschreibentwicklung für belegt. Dabei werden vor allem Studien zur Verbesserung von Lesestörungen aufgeführt [148], [245], [352]. Für sprachfreie Trainingskonzepte werden zwar einige positive Belege zitiert, aber vor allem Studien und Übersichtsarbeiten aufgeführt, bei denen der Nutzen sprachfreier Aufgaben nicht bestätigt werden konnte (z. B. [41]), sodass rein sprachfreie Programme nicht empfohlen werden. Zudem schränkt die DGPP die Bedeutung der zur Evidenzlage zitierten Studien wie folgt ein: „Die bisher vorhandenen Daten und der Mangel an kontrollierten klinischen Studien [...] erlauben derzeit lediglich eine zurückhaltende Bewertung vieler Studien und insofern noch keine definitive Bewertung einzelner Behandlungsformen. Die Prognose von AVWS kann daher ebenfalls noch nicht abschließend eingeschätzt werden. Es zeichnet sich ab, dass Betroffene im Laufe ihres Lebens bei anspruchsvollen Hörsituationen immer wieder Einschränkungen erfahren. Deshalb sollen die behandelnden Fachärzte auf die Notwendigkeit einer wiederholten Beratung und Behandlung hinweisen.“ ([92]: 60).

Einzelfall- und Gruppenstudien

Diverse Studien beschäftigen sich mit der Anwendung **sprachfreier Trainingsverfahren** bei Kindern mit auditiven Verarbeitungsstörungen. Allerdings sind die Studienergebnisse eher ernüchternd, wie von Suchodoletz [385] deutlich macht. Er bezieht sich auf therapeutische Methoden wie Tondifferenzierungstraining, Hochtontraining, Lokalisationstraining mit Tönen oder Geräuschen, Ordnungsschwellentraining, dichotische Höraufgaben sowie die aus diesen Methoden entwickelten Konzepte wie die **Tomatis-Therapie**, das **Audio-Vokale-Integrative Training**, **Fast ForWord** und das **Automatisierungstraining**. Von Suchodoletz kritisiert, dass die Studienergebnisse nicht nur widersprüchlich sind, sondern auch unabhängige Studien fehlen, um die Ergebnisse der von den Vertretern der genannten Methoden durchgeführten Studien zu replizieren. Damit fehlen Wirksamkeitsnachweise, die für die Empfehlung des Einsatzes therapeutischer Methoden grundlegend sind. Gerade die von Tallal und Mitarbeitenden veröffentlichten Studienergebnisse zum Trainingsprogramm **Fast ForWord** [269], [387] konnten in neueren Studien nicht bestätigt werden [77], [377]. Krishnamurti et al. zeigen allerdings, dass sich nach einem Training mit **Fast ForWord** signifikante Änderungen der neuronalen Aktivitäten mittels sprachevozierter Hirnstammpotenziale nachweisen ließen [221].

Als problematisch wird auch das **Ordnungsschwellentraining** betrachtet. Während Tewes, Steffen und Warnke [396] von Verbesserungen der Rechtschreibleistungen berichten, zeigt sich in einer Studie von Berwanger und von Suchodoletz weder eine Leistungsverbesserung bei sprachlichen noch bei schriftsprachlichen Leistungen [32]. Auch zum finnischen PC-Programm **Audiolex** liegen sich widersprechende Ergebnisse vor [385]. Das Programm **LiSN & Learn** [68] zum Training des binauralen Hörens zeigt in einer Erprobung, dass Kinder ab 6 Jahren in der Lage waren, das Training durchzuführen und Eltern und Kinder von Verbesserungen berichteten [67], eine randomisierte kontrollierte Studie steht dazu noch aus. Murphy und Schochat analysierten die Effekte eines nichtsprachlichen auditiven Trainings bei Kindern mit Lesestörungen. Sie stellten sowohl Verbesserungen der trainierten Leistungen als auch der phonologischen Bewusstheit und des Textlesens fest [282].

Von Suchodoletz bezieht eine klare Stellung gegenüber sprachfreien Trainingsverfahren bei auditiven Verarbeitungsstörungen und hält deren Einsatz für unangemessen [385]. Therapiemethoden mit sprachorientierten Aufgaben unter Einbindung höherer kognitiver Funktionen betrachtet von Suchodoletz hingegen als Sprachtherapie und spricht sich für eine Abgrenzung solcher Methoden zu auditiven Trainingsverfahren mit sprachfreien Aufgaben aus. Die kritische Betrachtung sogenannter basaler auditiver Trainingsverfahren wird von diversen Autor*innen unterstützt [4], [319].

Hinsichtlich eines sprachorientierten Trainings bei Kindern mit auditiven Verarbeitungsstörungen ist die Evidenzlage noch uneindeutig. Hesse et al. führten bei 34 Kindern mit AVS eine stationäre Intensivtherapie durch [156]. Neben einem auditorischen Training mit sprachfreien Aufgaben wurden metalinguistische (z. B. Segmentierung) und metakognitive Strategien (z. B. Aufmerksamkeit, Merkfähigkeit) geübt. Es zeigten sich signifikante Verbesserungen in audiologischen Testverfahren, aber auch in Tests zur psycholinguistischen Entwicklung, Aufmerksamkeit und Lese-Rechtschreibfähigkeit. Bereits diese Studie verdeutlicht die Schwierigkeit der Evidenzbewertung von Studien zur auditiven Verarbeitung, da bei einer Kombination von *sprachfreien* und *sprachgebundenen Verfahren* sowie unter Einbeziehung von *Bottom-up-* und *Top-down-Strategien* nicht nachvollzogen werden kann, welche Trainingsaspekte letztlich zu den beobachteten Verbesserungen geführt haben. Sie spiegelt aber auch wider, dass in der Literatur häufig die kombinierte Nutzung eines *auditiven Trainings* mit der Vermittlung von *Top-down-Strategien* befürwortet wird [1], [26], [28], [92], [241].

In 2 Einzelfallstudien im Cross-over-Design behandelte Lauer [231] 2 Kinder im Alter von 5–6 Jahren, bei denen mittels audiometrischer und psychometrischer Testverfahren eine auditive Verarbeitungsstörung diagnostiziert wurde. Es erfolgte eine sprachgebundene Behandlung der Funktionen *Analyse* sowie *Speicherung und Sequenz*. Dabei kam es sowohl zu signifikanten intraindividuellen Leistungsverbesserungen als auch zu interindividuellen Leistungsunterschieden. In beiden Test- bzw. Behandlungsbereichen konnten bei beiden Kindern signifikante Leistungsverbesserungen beobachtet werden. Dabei waren die Verbesserungen bei einem der Kinder deutlich höher und stabiler als bei dem anderen Kind. Dies betraf vor allem die Leistungen im Silbengedächtnis. Einzelne Leistungen zeigten sich erst über die Zeit hinweg als signifikant, wobei der größte Leistungszuwachs jeweils direkt nach der spezifischen Intervention zu beobachten war. Rückblickend ist kritisch zu betrachten, dass es sich nach dem zwischenzeitlich aktualisierten Modell der auditiven Verarbeitung bei den in die Behandlung integrierten Funktionen nicht um Funktionen der auditiven Verarbeitung handelt. Somit wäre in weiteren Studien der Fokus auf das sprachorientierte Training auditiver Funktionen zu legen und dessen Nutzen für die auditive Verarbeitung zu überprüfen.

Nicht randomisierte kontrollierte Studien

Veuillet et al. konnten nach Durchführung eines *audiovisuellen Trainings* bei Kindern mit Dyslexie signifikante Verbesserungen des Lesens nachweisen [417]. Die Fähigkeit zur kategorialen Lautwahrnehmung der behandelten Kinder näherte sich der Leistung unauffälliger Kinder an. Sie schließen daraus, dass das Training bestimmter Prozesse der auditiven Verarbeitung die Leseleistung verbessern kann.

Vilela et al. untersuchten die zeitliche Verarbeitung bei 15 Kindern im Alter von 7–10 Jahren mit phonologischen Störungen, die ein Training der auditiven Verarbeitung erhielten [418]. Es wurden 3 Gruppen mit je 5 Kindern zusammengestellt: Eine Kontrollgruppe mit Kindern ohne auditive Verarbeitungsstörung und 2 Interventionsgruppen mit Kindern mit auditiver Verarbeitungsstörung, die jeweils 8 Therapien erhielten. Bei der einen Gruppe wurde ein Training auditiver Teilfunktionen und bei der anderen Gruppe ein Training höherer kognitiver Funktionen durchgeführt. Beide Interventionsgruppen zeigten Verbesserungen in abschließenden Testverfahren und unterschieden sich statistisch nicht voneinander.

Ein systematisches Therapieprogramm zur Sprachverarbeitung in Ruhe und während Störgeräuschen sowie zum dichotischen Hören untersuchten Putter-Katz et al. [323], [324]. Dazu verglichen sie die Leistungen einer Interventionsgruppe von 20 Kindern mit AVS mit denen einer Kontrollgruppe von 10 Kindern mit AVS ohne spezifische Behandlung. Die Therapie erfolgte Top-down und Bottom-up. Im Mittelpunkt standen die Modifikation der Hörumgebung, ein gezieltes Training des Hörverstehens und der Einsatz kompensatorischer Strategien. Es konnten Verbesserungen der Spracherkennung im Störgeräusch nachgewiesen werden, während bei der Kontrollgruppe keine Verbesserungen zu beobachten waren. Die Autor*innen führen dies auf ein erfolgreiches auditives Training zurück. Allerdings kann durch die Kombination therapeutischer Methoden der letztliche Wirkfaktor nicht eindeutig bestimmt werden.

Troia et al. untersuchten die Effektivität des Programms **Fast ForWord** bei Kindern mit Lernschwäche [405]. Die Leistungen der Interventionsgruppe wurden mit den Leistungen einer unbehandelten Kontrollgruppe verglichen. Der Vergleich bezog sich auf die mündliche Sprachkompetenz, die phonologische Verarbeitung, basale Lesefertigkeiten und das Verhalten in der Klasse. Nach der Intervention in der Therapiegruppe war bis auf den Bereich der mündlichen Sprachproduktion kein Unterschied in den Leistungen von Interventions- und Kontrollgruppe feststellbar. Lediglich beim Vergleich der Kinder mit den schlechtesten Leistungen aus beiden Gruppen zeigten die Kinder der Interventionsgruppe bessere Leistungen in weiteren Teilleistungen. Insgesamt hatte das Training mit **Fast ForWord** nur eine leichte positive Wirkung, die auch aufgrund der methodischen Schwächen der Studie mit Vorbehalt zu betrachten ist.

In einer Studie erprobten Barker und Bellis [19] die Wirksamkeit des Computer-/Tablet-basierten dichotischen Hörtrainingsprogramms **Zoo Caper Skyscraper** (ZCS) und fanden erste Belege für eine Wirksamkeit (vgl. auch [27], [28]). Positive Berichte von Untersuchungen zu dichotischen Hörtrainings mit sprachlichem Material kamen auch aus anderen Arbeitsgruppen [427].

Randomisierte kontrollierte Studien

Loo et al. [241] untersuchten in einer randomisierten kontrollierten Studie die Wirksamkeit auditiven Trainings bei 39 Kindern (7–11 Jahre) mit AVS-Diagnose. Die Kinder wurden randomisiert (nur auf Gender kontrolliert) entweder der Interventions- oder der Kontrollgruppe zugewiesen. Die Interventionsgruppe erhielt ein computerbasiertes Trainingsprogramm mit verschiedenen sprachbasierten Übungen über 3 Monate, je 5 Tage/Woche. Die Kontrollgruppe erhielt das übliche AVS-Behandlungsprogramm ohne zusätzliche Trainings. Die Kinder der Interventionsgruppe verbesserten sich in ihrem Hörverstehen im Störgeräusch in verschiedenen, am realen Leben orientierten Tests, signifikant. Die Verbesserungen wurden per Fragebogen-Rückmeldung auch aus dem Alltag der Kinder bestätigt. Bei den Kindern der Kontrollgruppe wurden keine Verbesserungen registriert. Die Autorinnen schlussfolgern: „The observed correlation between improved functional listening with improved speech-in-noise perception in the trained group suggests that improved listening was a direct generalization of the auditory training".

Osisanya und Adewunmi [307] führten eine randomisierte kontrollierte Studie durch, an der 80 Kinder (7–11 Jahre) mit AVS-Diagnose teilnahmen. Die Kinder wurden randomisiert zu 4 Gruppen zugeteilt: Eine Kontrollgruppe blieb ohne Intervention. Eine Gruppe trainierte computerbasiert gezielt Hören im Störlärm und das Lokalisieren von Geräuschen. Die dritte Gruppe trainierte Hör-Aufmerksamkeit, Arbeitsgedächtnis und gemeinsames Lesen. Die vierte Gruppe bekam eine Kombination aus Hör- und kompensatorischem Training. Die Ergebnisse zeigten signifikante Verbesserungen in allen Trainingsgruppen, wobei sich die Kombinationstherapie am erfolgreichsten zeigte.

Strehlow und Mitarbeitende [378] konnten in einer randomisierten kontrollierten Gruppenvergleichsstudie mit 44 Kindern mit Dyslexie (2. Klasse) zeigen, dass tägliche, computerbasierte Trainings über 4 Wochen die Ton- bzw. Phonem-Verarbeitung der Kinder signifikant verbessern konnten. Eine nachhaltige Transferleistung auf Lesen und Schreiben konnte jedoch nicht erreicht werden. Zu einem ähnlichen Ergebnis kamen Given et al. in einer Studie mit 65 Schulkindern (Klasse 6–8) mit Leseschwäche [124].

Sharma et al. verglichen in ihrer randomisierten kontrollierten Studie Bottom-up- und Top-down-orientierte Interventionsansätze bei 55 Schulkindern mit auditiven Verarbeitungsstörungen im Alter von 7–13 Jahren [360]. Eine Gruppe erhielt ein Bottom-up-Training mit Aufgaben zur auditiven Perzeption, Diskrimination und phonologischen Bewusstheit. Die andere Gruppe führte ein Top-down-Training mit sprachlichen Aufgaben durch. In beiden Gruppen waren Kinder mit und ohne FM-Anlagen. Eine dritte Gruppe diente als Kontrollgruppe. Innerhalb der 6-wöchigen Intervention wurden 1–2 Stunden täglich selbstständige Übungen zu Hause unter Anleitung der Eltern durchgeführt. Einmal pro Woche gab es eine Sitzung mit einer Therapeutin. Die Probanden beider Interventionsgruppen zeigten Leistungsverbesserungen, während sich die Leistungen der Probanden der Kontrollgruppe nicht veränderten. Einschränkend ist zu sehen, dass auch hier nicht reine auditive Verarbeitungsleistungen trainiert wurden, sondern sowohl beim Bottom-up- als auch beim Top-down-Training höhere kognitive Funktionen bzw. kompensatorische Strategien. Damit kann kein Rückschluss auf eine rein auf auditiven Teilfunktionen basierende Behandlung gezogen werden.

Systematische Reviews und Meta-Analysen

Es gibt verschiedene Meta-Analysen und systematische Reviews zur Wirksamkeit von auditiven Trainings. Die Mehrheit der diskutierten Studien prüft jedoch nicht, ob sich durch die Intervention die auditive Verarbeitung verbessert, sondern ob sich höhere kognitive Fähigkeiten wie Lesen oder Schreiben verbessert haben. Nur wenige Studien untersuchten, wie sich auditive Trainings direkt auf die auditorische Verarbeitung auswirken. Einige dieser Studien diskutieren Weihing, Chermak und Musiek [427] in einer Übersichtsarbeit mit 14 Studien, wobei die Studien zu 4 Evidenzleveln zugeordnet wurden. Nur eine Studie wurde als randomisierte kontrollierte Studie in das hochwertigste „Level 1" eingeordnet, 3 Studien arbeiteten zwar nicht mit randomisierten Designs, aber mit Kontrollgruppen (= Level 2/3). Die restlichen 11 Studien entsprachen mit „Level 4" Beobachtungsstudien ohne Kontrollgruppen oder waren Einzelfallbeschreibungen. Trainiert wurde entweder die temporale Verarbeitung (schnelle Änderungen im auditorischen Signal) oder das dichotische Hören bzw. es kamen mehrere aufeinander abgestimmte Interventionen zum Einsatz.

In der Zusammenschau der ihnen vorliegenden Daten kommen Weihing et al. [427] zu dem Fazit: „Although efficacy data in this area are still emerging, current findings support the use of AT for treatment of auditory difficulties." Für ein erfolgreiches auditives Training empfehlen sie kurze Trainingseinheiten, die sich individuell an die Leistungen anpassen (adaptives Training) und motivationale Unterstützung. Als besonders wichtig wird hervorgehoben, dass der Trainingseffekt größer wird, wenn die trainierenden Personen wissen, was durch das Training erreicht werden soll und sich mit diesem Ziel auch identifizieren.

Ein Transfer des auditiven Trainings in höhere kognitive Fähigkeiten wie Lesen wird nach Weihing et al. davon beeinflusst, ob das Training zumindest Elemente der höheren Fähigkeiten enthält: „[…] the magnitude of the transfer effect is larger for tasks that are more similar to the trained task." Diese Einschätzung steht im Einklang mit mehreren anderen Übersichtsarbeiten, deren Outcome-Variablen vor allem Veränderungen bei höheren kognitiven Fähigkeiten waren und die einen allenfalls schwachen Effekt von auditivem Training berichten.

In der *Cochrane Library* (www.thecochranelibrary.com), in der qualitativ hochwertige systematische Reviews zu finden sind, gelangt man u. a. zu einem Review von Fey et al. [108]. Berichtet wird über 23 Fachartikel mit 25 Studien zur Behandlung auditiver Verarbeitungsstörungen bei 6–12-jährigen Schulkindern mit AVS (6 Artikel) und/oder Sprachstörung (17 Artikel), die mit 9 Schlüsselwörtern in Peer-Review-Zeitschriften identifiziert wurden. In den Studien wurden verschiedene therapeutische Methoden genutzt: **traditionelles Hörtraining** (z. B. auditive Diskrimination, Sprachverstehen im Störgeräusch), das der Klangtherapie ähnelnde **Auditive Integrationstraining** (AIT) und die PC-Therapieprogramme **Fast ForWord** bzw. **Earobics**. Die Studien wurden anhand des ASHA-Levels-of-Evidence-Schemas [330] bewertet. Es zeigte sich, dass sich auditive Leistungen zwar mitunter verbesserten, ein nachhaltiger Effekt für sprachliche oder schriftsprachliche Leistungen wurde jedoch nicht registriert. Bellis et al. [24] kritisieren den Beitrag von Fey et al. und zeigen dabei grundlegende methodische Probleme in der AVS-Effizienz-Literatur auf: Heterogene Gruppen von Studienteilnehmenden (u. a. Personen mit AVS, Dyslexie, SES und Mischformen), fehlende Kontrollgruppen, unkontrolliertes Vermischen von AV- und höheren kognitiven Fähigkeiten sowohl beim Testen als auch bei der Intervention. Bellis et al. [24] raten, mehr direkte Interventionsmethoden zur Verbesserung der auditiven Verarbeitung statt alternativer Methoden wie AIT in systematische Reviews einzubeziehen.

Ein Grund für die methodischen Probleme kann darin liegen, dass das Team um Tallal und Merzenich in ihrer viel beachteten Studie [387] Daten berichtet hatte, die eine direkte Verbesserung sprachlicher Fähigkeiten durch sprachfreies computergestütztes auditives Training nahelegten. Der systematische Review von Loo et al. [242] betrachtet solche computerunterstützten Behandlungen auditiver Verarbeitungsdefizite bei Kindern mit Sprach-, Lern- und Lesestörungen, wobei überwiegend die Trainingsprogramme **Fast ForWord** und **Earobics** zum Einsatz kamen. Beide Programme hatten, abgesehen von einem Einfluss auf die phonologische Bewusstheit, nur geringe Auswirkungen auf die Sprach-, Lern- und Leseleistungen. Loo et al. halten eine Verbesserung des Lesens dann für möglich, wenn zum Training eine audio-visuelle Methodik eingesetzt wird. Allerdings sind die bislang vorliegenden Befunde nicht eindeutig genug, um dies zu bestätigen.

Auch in der Meta-Analyse von Strong et al. [379] wurde die Effektivität des Therapieprogramms **Fast ForWord** untersucht, das auf die Verbesserung von Sprach- und Lesefertigkeiten bei Kindern ausgerichtet ist. Dazu wurden die Daten der Outcome-Messungen zur Sprache und zum Lesen aus den systematisch recherchierten randomisierten kontrollierten Studien und Gruppenvergleichsstudien im Hinblick auf die Interventions- und Kontrollgruppen miteinander verglichen. Beim Vergleich von Interventions- und Kontrollgruppe zeigten sich auch hier keine signifikanten Therapieeffekte. Entsprechend dieser Datenauswertung gibt es keine Evidenz dafür, dass das Programm **Fast ForWord** geeignet wäre, Störungen der Sprache oder des Lesens zu behandeln. Zum gleichen Ergebnis kommt die kontrollierte randomisierte Studie von Strehlow et al. [378] mit 29 deutschsprachigen dyslektischen Kindern (14 Intervention, 15 Kontrollen). Sie berichten, dass die auditive Verarbeitung durch auditives Training deutlich verbessert werden kann. Die Transfereffekte, die aufgrund der Daten von Tallal [387] zu erwarten gewesen wären, blieben jedoch aus (siehe auch [41], [377]). Auch die im Kap. Lese-Rechtschreibschwierigkeiten bereits zitierte Metastudie von Ise et al. [168] stützt die These, dass Interventionen, die an den spezifischen Defiziten des Lesens und Schreibens direkt ansetzen, sprachfreien Trainingsmethoden deutlich überlegen sind. Die Autoren empfehlen die direkte Förderung des Lesens und Schreibens mittels einer mindestens 20-wöchigen Einzel- oder Gruppentherapie.

In der *Cochrane Library* gibt es außerdem einen systematischen Review zur Klangtherapie bei Kindern und Erwachsenen im Autismus-Spektrum [363]. Der Review umfasst 6 randomisierte kontrollierte Studien zur **Auditorischen Integrationstherapie** (**AIT**) und eine randomisierte kontrollierte Studie zur **Tomatis-Methode**. 5 Studien wurden mit weniger als 20 Personen durchgeführt, und in allen Studien waren die Gruppenzuteilungen inadäquat. Die Outcome-Messungen waren so unterschiedlich, dass keine Meta-Analyse der Daten möglich war. 3 Studien zur AIT berichteten über Verbesserungen, in den 3 anderen AIT-Studien zeigten sich keine Verbesserungen. In der Studie zur Tomatis-Therapie zeigten sich Sprachverbesserungen – allerdings in der Therapie- und der Kontrollgruppe. Lediglich 2 Outcome-Messungen in 2 der 7 Studien zeigten überhaupt statistisch signifikante Verbesserungen. Insgesamt gab es keinen Hinweis darauf, dass die AIT oder andere klangtherapeutische Maßnahmen bei Personen im Autismus-Spektrum effektiv sind. Daraus schließen Sinha et al. [363], dass die vorliegenden Daten die Durchführung einer Klangtherapie wie der AIT derzeit nicht stützen.

7.2.7 Evidenzbasierte Entscheidungsfindung in der Behandlung auditiver Verarbeitungsstörungen

Die Auswahl adäquater diagnostischer und therapeutischer Methoden basiert nach [34], [95] im Rahmen der *evidenzbasierten Praxis* auf 3 Komponenten (▶ Abb. 7.3):

- externe Evidenzen
- klinisch-therapeutische Expertise
- Patientenerfahrung und -präferenz

Externe Evidenzen beziehen sich auf das zum Zeitpunkt der Entscheidungsfindung vorliegende Wissen aus aktuellen und möglichst qualitativ hochwertigen Studien in Bezug auf eine spezielle Problemstellung. Diese Evidenzen sind über die Recherche relevanter Literatur zur Fragestellung, insbesondere hochqualitativer systematischer Reviews (z. B. *Cochrane Reviews*), und die Analyse aktueller Leitlinien zu identifizieren. Die Auswahl der anzuwendenden Methode richtet sich zudem nach der Expertise und den Erfahrungen der Therapeut*innen auf der einen Seite und den Präferenzen und Erfahrungen der Patient*innen auf der anderen Seite. So kann es notwendig sein, dass für den Einsatz einer bestimmten evidenzbasierten Methode eine spezielle Qualifikation der Therapeutin bzw. des Therapeuten notwendig ist, die diese nicht hat oder nicht kurzfristig erwerben kann. Dann wäre eine andere Methode auszuwählen, die eine vergleichbare Effektivität zeigt oder eine andere Therapeutin bzw. ein anderer Therapeut zu empfehlen, die bzw. der die recherchierte Methode anwenden kann. Außerdem ist denkbar, dass die Patientin bzw. der Patient bereits mit einer, laut Evidenzen empfohlenen Methode negative Erfahrungen gemacht hat und diese nicht anwenden möchte oder über gute Erfahrungen mit einer Methode berichtet, die keine Evidenzbasierung aufweist. Hier sollte eine besonders intensive Beratung der Patient*innen stattfinden, um z. B. herauszufinden, welche negativen Erfahrungen gemacht wurden und sie für eine erfolgversprechendere Methode zu motivieren.

► Abb. 7.4 zeigt den Weg der evidenzbasierten Entscheidungsfindung. Im Idealfall liegen mehrere wissenschaftlich abgesicherte Methoden vor, aus denen Therapeut*innen die zu ihnen und den jeweiligen Patient*innen passenden Methoden auswählen kann. Dieser Idealfall der evidenzbasierten Praxis (Evidence-based Practice) trifft im Bereich der Logopädie aufgrund der derzeit bestehenden Forschungslücken häufig nicht zu. Daher muss bei fehlender Auswahl von evidenzbasierten Methoden oder in Ermangelung jeglicher evidenzbasierter Methode eine wissenschaftlich begründete Entscheidung für die therapeutische Vorgehensweise getroffen werden. Diese Vorgehensweise entspricht einer wissenschaftlich basierten Praxis (Science-based Practice, [240]). Die Umsetzung der Methode ist unbedingt systematisch zu evaluieren, um den Therapieverlauf zu registrieren und ggf. notwendige Modifikationen vorzunehmen. Gezieltes Monitoring erfasst die Wirksamkeit der eingesetzten Methode, was als praxisbasierte Evidenz bezeichnet wird (Practice-based Evidence, [240]). Damit wird deutlich, dass es nicht genügt, eine Methode einzusetzen, die von Therapeut*innen als effektiv eingeschätzt wird. Vielmehr besteht die Notwendigkeit, diese Effektivität anhand kontinuierlich erhobener Daten nachzuweisen. Hierzu sollten nicht nur die Veränderungen geübter Leis-

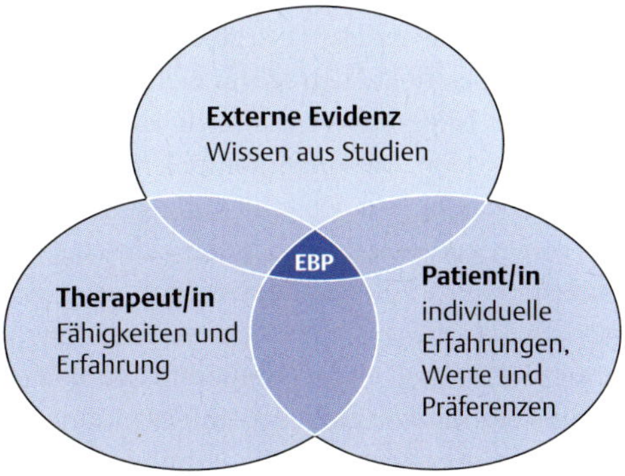

Abb. 7.3 Modell der evidenzbasierten Praxis (EBP; nach Dollaghan [95]).

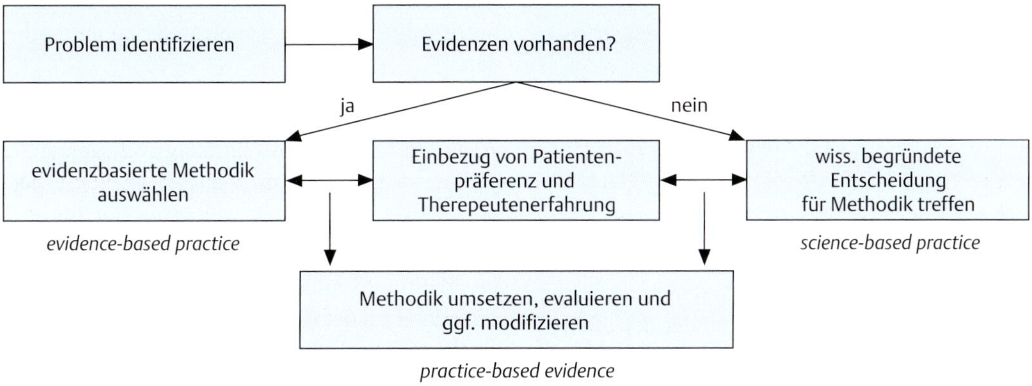

Abb. 7.4 Modell der evidenzbasierten Entscheidungsfindung.

tungen überprüft werden, sondern auch Übertragungseffekte auf andere Leistungsbereiche sowie Nachhaltigkeitseffekte betrachtet werden.

Von einer belegten Wirksamkeit kann erst gesprochen werden, wenn umfangreiche und *kontrollierte klinische Studien* mit homogenen Gruppen von Studienteilnehmenden durchgeführt wurden [197]. AVS-Behandlungsverfahren erfüllen diesen Anspruch bisher noch nicht. Dennoch konnte in Einzelfall- oder kleineren Gruppenstudien die Wirksamkeit einzelner Interventionen belegt werden. Um sich für Behandlungsmethoden zu entscheiden, sollten Therapeut*innen:

- einen Überblick über mögliche Behandlungs-/Trainingsmethoden und ggf. dazu vorliegende wissenschaftliche Studien haben
- auf Grundlage der Diagnostikergebnisse und den Auswirkungen im Alltag Teilleistungsbereiche wählen, die in der Therapie geübt werden sollen
- Therapieverfahren/Übungen auswählen, die unter den individuellen Rahmenbedingungen möglich und sinnvoll erscheinen (therapeutisches/häusliches Setting, persönliche Voraussetzungen, Bedürfnisse und Motivation der Betroffenen)

Es ist sicherzustellen, dass die eingesetzten Methoden nicht nur zu Verbesserungen der trainierten Leistungen führen, sondern nachweisbare positive Auswirkungen auf die im Alltag vorliegende Problematik der Betroffenen haben. Können solche Verbesserungen nicht nachgewiesen werden, sollte die angewendete Methode kritisch hinterfragt und ggf. nicht fortgeführt werden.

✔ Merke

„Ist die Therapie zur auditiven Verarbeitung erfolgreich abgeschlossen, bedeutet dies nicht, dass sich auch zwangsläufig sprachliche Kompetenzen (Spracherwerb, Lese-Rechtschreib-Fertigkeiten) gebessert haben müssen." ([318]: 8)

Gut dokumentierte Behandlungsversuche sollten sich an den individuellen AVS-Symptomen und den Bedürfnissen und Fähigkeiten der Betroffenen ausrichten und den Personen mit AVS nachvollziehbar erklärt werden. Partizipation und Motivation sind wichtige Faktoren für den Therapieerfolg. Auf dieser Grundlage können subjektiv wahrgenommene und/oder objektiv messbare Verbesserungen zentraler Hörprozesse und Erleichterungen im Alltag erreicht werden.

Die Wirksamkeit alternativer Hörtrainingsprogramme – wie Klangtherapie oder technische Ansätze mit sprachfreien Stimuli – konnte bislang wissenschaftlich nicht nachgewiesen werden, weshalb sie für die Behandlung von AVS nicht empfohlen werden [1], [385].

Bei der Behandlung von AVS kann ein *sprachgebundenes auditives Training* versucht werden. Solange die Wirkmechanismen und Methoden zur AVS nicht bekannt bzw. nicht hinreichend gesichert sind, sollte das Training sowohl *Bottom-up-* als auch *Top-down-orientierte Aspekte* enthalten [318]. Da signifikantes auditives Lernen bereits während kurzer Trainingsphasen als möglich erachtet wird [197], kann ein sprachgebundenes auditives Training über einen Zeitraum von 10 Therapieeinheiten erprobt werden. Dieser Umfang entspricht der Anzahl der mit einer Erstverordnung verbundenen Therapieeinheiten gemäß Heilmittelrichtlinien. Zeigt die therapiebegleitende Evaluation Erfolge, die auch einen Bezug zu sprachlichen und/oder schriftsprachlichen Fähigkeiten aufweisen, erscheint eine Folgeverordnung angemessen.

7.2.8 Konzept für eine funktionsbasierte AVS-Therapie

Therapeutischer Ansatz

Bei der Durchführung eines auditiven Trainings sind eine Bottom-up- und eine Top-down-orientierte Vorgehensweise voneinander zu unterscheiden.

Ein Bottom-up-Training setzt an den beeinträchtigten Funktionen direkt an und versucht, die Leistungen in diesen Funktionen sukzessive zu steigern. Dabei wird möglichst an Funktionen angesetzt, die als Basis für darauf aufbauende Funktionen gesehen werden. Im Rahmen der auditiven Verarbeitung würde bei Störungen in der Diskrimination und der dichotischen Diskrimination beispielsweise zunächst an der Diskrimination gearbeitet, bevor die darauf aufbauende dichotische Diskrimination geübt wird. Bei einem Top-downorientierten Vorgehen stehen Strategien im Vordergrund, mit denen Funktionsbeeinträchtigungen kompensiert werden können. Beispielsweise können Gedächtnisstrategien wie die interne Wiederholung dabei helfen, die Merkfähigkeit zu unterstützen. Sinnvollerweise sollte sowohl Bottom-up- als auch Top-down-orientiert geübt werden. Die Kombination beider Vorgehensweisen soll die bestmögliche Ausführung der jeweils beeinträchtigten Funktion unterstützen.

Aufgrund hirnorganisch unterschiedlich angenommener Verarbeitungsgebiete für die Verarbeitung von Geräuschen bzw. Sprache ist nicht anzunehmen, dass sich Übungseffekte von der außersprachlichen auf die sprachliche Ebene übertragen lassen. Daher sind in der Behandlung sprachliche Items zu nutzen. Auf diese Weise lassen sich auch die durch die Heilmittel-Richtlinien vorgegebenen zeitlichen Ressourcen optimal nutzen.

Visuelle und taktil-kinästhetische Verarbeitung können ggf. unterstützend eingesetzt werden. Beispielsweise kann über das Mundbild eine vorübergehende visuelle Unterstützung für die Lautdiskrimination erfolgen. Eine taktil-kinästhetische Hilfe kann darin bestehen, die lautlichen Merkmale stimmhaft und stimmlos über die Vibration des Kehlkopfs zu verdeutlichen. Idealerweise sollten visuelle und taktil-kinästhetische Hilfestellungen schrittweise ausgeblendet werden. Bei erheblichen auditiven Defiziten können sie aber auch langfristig als kompensatorische Möglichkeiten genutzt werden.

Obwohl das Konzept vor allem die Förderung der auditiven Verarbeitung zum Ziel hat, sollen Einflussfaktoren und kognitive Funktionen nicht außer Acht gelassen werden. Die individuellen Schwierigkeiten sind im Gesamtzusammenhang des Störungsbilds zu sehen und nicht auf die auditive Verarbeitung zu beschränken. Liegen allerdings ausschließlich Störungen im Bereich höherer kognitiver Funktionen im Sinne einer Störung der phonologischen Bewusstheit vor, sollte nicht von einer AVS gesprochen werden. Ebenso verhält es sich mit ausschließlichen Störungen im Bereich der Aufmerksamkeit und/oder Speicherung und Sequenz.

Liegt zusätzlich eine Sprachentwicklungsstörung vor ist es wichtig, die vorgeschlagenen Übungen als einen Bereich der Behandlung sehen, die einen Teil der Therapiestunde umfassen können und diese nicht ganz ausfüllen müssen. Teilweise können sie als Vorbereitung für die Arbeit an expressiven Leistungen gesehen werden.

Methodisches Vorgehen

Das vorliegende Therapiekonzept orientiert sich an dem in diesem Buch diskutierten Modell der auditiven Verarbeitung und umfasst auditive Teilfunktionen, die Einflussfaktoren *Aufmerksamkeit* und *Merkfähigkeit* sowie höhere kognitive Funktionen. Je nach Funktion und Art der Übungen richtet es sich vor allem an Kinder im *Vorschulalter*, 4–6-jährige Kinder, oder im *frühen Grundschulalter*, ca. 7–8-jährige Kindern. Viele Übungen und Materialien können allerdings adaptiert und auch für die Therapie von Jugendlichen und Erwachsenen genutzt werden. Bei der Auswahl und Erstellung von Übungsmaterialien sollte darauf geachtet werden, dass für die Betroffenen möglichst durchgängig eine Alltagsrelevanz erkennbar bzw. der Sinn der Übungen nachvollziehbar ist (vgl. [281]). Beispielsweise können Arbeitsblätter und Wortlisten zum Hörtraining Vokabular aus dem Schul-, Ausbildungs- oder Arbeitskontext der Betroffenen enthalten oder herausfordernde Hörsituationen und entsprechende Kompensationsmöglichkeiten individueller Alltagssituationen analysiert und erarbeitet werden. Über die Chatbots von Large Language Models (LLM, z. B. ChatGPT) kann Material erstellt werden, das ganz gezielt auf die individuellen Bedürfnisse der Betroffenen ausgerichtet ist. Bei der Erstellung ist darauf zu achten, dass weder persönliche noch gesundheitsbezogene Daten an den Chatbot weitergegeben werden.

Die Behandlung soll ermöglichen, die individuell betroffenen Funktionen auf genau der Ebene zu behandeln, die Störungen aufweist. Das *kleinschrittige Übungsprogramm* dient Therapeut*innen als Hilfestellung zur Therapieplanung. Vorrangiges Ziel ist eine am spezifischen Störungsbild orientierte Therapie. Dazu müssen die *individuell* betroffenen Bereiche ermittelt werden. Innerhalb dieser Bereiche sollte die Behandlung auf der Ebene ansetzen, die von den Betroffenen gerade noch bewältigt werden kann. Davon ausgehend ist auf schwierigere Übungen überzugehen.

Bei dem vorgestellten Übungskonzept handelt es sich um eine *exemplarische* Darstellung von aufeinander aufbauenden Übungsmöglichkeiten, die die Therapeut*innen beliebig umstellen, wiederholen, erweitern oder deren Struktur sie auf andere Übungsideen übertragen können.

Bei Kindern ist eine Einbeziehung der Eltern als *Ko-Therapeut*innen* zur Steigerung des Übungseffekts im Rahmen häuslicher Übungen sinnvoll. Sie sollten immer über Ziel und Erfolg der durchgeführten Übungen informiert werden.

Das im Anhang befindliche Übungsprogramm gliedert sich in die Bereiche: Aufmerksamkeit, Speicherung und Sequenz, Lokalisation, Diskrimination, Selektion, dichotische Diskrimination, Analyse, Synthese und Ergänzung.

Die Übungen innerhalb der einzelnen Funktionen berücksichtigen die *Laut-, Silben-, Wort- und Satz- bzw. Textebene.* Es gibt jeweils mindestens 10 aufeinander aufbauende Übungsvorschläge. Zunächst wird das Ziel der Übung genannt. Es folgen Hinweise zum Übungsmaterial, zur Durchführung der Übung sowie zu möglichen Übungsvariationen. Im Anschluss an das Übungsschema wird pro Funktion ein spezifisches *Hilfensystem* angegeben. Es wurde in Anlehnung an das Hilfensystem des DP-BAK [140] erstellt und dient als Leitfaden für abgestufte Interventionsmöglichkeiten. Auf verschiedenen Hilfenstufen werden unterschiedliche Hilfestellungen gegeben, die auch einen genauen Wortlaut für die verbalen Hilfen der Therapeut*innen beinhalten. Bei Einhaltung dieses Systems kann beurteilt werden, auf welcher Stufe des Lernerfolgs sich die Leistungen der Kinder, Jugendlichen oder Erwachsenen mit AVS befinden.

Zwar sind die exemplarischen Übungen im Wesentlichen hierarchisch gegliedert, je nach Funktion können aber verschiedene Schwierigkeitsgrade bezüglich der zu behandelnden Bereiche vorliegen. So sind z. B. Übungen auf Satzebene bei der Behandlung der auditiven Merkspanne deutlich leichter zu bewältigen als solche auf Silbenebene, da auf Satzebene durch Sinnverknüpfungen die Speicherungsfähigkeit unterstützt wird. Im Bereich der Diskrimination kann die Silben- oder Wortebene ggf. leichter sein als die Satzebene. Dies kann individuell variieren und hängt auch davon ab, welche weiteren Funktionen gestört sind, sodass sich eine ungünstige intramodale Verbindung zwischen den beeinträchtigten Funktionen ergeben kann.

Ein Übergang auf die nächste Übungsstufe ist sinnvoll, wenn die Übung zu mindestens 90 % beherrscht wird. Einzelne Übungen können Anteile mehrerer Therapiestunden darstellen, wie z. B. die Identifikation von Lauten in Wörtern. Dazu kann das Übungsmaterial individuell erweitert werden. Andere Übungen umfassen lediglich einen Teil einer Behandlungsstunde, etwa die Übungen zur selektiven Aufmerksamkeit.

Zusätzlich zu den exemplarischen Übungen findet sich eine Sammlung weiterer praktischer Übungsvorschläge in Kap. 8.4. In Kap. 8.5 sind Materialien aufgelistet, die sich zum Einsatz in der Therapie auditiver Verarbeitungsstörungen eignen.

Im Folgenden werden die Funktionen der auditiven Verarbeitung, ihre Einflussfaktoren sowie höhere kognitive Funktionen bezüglich ihrer Behandlungsmöglichkeiten und der im Anhang (Kap. 8.4) befindlichen exemplarischen Übungen vorgestellt. Dabei werden sowohl Bottom-up- als auch Top-down-orientierte Aspekte berücksichtigt. Da es bei verschiedenen Funktionen notwendig ist, ein PC-Training anzuwenden, wurden bei fast allen Teilfunktionen auch PC-Übungen eingebunden. Dafür wurde das PC-Programm AudioLog 4 verwendet. Es ist sehr umfangreich, die einzelnen Übungen können direkt angesteuert werden und es stehen vielfältige Itemlisten für ein intensives Üben zur Verfügung. Grundsätzlich können aber auch andere PC-Programme genutzt werden, sofern sie eine gezielte Erarbeitung der jeweiligen Funktion ermöglichen. Auch die PC-Übungen wurden hierarchisch strukturiert.

Kompensatorische und metakognitive Hilfen

In der Therapiesituation können kompensatorische und metakognitive Hilfen unterstützen. Im Verlauf sollten sie allerdings sukzessive wieder abgebaut werden. Eine Übernahme in den Alltag durch die Betroffenen selbst bzw. Bezugspersonen, Lehrer*innen, Arbeitskolleg*innen u. a. ist häufig empfehlenswert und kann bei Bedarf eine dauerhafte Unterstützung sein (vgl. Mühlhaus J et al. [281]).

Folgende kompensatorische Möglichkeiten sind beispielsweise möglich (vgl. auch Lindauer M [239]):

- visuell: gut sichtbares Mundbild, unterstützende Mimik und Gestik, Wort- und Bildkarten
- rhythmisch-motorisch: Silbenklatschen, Luftschreiben
- taktil-kinästhetisch: durch Luftstrom bzw. Stimmgebung Laute „fühlen"
- metakognitiv: Aufmerksamkeit bewusst lenken, visuelle Vorstellungshilfen/Gedächtnisstrategien/Kommunikationstaktiken aufbauen, Inneres Wiederholen
- didaktisch: deutliche und akzentuierte Sprechweise, Einsatz visueller Medien, Sprechpausen, Hör-/Konzentrations- und Ruhepausen, transparentes und gut strukturiertes Vorgehen, Methodenwechsel

Aufmerksamkeit und Speicherung/Sequenz

Aufmerksamkeit

Liegen Störungen der Aufmerksamkeit vor, sollte der Einfluss dieser Störungen auf das Training der auditiven Verarbeitung berücksichtigt werden. Beispielsweise sollten Übungen bei reduzierter Vigilanz kürzer gestaltet werden. Ein unspezifisches Aufmerksamkeitstraining, insbesondere mit rein visuellen Aufgaben, sollte nicht erfolgen. Bei ausgeprägter Aufmerksamkeitsproblematik sollten weitere Fachdisziplinen, wie beispielsweise die Psychologie, einbezogen werden.

Übungen zur auditiven Aufmerksamkeit sollten allenfalls zu Beginn eines auditiven Trainings und nur kurzfristig angeboten werden, um das Interesse für auditive Aufgaben zu wecken. Im Anhang (Kap. 8.1.1.1) finden sich 20 Übungen auf sprachlicher Ebene, die hierfür nutzbar sind. Die ersten 10 Übungen dienen der Stimulierung der Aufmerksamkeit und müssen nicht in der Reihenfolge ihrer Auflistung durchgeführt werden. Es erscheint auch sinnvoll, nur einzelne Übungen daraus auszuwählen und nicht alle Übungen durchzuführen. Die zweiten 10 Übungen wurden zum Training der auditiven Vigilanz konzipiert. Es ist allerdings zu berücksichtigen, dass dabei immer eine zusätzliche Identifikationsleistung gefordert ist.

Aus Top-down-Sicht kann es hilfreich sein, Strategien des aktiven Zuhörens zu vermitteln. So kann die eigene Aufmerksamkeit unterstützt werden, indem sich dem*r Gesprächspartner*in besonders zugewandt und darauf geachtet wird, Blickkontakt aufzunehmen und zu halten [259], [260].

Speicherung und Sequenz

Neben der auditiven Aufmerksamkeit bilden die Speicherung und Sequenz eine wichtige Grundlage für die Verarbeitung auditiver Informationen.

Bei einem Training auditiver Teilfunktionen oder höherer kognitiver Funktionen müssen Itemlänge und -komplexität an die Merkfähigkeit der Kinder, Jugendlichen oder Erwachsenen angepasst werden, um eine Überforderung zu vermeiden. Für Jugendliche und Erwachsene ist das Einbeziehen metakognitiver Strategien besonders empfehlenswert.

Der Erfolg eines Trainings der auditiven Merkfähigkeit wird in der Literatur kontrovers diskutiert. So konnten Nürk et al. [298] für das Zahlenfolgegedächtnis zeigen, dass der Kurzzeitspeicher bei vielen Kindern mit AVS oder SES unabhängig vom Geschlecht häufig nicht oder nur wenig erweitert werden kann. Daher ist es zwingend notwendig, eine Therapie der Merkfähigkeit engmaschig zu evaluieren. Zudem sollten Lernstrategien und kompensatorische Fähigkeiten vermittelt werden, z. B. innerliches Nachsprechen oder Rhythmisieren [298]. Für den Bereich der Speicherung ist die genaue Wiedergabe der Reihenfolge der auditiven Stimuli unwesentlich. Im Bereich Sequenz wiederum ist die Reihenfolge von besonderer Bedeutung. Bei Problemen in der Speicherung sind Speicherungsübungen den Sequenzübungen vorzuschalten. Im Fall von Sätzen handelt es sich immer um Sequenzübungen, da hierbei die Wiedergabe der korrekten Reihenfolge bedeutungsunterscheidend ist.

Der Schwierigkeitsgrad der Übungen wird durch zunehmende Reihenlänge und erhöhte Diskriminationsleistung gesteigert. Die verwendeten Stimuli müssen so ausgewählt werden, dass die Diskriminationsleistung sowie die geforderten expressiven Leistungen möglichst gering bleiben und die Speicher- und Sequenzleistungen weiterhin im Vordergrund stehen. Neben der Steigerung des Schwierigkeitsgrades über eine Zunahme der Itemmenge sollte auch die Länge der Merkpause beachtet und gemessen werden. Die ersten 10 Übungen zur Speicherung und Sequenz im Anhang (Kap. 8.1.2) sind ohne PC durchführbar, die zweiten 10 Übungen mit PC.

In die praktischen Übungsvorschläge, die sich an die Übungsstrukturierung anschließen, wurden auch Gedächtnisstrategien integriert. Ein sehr guter Überblick über im Kindesalter anwendbare Gedächtnisstrategien (Mnemotechniken) findet sich bei Lepach et al. [235]. Folgende Top-down-Techniken, die sich zur Arbeit mit auditiven Stimuli eignen, wurden in die Übungsvorschläge aufgenommen:

- **Rehearsal:** Darunter versteht man das Wiederholen auditiver Stimuli zur Unterstützung der phonologischen Schleife des Kurzzeitgedächtnisses. Diese Strategie eignet sich besonders gut für serielle Lernaufgaben (z. B. Zahlenfolgen). Damit die Strategie erfolgreich angewendet werden kann, müssen Therapeut*innen bereits in der Instruktion zum internen Wiederholen auffordern. Zunächst sollte eine Wiederholung des Gehörten laut erfolgen, damit kontrolliert werden kann, ob die Wiederholung dem Input entspricht. Später sollte dies in eine interne Wiederholung übergehen, bei der die Wiederholung innerlich vorgesprochen, aber nicht mehr laut äußert wird. Es ist zu beachten, dass sich das Rehearsal nur für kleinere Informationsmengen eignet. Bei größeren Mengen an Informationen kann das Rehearsal die Merkfähigkeit beeinträchtigen, wenn während der Wiederholung weitere Informationen zur Speicherung eintreffen, die nicht mehr erfasst und wiederholt werden können [236].
- **Chaining:** Als Chaining wird das Herstellen einer Verbindung (Kette) zwischen auditiven Stimuli durch Bildung eines Satzes oder einer Geschichte bezeichnet, in denen die zu behaltenden Items enthalten sind. Ein Item dient als Trigger (auslösender Reiz) für das nächste Item im Satz oder in der Geschichte.
- **musikalisches Chaining:** Die Verbindung zwischen auditiven Stimuli wird beim musikalischen Chaining durch Rhythmus und/oder Melodie erzielt. Durch eine entsprechende prosodische Struktur können z. B. Zahlen besser memoriert werden.
- **Loci-Technik:** Bei dieser „Methode der Orte" wird ein bekannter Ort/Weg (Weg zur Schule/zum Arbeitsort, Weg durch die Wohnung) gewählt, mit dem die zu merkenden Items in einer bestimmten Reihenfolge verknüpft werden. Jedem Ort wird ein zu behaltendes Item zugeordnet. Der Abruf erfolgt über eine sequenzielle Rekonstruktion der Objekte an den nacheinander aufgesuchten Orten.
- **Kategorisieren:** Das Herstellen semantischer Beziehungen wird als Kategorisieren bezeichnet und führt zu einer tieferen Verarbeitung der auditiven Reize. Beispiele sind das Bilden von Oberbegriffen oder Gegensätzen zu den zu behaltenden Items sowie das Gruppieren von Begriffen. Das Kategorisieren ist besonders gut für freies Erinnern nutzbar.
- **Elaboration:** Dabei werden die zu erinnernden Items über einen Kontext verbunden. Dies geschieht über sogenannte *Eselsbrücken*. Diese Technik eignet sich für Paarassoziationen, z. B. das Vokabellernen. Ein wichtiger Sonderfall der Elaboration ist das Generieren bildhafter Vorstellungen (Bsp.: dick – dictionary). Werden Personen konkret dazu angeleitet, bildhafte Vorstellungen zu generieren, kommt es zu einer erheblichen Leistungssteigerung beim Behalten. Wolff und Levin konnten bei 5–6-jährigen Kindern eine Leistungssteigerung um 10 %, bei 9-Jährigen sogar um 50 % beobachten [445].

Sofern es nicht darum geht, dass gehörte Informationen exakt wiedergegeben werden, sondern ein Behalten von Inhalten gefordert ist, kann die Technik des **Paraphrasierens** genutzt werden. Dabei soll das Gehörte in eigenen Worten wiedergegeben werden.

Schwenck [358] weist darauf hin, dass bereits Kinder unter 5 Jahren ein *strategisches Gedächtnisverhalten* zeigen können. Allerdings wenden nicht alle jüngeren Kinder Strategien spontan an. Sie können aber erfolgreich dazu angeregt werden, diese zu nutzen. Außerdem stellt sie dar, dass sich *Gedächtniskapazität* und *Strategienutzung* gegenseitig beeinflussen: „Einerseits ermöglicht die Vergrößerung der Gedächtniskapazität den Einsatz von Strategien, insbesondere solchen, deren Anwendung noch nicht automatisiert ist und die deshalb noch relativ viel bewusste Kapazität beanspruchen, andererseits verhilft der effiziente Einsatz von Gedächtnisstrategien zu mehr freien kognitiven Ressourcen“ ([358]: 62, nach [262]). Kinder mit beeinträchtigter Merkfähigkeit kennen häufig keine oder zu wenige Strategien, um die Gedächtniskapazität zu unterstützen [236]. Daher sollte die Therapie von Merkfähigkeitsstörungen vor allem dazu genutzt werden, kompensatorische Lernstrategien für den Umgang mit Gedächtnisproblemen zu vermitteln, statt zu viel Zeit mit einem Bottom-up-orientierten Merkfähigkeitstraining zu verbringen [61].

Zum Zahlengedächtnis finden sich spezifische Übungen bei Matjugin und Rybnikova [253]. Dabei geht es vor allem darum, Vorstellungshilfen (bildhafte Assoziationen) zu entwickeln, die das Behalten von Zahlen erleichtern. Das Gedächtnistrainingsprogramm REMINDER [235] für Kinder von 7–14 Jahren mit leichten und mittelgradigen Merkfähigkeitsstörungen trainiert nicht nur Merkfähigkeitsleistungen, sondern auch Merk- und Lern-*Strategien*. In einer Studie im Prätest-Posttest-Design mit einer Therapiegruppe von 21 Kindern und einer Kontrollgruppe von 16 Kindern zeigte sich bei den Kindern der Therapiegruppe im Gegensatz zu denen der Kontrollgruppe eine deutlich verbesserte Gedächtnisleistung. Diese war allerdings nicht in allen eingesetzten Funktionstests statistisch signifikant. Die positiven Veränderungen blieben über eine Dauer von 6–8 Monaten stabil [236].

Auditive Verarbeitung

Lokalisation

Die Übungen zur Lokalisation dienen der Verbesserung des *Richtungshörens*. Die Quelle auditiver Stimuli soll schneller geortet werden, um sich insbesondere sprachlich relevanten Informationen besser zuwenden zu können. Hierzu bietet sich besonders ein PC-gestütztes Training an. Zur Steigerung des Schweregrades sollte die Anzahl der Richtungen, aus der die Stimuli kommen, zunehmen. Die therapeutischen Möglichkeiten sind hierzu allerdings auch bei PC-Programmen wie AudioLog 4 begrenzt, da lediglich ein Training von 4 Richtungen möglich ist. Im Übungskonzept im Anhang befinden sich 10 Übungen ohne und 10 Übungen mit PC-Unterstützung zum Training der Lokalisation.

Als Top-down-Strategie kann es sich anbieten, visuell zu explorieren, wo eine Schallquelle vermutet wird und sich dieser bewusst zuzuwenden. Während es in Situationen innerhalb eines Raums in der Regel darum geht, den jeweiligen Sprecher zu identifizieren, ist die auditive Lokalisation im Straßenverkehr, also die Beurteilung der räumlichen Entwicklung einer Schallquelle, von essenzieller Bedeutung. Hier erscheint eine visuelle Unterstützung besonders wichtig.

Diskrimination

Die auditive Teilfunktion der Diskrimination befasst sich mit der Unterscheidung verbaler Stimuli in *gleich* und *verschieden*. Die Leistungsanforderungen werden dadurch gesteigert, dass die Stimuli sich in einer abnehmenden Anzahl von Merkmalen unterscheiden. Daher ist vor der Arbeit an diesem Bereich sicherzustellen, dass das Konzept *gleich–verschieden* beherrscht wird. Hierzu kann das Konzept visuell verdeutlicht werden, indem z. B. 2 gleich aussehende Kinder (Zwillinge) 2 verschieden aussehenden Kindern gegenübergestellt werden. Übungen zur Lautdiskrimination sollten auch einen Bezug zur Schriftsprache aufweisen, um einen Transfer auf schriftsprachliche Leistungen zu ermöglichen [61]. Es stehen 10 Übungen ohne und 10 Übungen mit PC-Einsatz zur Verfügung (Kap. 8.2.2). Auch die PC-Übungen basieren weitgehend auf dem Konzept „gleich–verschieden“. Mitunter werden hier schon analytische Leistungen gefordert, wenn beispielsweise anhand eines auditiv vorgegebenen Wortes aus 2 Bildern ausgewählt werden muss.

Zur visuellen Verdeutlichung der Gleichartigkeit oder Unterschiedlichkeit auditiver Stimuli wurde bei hörgeschädigten Kindern die **Sprach-Farbbild-Transformation** (SFT, [314]) eingesetzt. Das Programm visualisiert auditive Stimuli, also Laute, Silben, Wörter oder Sätze, die über ein Mikrofon am Computer aufgenommenen wurden, als farbige Hüllkurven auf dem Bildschirm. Dabei entsprach die Höhe einer Hüllkurve der Lautstärke und ihre Länge der Dauer der Stimuli. Die Farbe zeigte die unterschiedlichen Klangfarben an. Auf dem Monitor waren 2 Fenster untereinander sichtbar: Die 1. Produktion wurde im oberen Bereich dargestellt, die 2. Produktion im unteren Bereich. So konnte man beide Produktionen vergleichen. Dieses Programm scheint nicht mehr erhältlich zu sein. Eine Alternative bietet das kostenfreie Programm *Praat* [45]. Hier werden akustische Signale zwar nicht als farbige Hüllkurven zu untereinander befindlichen Bereichen dargestellt, es können aber Stimuli nacheinander oder wiederholt aufgenommen und miteinander verglichen werden. Die Ausprägung des Signals zeigt hierbei auch die Lautstärke an. Besondere Frequenzbereiche können über die Darstellung der Formanten verdeutlicht werden. Auf diese Weise können lautliche Besonderheiten verschiedener Laute erarbeitet und spielerisch erprobt werden. Eine Einführung in die Verwendung von Praat für die Logopädie/Sprachtherapie bietet das YouTube-Tutorial von Lisa Wimmer (https://rchst.de/multimedia/).

Selektion

Im Übungsabschnitt zur Selektion sollen relevante Stimuli aus Umgebungsgeräuschen herausgefiltert werden. Dabei müssen die Zielitems zunächst von dem *Hintergrundgeräusch* unterschieden werden. Die Schwierigkeit lässt sich dadurch steigern, dass sich die herauszufilternden Stimuli immer weniger vom Hintergrundgeräusch bzw. – bei mehreren Stimuli – auch voneinander in geringerem Maße unterscheiden oder die Lautstärkenunterschiede zwischen Störgeräusch und Signal einander weiter angeglichen werden. Es sollte darauf hingearbeitet werden, dass das Signal nur noch 5 dB lauter als das Hintergrundgeräusch ist. Da hierfür eine differenzierte Kontrolle von Störgeräusch und Signal erforderlich ist, wurden für die Selektion ausschließlich 10 PC-Übungen konzipiert, die über einen Kopfhörer angeboten werden.

Als kompensatorische Strategie kann erarbeitet werden, Sprechende zu identifizieren und sich diesen durch Hinwenden des Kopfes und Aufnahme von Blickkontakt zuzuwenden. Dies kann insbesondere in Bildungs- und Arbeitskontexten hilfreich sein.

Dichotische Diskrimination

Für die dichotische Diskrimination ist ebenfalls der Einsatz eines PC-Programms notwendig, sodass 10 PC-Übungen zusammengestellt wurden. Auf der Ebene der auditiven Verarbeitung wäre es sinnvoll, wenn zunächst nur angegeben werden müsste, ob die beiden gleichzeitig präsentierten Stimuli gleich oder verschieden sind. Diese Möglichkeit ist im Programm nicht verfügbar, sodass direkt eine Identifikationsleistung gefordert wird. Dabei ist anzugeben, welche Items gehört wurden. Um diese Leistung vorzubereiten, können zunächst 2 verschieden lange Stimuli gleichzeitig präsentiert werden, bei denen das entschieden werden soll, ob der rechts oder der links gehörte Stimulus länger war. Erst danach sollte die Übung so gestaltet werden, dass beide Stimuli wiederzugeben sind.

Als Top-down-Strategie kann dazu angeregt werden, sich erst auf ein Ohr zu konzentrieren, bevor darauf geachtet wird, welche Stimuli beiden Ohren zeitgleich angeboten werden.

Analyse

Die ersten 10 Übungen zur Verbesserung analytischer Fähigkeiten untergliedern sich in Identifikation und Positionsbestimmung, da diese einen zentralen Stellenwert im Rahmen der phonologischen Bewusstheit haben.

Während bei der *Identifikation* zu bestimmen ist, ob sich das Zielitem z. B. in einer Reihe von Items befindet oder nicht, geht es bei der *Positionsbestimmung* sowohl um die Identifikation des Zielitems als auch um dessen Positionsbestimmung innerhalb einer Reihe oder eines Wortes/Satzes. Die Aufgabe wird in ihrer Komplexität durch eine zunehmende Reihenlänge und höhere Diskriminationsanforderungen gesteigert.

Die zweiten 10 Übungen sind PC-Übungen. Da das Programm AudioLog viele Übungsmöglichkeiten zum Training analytischer Leistungen bietet, wurde ein möglichst vielfältiges und weniger hierarchisches Angebot von Übungen zusammengestellt.

Auf der Klassifikationsebene, der die Analyse zugeordnet ist, erscheint es aus Top-down-orientierter Sicht sinnvoll, linguistische Regeln zu thematisieren. Auch eine zusätzliche Visualisierung ist hilfreich, wie z. B. das Verdeutlichen der Positionen vorne, mittig und hinten bei der Positionsbestimmung von Lauten (z. B. Muggelstein bei /sch/ im Anlaut auf Schlangenkopf legen).

Synthese

Die Syntheseübungen befassen sich mit dem Zusammensetzen von akustischen Stimuli zu einem komplexen Gebilde. Es handelt sich um Leistungen, die sich im späten Vorschulalter oder erst zu Beginn der Grundschule ausprägen. Daher ist eine Arbeit an diesem Bereich bei Kindern ab 6 Jahren empfehlenswert. Als Hilfestellungen bieten sich Visualisierungen des Zusammensetzungsprozesses an. Auch hierfür wurden 10 Übungen ohne und 10 Übungen mit PC-Einsatz konzipiert.

Ergänzung

Bei der Ergänzung sollen akustisch unvollständige Informationen zu einem sinnvollen Ganzen ergänzt werden. Dazu muss abgeklärt werden, ob ein entsprechend umfangreicher Wortschatz vorhanden ist, damit die fragmentarischen Items auf der Basis vorhandenen Wissens ergänzt werden können. Da das Programm AudioLog keine Übungen zur Ergänzung enthält, wurden lediglich 10 Übungen ohne PC-Einsatz entwickelt. Alternativ könnten PC-Übungen aus den Multimediaspielen des Würzburger Trainingsprogramms verwendet werden.

7.3 Kompensation

Im Weltbericht des Hörens wird darauf verwiesen, dass eine AVS in jedem Lebensalter Auswirkungen auf die psychosoziale Entwicklung und die Teilhabe in der Gesellschaft sowie im Bildungs- und Berufsleben haben kann [432].

Es gibt verschiedene Einflussfaktoren, die sich auf die Bewältigung der AVS förderlich (Förderfaktoren) oder hinderlich (Barrieren) auswirken können. Im Idealfall stehen allen Barrieren ausgleichende Förderfaktoren gegenüber, sodass die Einschränkungen im Alltag so gering wie möglich sind.

Vor dem Hintergrund der individuellen Symptomausprägung gibt es verschiedene Optionen, um Einschränkungen der Hörverarbeitung zu kompensieren. Für die Auswahl, Erarbeitung und den zielgerichteten Einsatz von Maßnahmen und Strategien ist Folgendes wichtig:

- Wissen um die individuellen AVS-spezifischen Herausforderungen und Bedarfe in den verschiedenen Lebensbereichen
- Offenheit für Unterstützungsmaßnahmen und Hilfsmittel
- selbstbestimmte Auswahl durch die Betroffenen

Auf dieser Grundlage können Kompensationsmaßnahmen geplant und umgesetzt werden.

Folgendes Vorgehen kann in diesem Zusammenhang empfohlen werden:

- Sammeln und Analysieren von herausfordernden Hörsituationen
- Sammeln von kurz-, mittel-, langfristig umsetzbaren, entlastenden Maßnahmen und Strategien
- Priorisierung
- Umsetzung/Training der Maßnahmen und Strategien
- regelmäßige Reflexion, Anpassung

Zusatzinfo

Im Forschungsprojekt SL.AWS (www.bbw-leipzig.de/ueber-uns/forschung-entwicklung/projekte/projekt-slavws/) untersuchte ein Projektteam des Berufsbildungswerkes Leipzig die Lebenswelt von Menschen mit Schwierigkeiten in der Hörverarbeitung.

In Interviews haben Betroffene u. a. sehr eindrücklich beschrieben, wie sich hemmende bzw. fördernde Faktoren auf ihre Biografie ausgewirkt haben [266].

Auch vor diesem Hintergrund wird deutlich, dass eine ICF-geleitete Unterstützung von Menschen mit AVS von besonderer Bedeutung ist.

7.3.1 Modifikation Hörumgebung

Es besteht Übereinstimmung darin, dass eine Modifikation der Hörumgebung bei einer gestörten auditiven Verarbeitung, insbesondere im schulischen Umfeld, besonders wichtig ist [26], [27], [92], [197], [239]. Auch im privaten und beruflichen Kontext können gezielte Maßnahmen die akustischen Rahmenbedingungen verbessern. Dazu gehören:

- Optimierung der Raumakustik
- Einsatz von Hörsystemen

Raumakustik

Die Raumakustik hat einen bedeutenden Einfluss auf die Hörbedingungen. „Bestimmende Größen sind der Hintergrundgeräuschpegel, die Nachhallzeit, die Beziehung zwischen der Stimmlautstärke des Sprechers zu den Hintergrundgeräuschen (Signal-Rausch-Abstand) und der räumliche Abstand zwischen Sprecher und Hörer“ ([301]: 142). Während auf einzelne Faktoren kurzfristig Einfluss genommen werden kann, z. B. Anbringen von Filzgleitern unter Tisch-/Stuhlbeinen, ist die Optimierung anderer mit einem höheren Aufwand verbunden (z. B. Reduzieren der Nachhallzeit).

Der Schallpegel kann beispielsweise in Klassenräumen auf über 80 dB ansteigen. Während des normalen Schulunterrichts herrschen etwa 59–65 dB, in ruhigen schulischen Situationen 55–59 dB. Besonders laut ist es in den 5 Randminuten jeweils zu Beginn und am Ende von Schulstunden. Selten werden Schallpegel von unter 55 dB erreicht [234].

In Kombination mit langen Nachhallzeiten in Klassenräumen, die im Rahmen einer bundesweiten Erhebung nachgewiesen werden konnten [339], ergeben sich akustisch ungünstige Lernbedingungen.

Die Deutsche Gesellschaft für Phoniatrie und Pädaudiologie [92] gibt in ihrer AVWS-Leitlinie praktische Hinweise zur Veränderung der Klassenraumakustik. Bei der baulichen Planung von Klassenräumen ist darauf zu achten, dass möglichst wenig Diffusschall durch Schallreflektion entsteht, der den Direktschall verdeckt. Decken- und Wandverkleidungen sowie die passende Auswahl von Böden, Fenstern und Türen sind von besonderer Bedeutung. Detaillierte Informationen hierzu finden sich in den o. g. Praxishilfen der AVWS-Leitlinie der DGPP [92]. Neben schalldämmenden baulichen Maßnahmen sollten Störgeräusche im Raum, wie z. B. durch Heizungen, Klimaanlagen, Leuchtstoffröhren oder Computer reduziert werden. Gerade konstante Störgeräusche haben ein höheres Maskierungspotenzial und sind demnach ungünstiger als zeitlich fluktuierende Störgeräusche [234].

Die Ausstattung von Räumen ist so zu verändern, dass möglichst wenig Geräusche, zum Beispiel beim Verschieben von Stühlen/Tischen oder durch Tippgeräusche von Tastaturen, entstehen. Auch der Störschall von außerhalb des Raums sollte durch entsprechende Fenster- und Türverkleidungen vermieden oder eingeschränkt werden. Darüber hinaus können durch schallabsorbierende Bilder (Akustikbilder), Trennwände für Arbeitsplätze, Deckensegel oder Akustikwürfel die akustischen Bedingungen verbessert werden. Informationen zur Klassenraumgestaltung für die Beschulung hörgeschädigter Kinder finden sich bei Jacobsen [169] und unter www.carsten-ruhe.de/barrierefreiheit/schulen-und-kinder-tages-einrichtungen/ [338].

Die DGPP [92] empfiehlt, dass beim Bau von Klassenräumen grundsätzlich die Baunorm DIN 18041 [90] zur Anwendung kommt. Obwohl darin die akustischen Anforderungen an Räume geregelt sind, fehlt es häufig an einer konsequenten Umsetzung. Das Wissen um den Mehrwert einer guten Hörsamkeit (Zusammenspiel akustischer Ereignisse und Gegebenheiten in einem Raum) und die Zusammenarbeit verschiedener Professionen auf dem Weg dahin, wären wünschenswert.

Hörsysteme

Auch wenn das Empfinden individuell verschieden ist, werden folgende Kommunikationssituationen und Rahmenbedingungen von Menschen mit AVS häufig als herausfordernd erlebt:

- mehrere Sprechende (z. B. im Unterricht, in Teambesprechungen, bei Feierlichkeiten)
- Nebengeräusche/Störlärm (z. B. Verkehrslärm, Musik, Schieben von Stühlen, Geräusche von Maschinen, Druckern, Projektoren, Tastaturen)
- sehr laute Hörumgebung (z. B. in Großraumbüros, in großen Klassen, bei fehlender Kommunikationsdisziplin, in Geschäften, auf Bahnhöfen, in Restaurants)

Um die Höranstrengung zu minimieren und die Aufmerksamkeit stärker auf den Nutzschall zu lenken, kann der Einsatz von Hörsystemen sinnvoll sein. Sie können Distanzen zwischen Sprechenden und Hörenden überbrücken sowie Sprachsignale filtern und/oder verstärken. Damit ermöglichen oder erleichtern sie die Teilhabe insbesondere in schwierigen Kommunikationssituationen.

Die individuelle AVS-Symptomatik und deren Auswirkung auf verschiedene Lebensbereiche sollten bei der Auswahl von Hörsystemen unbedingt berücksichtigt werden. Eine generelle Empfehlung für den Einsatz von bestimmten Hörsystemen gibt es nicht. Da sich sowohl die AVS-Symptome als auch die Rahmenbedingungen über die Lebensspanne verändern können, müssen Bedarf und Nutzen regelmäßig überprüft werden.

In welchem Maß Nutzende von individuellen Hörsystemen profitieren, hängt u. a. von folgenden Faktoren ab:

- Offenheit für technische Unterstützungsmöglichkeiten
- Beratung, Anpassung und Kontrolle durch Fachpersonen aus dem Bereich der Hörakustik, Audiologie, Phoniatrie/Pädaudiologie, HNO-Heilkunde
- realistische Erwartungen an das Hörsystem/die Hilfsmitttel
- Wissen um die Notwendigkeit und den Zeitaufwand bei der Gewöhnung an das Hörsystem
- Möglichkeit der eigenständigen Bedienung bzw. Unterstützung durch Bezugspersonen

Die Effekte von individuell angepassten **Hörgeräten** oder kommerziellen **Hearables** (*Earplugs, Earbuds, Kopfhörer*) sowie akustischen Übertragungsanlagen und stationären oder mobilen **Beschallungssystemen** können sich auf AVS-typische Einschränkungen positiv auswirken.

Drahtlose akustische Übertragungsanlagen (DAÜ)

Unter dieser Bezeichnung werden alle **akustischen Übertragungsanlagen** zusammengefasst. Ältere Modelle, vielfach noch bekannt unter dem Begriff *FM-Anlage*, nutzten analoge Übertragungsformen. Bei den aktuellen Anlagen sind die digitale Übertragung und drahtlose Konnektivität der Standard.

Im englischsprachigen Raum wird für die Anlagen der Begriff Remote Microphone Hearing Systems (RMHS) verwendet.

Die Anlagen werden bei AVS insbesondere empfohlen, wenn bei der Lautdiskrimination und dem Verstehen von Sprache im Störgeräusch Schwierigkeiten bestehen. Sie können das Verstehen erleichtern, indem das Signal-Rausch-Verhältnis am Ohr der zuhörenden Person durch die *Erhöhung der Intensität der Stimme* der Sprechenden, eine *Absenkung der Störgeräusche* und die *Begrenzung von Nachhalleffekten* verbessert wird [92]. Die sprechende Person trägt ein Sendermikrofon oder dieses wird in der Nähe so platziert, dass es die Stimme gut aufnimmt. Die zuhörende Person trägt einen **Empfänger**, der das Signal über die Anlage aufnimmt. Bei Bedarf können weitere Mikrofone (z. B. Hand- oder Tischmikrofone in Situationen mit mehreren Sprechenden) gekoppelt werden.

Die ASHA hat eine eigene Leitlinie für die Anpassung und den Einsatz von FM-Anlagen (Übertragung durch Frequenzmodulation) formuliert [15]. Dieser kann, trotz Verwendung anderer Modulationsarten bei moderneren Anlagen, gefolgt werden. Auch die DGPP gibt in ihrer Leitlinie spezielle Empfehlungen für den Einsatz von DAÜ-Anlagen [92].

Die positiven Effekte von DAÜ-Anlagen auf Menschen mit AVS konnten in verschiedenen Studien nachgewiesen werden (u. a. [51], [144], [179], [360], [395], [409]). Als **persönliches Hilfsmittel** stehen sie in der Hilfsmittelrichtlinie des Gemeinsamen Bundesauschusses (G-BA) der gesetzlichen Krankenkassen [122]. Nach einer Untersuchung des Hörens im Störschall mittels sprachaudiometrischer Verfahren, Diagnose der AVS und Indikationsstellung der DAÜ-Anlage durch HNO-Ärzt*innen oder Fachärzt*innen für Phoniatrie und Pädaudiologie kann die Auswahl und Anpassung, in der Regel durch Hörakustiker*innen oder (Päd-) Audiolog*innen, erfolgen.

Das Hörverstehen im Störschall ist über Kontrolluntersuchungen zu erfassen und der Nachweis des verbesserten Hörens mit der Anlage zu erbringen, bevor eine endgültige Verordnung der Anlage erfolgen kann [92]. Wie der messtechnische Nachweis des individuellen Nutzens von Übertragungsanlagen erbracht werden kann, wird in einer Leitlinie der Europäischen Union der Hörakustiker [104] beschrieben. Bei diagnostizierter AVS mit eingeschränktem Sprachverstehen im Störschall können die Kosten für DAÜ-Anlagen von den Krankenkassen übernommen werden, um allgemeine Grundbedürfnisse des täglichen Lebens sicherzustellen [122]. Ist der Einsatz in Schule, Studium oder Beruf vorgesehen, erfolgt die Weiterleitung des Kostenübernahmeantrages an andere Kostenträger (z. B. Integrationsamt, Agentur für Arbeit).

Zum Umgang mit der Anlage benötigen die Nutzenden selbst, aber auch Personen aus dem persönlichen, schulischen oder beruflichen Umfeld eine einführende Schulung. Darüber hinaus wird empfohlen, dass über die Nutzung der DAÜ-Anlage Protokolle erstellt werden und mittels Fragebögen Rückmeldungen zum Einsatz und den Effekten der DAÜ-Anlage erhoben werden.

Bei langfristiger Nutzung einer DAÜ-Anlage ist das periphere Hören fachärztlich regelmäßig zu überprüfen, um eine mögliche Schädigung des Innenohrs durch das Hörsystem zu verhindern [20].

Hörgeräteversorgung

Eine binaurale Versorgung mit **HdO-** (Hinter-dem Ohr-Geräten, Lautsprecher hinter dem Ohr) und **RIC-Geräten** (Receiver in Canal, Lautsprecher im Gehörgang) kann die allgemeine Sprachverständlichkeit erhöhen und damit Menschen mit AVS die Kommunikation erleichtern.

Das kann zum einen durch eine leichte Lautstärkeanhebung des Frequenzbereiches der Konsonanten erreicht werden. Bei Versorgung mit einem **offenen Ohrpassstück** (Otoplastik) können alle Umgebungsgeräusche und Sprachsignale „normal“ gehört werden. Die leichte Lautstärkeanhebung der Konsonanten kann die Sprachverständlichkeit verbessern und eine Höranstrengung/-ermüdung verringern bzw. vermeiden.

Zum anderen können diese Hörsysteme Menschen mit AVS helfen, im Störlärm bestimmte Geräusche/Sprachsignale zu fokussieren. Durch **Richtmikrofone** und eine **geschlossene Otoplastik** kann der Höreindruck gezielt auf wichtige akustische Signale in der gesamten Hörumgebung gelenkt werden. Störgeräusche werden ausgeblendet.

Hörgeräte sind für den Ausgleich der Symptome einer diagnostizierten AVS in Deutschland nicht im Hilfsmittelkatalog gelistet. Repräsentative und herstellerunabhängige Wirksamkeitsnachweise bei Kindern, Jugendlichen und Erwachsenen stehen bislang aus. Eine Studie von Mitarbeitenden der Firma Sonova Retail ergab, dass 4–16-jährige Kinder mit AVS von einer Hörgeräteversorgung mit minimaler Hochtonverstärkung profitierten. Ein Jahr nach der Anpassung zeigte sich bei den Kindern dieser Untersuchungsgruppe eine signifikante Verbesserung des Sprachverstehens im Störschall (n = 105, [380]).

Wetzei und Bartel-Friedrich [429] berichten von 3 Einzelfällen, in denen das Tragen eines Hörgeräts bei Kindern mit intaktem peripherem Hören und AVS ebenfalls zu deutlichen Verbesserungen des Hörens im Störschall mit und ohne Hörgerät geführt hat. Ptok und Schwemmle [320] ließen die Eltern/Sorgeberechtigten von 32 Kindern mit AVS, bei denen binaural Hörgeräte angepasst worden waren, das Hören und den auditiven Verarbeitungsgewinn des Kindes anhand eines strukturierten Fragebogens einschätzen. Die Nutzung der Hörgeräte musste mindestens 3 Monate lang erfolgt sein, bevor der Fragebogen ausgefüllt werden sollte. Die Bewertungen der Eltern und Erziehungsberechtigten fielen positiv aus. Das Hören nach Hörgeräteversorgung wurde signifikant besser eingeschätzt als das Hören vor der Hörgeräteversorgung. Unklar ist, ob die veränderten Einschätzungen tatsächlich Folge eines therapeutischen Effekts sind. Die Autor*innen vermuten, dass das Hören durch die Hörgeräteversorgung erleichtert wird und weniger Energie für das Zuhören eingesetzt wird, was sich in verbesserten Leistungen zeigt [320]. Zur Vermeidung von durch die Hörgeräte verursachten Innenohrschäden wird eine regelmäßige Kontrolle des Hörbefunds der versorgten Kinder dringend empfohlen [315], [320].

Beschallungssysteme

Zur Verbesserung der Akustik und Sprachverständlichkeit von Sprechenden kommt beispielsweise in Hörsälen, Klassen-, Besprechungs- oder Konferenzräumen Beschallungstechnik zum Einsatz, von der insbesondere Menschen mit AVS oder peripheren Hörstörungen profitieren. Ähnlich wie bei Übertragungsanlagen nehmen zentrale Sender die Stimme der sprechenden Person über Mikrofon auf und übertragen sie an eine Lautsprechersäule bzw. an bis zu 12 Einzellautsprecher im

Raum. Die Stimme wird, unabhängig von der Position der Sprechenden, gleichmäßig verstärkt und von einem oder mehreren Lautsprechern in den Raum abgestrahlt. Die intelligenten Beschallungssysteme passen sich den Umgebungsgeräuschen an und sorgen dadurch für ein bestmögliches Verhältnis von Sprache und Alltagsgeräuschen. Besonders in Bildungskontexten ist die drahtlose Anbindung von Whiteboards, Projektoren, Audiogeräten und Computern hilfreich [437].

Beschallungssysteme zählen bei AVS nicht zu den persönlichen Hilfsmitteln der Betroffenen. Je nach Alter der Person mit AVS sind Träger aus dem Bildungsbereich oder die jeweiligen Arbeitgebenden für die Finanzierung zuständig. Unterstützung bei der Auswahl bzw. Beratung zu Möglichkeiten der Kostenübernahme erhält man u. a. bei Mobilen Diensten der Schulen mit dem Förderschwerpunkt Hören, Integrationsämtern, Integrationsfachdiensten oder dem Technischen Beratungsdienst der Agentur für Arbeit.

Hearables

Neben klassischen Hörhilfsmitteln können AVS-Betroffene auch von den Zusatzfunktionen **smarter Ohr- bzw. Kopfhörer** (**Hearables**) profitieren, die für den Entertainment- bzw. Kommunikationsbereich konzipiert wurden.

Funktionen konventioneller Hörgeräte finden sich teilweise auch in frei verkäuflichen **Earbuds** (Ohrhörer außerhalb des Gehörgangs), **Earplugs** (Ohrstöpsel im Gehörgang) oder **Over-Ear-Kopfhörern** und sind in Kombination mit speziellen Apps per Smartphone oder Tablet nutzbar. In diesem Zusammenhang sind auch Störschallunterdrückung durch Active-Noise-Cancelling (Geräuschunterdrückung) oder die Möglichkeit zur Fokussierung auf ausgewählte Sprechende durch die Nutzung von Richtmikrofonen zu erwähnen. Es kann erwartet werden, dass die Entwicklungen auf diesem Gebiet rasant fortschreiten und Hearables perspektivisch für den Ausgleich AVS-spezifischer Einschränkungen mehr und mehr an Bedeutung gewinnen können. Da die Produkte allerdings nicht den strengen Kriterien von anerkannten Medizinprodukten unterliegen, werden sie nicht von Krankenkassen finanziert und können auch ohne individuelle Beratung und Anpassung durch Fachpersonen aus dem Bereich der Hörakustik/Audiologie verwendet werden. Das birgt Risiken, weshalb an dieser Stelle besonders betont wird, „dass die Endverbraucher sachgerecht über die Möglichkeiten und Grenzen solcher Produkte informiert und vor negativen Auswirkungen (unkontrollierte Darbietung hoher Pegel, Daten und Persönlichkeitsschutz usw.) geschützt werden“ müssen ([201]: 105).

Sonstige Hilfsmittel

In Schule, Ausbildung, Studium oder Arbeitsleben kann es für Menschen mit AVS hilfreich sein, gesprochene Sprache auf einem Bildschirm mitzulesen (speech-to-text/**Echtzeit-Transkription** z. B. von (Telefon-)Gesprächen/Vorträgen) oder für Mitschriften **SmartPens** (Digitale Stifte), in Verbindung mit einer App auf dem Smartphone oder Tablet, zu nutzen. Die visuelle Unterstützung durch Untertitelung und/oder die Option, das Gehörte mit Mitschriften zu verbinden, kann den Zuhör- und Verstehensprozess erleichtern.

Einige hilfreiche Produkte, Applikationen und Services von Software-Anbietern finden sich auf der Selbsthilfe-Plattform ASH + (https://avws.selbsthilfe.plus/). Im kostenfreien Mitgliederbereich kann man von eigenen Erfahrungen berichten und von denen anderer profitieren.

Zusatzinfo

Die Rückmeldungen aus den Interviews mit AVS-Betroffenen im Rahmen des Forschungsprojektes SL.AWS [266] zeigen, dass sie bzw. ihre Bezugspersonen häufig erst spät, nur zufällig oder mit viel Mühe an Informationen über potenzielle Hilfsmittel gelangt sind. Bis diese dann z. B. im Schul- oder Arbeitsleben genutzt werden konnten, ist häufig viel Zeit vergangen, was die Aufnahme von Inhalten bzw. die Teilhabe an Bildung und Arbeit erschwerte oder gar unmöglich machte. Darüber hinaus wird immer wieder berichtet, wie wichtig die Akzeptanz und die Nutzung der Hilfsmittel von Menschen aus dem Bildungs- und Arbeitsumfeld ist.

Einen Überblick und die Möglichkeit zum Austausch zu AVS-spezifischen Hilfsmitteln erhält man u. a. auf der Empowerment-Plattform ASH +.

7.3.2 Pädagogisch-didaktische Maßnahmen

Neben Maßnahmen zur Raumgestaltung kann in Bildungskontexten eine Optimierung der Sitzposition und ein unterstützendes Verhalten in (Klassen-)Räumen helfen, Kindern, Jugendlichen und Erwachsenen mit AVS das Hörverstehen zu erleichtern.

► **Sitzplatz.** Da mit der Entfernung der hörenden von der sprechenden Person der Sprechpegel geringer wird und eine akustische Rückwirkung des Raums (Nachhall) ab 2 m Entfernung vom Sprechermund deutlich zunimmt [234], sollten Betroffene im Klassenraum möglichst weit vorne sitzen, um die Lehrperson gut zu verstehen. Der Schallpegel ist vor dem Mund von Sprechenden höher als seitlich oder hinter ihnen, was bei der Auswahl des Sitzplatzes ebenfalls zu berücksichtigen ist. Das Mundbild der Lehrenden sollte gut sichtbar sein, um das Hören und Verstehen durch Absehen von den Lippen zu unterstützen [92]. Insbesondere in Situationen, in denen Störgeräusche auftreten, kann das Absehen vom Mundbild das Hörverstehen unterstützen. Ab einem Abstand von 5 m zwischen Hörenden und Sprechenden reduziert sich die Wirkung des Blickkontakts [234]. Dies spricht dafür, dass in Bildungs- und Kommunikationssituationen Menschen mit AVS unbedingt weniger als 5 m von sprechenden Personen entfernt sitzen sollten.

Wenn die Person mit AVS beim Zuhören ein Ohr bevorzugt, sollte dieses auf die sprechende Person ausgerichtet sein. Ein häufiger Wechsel des Sitzplatzes ist zu vermeiden, um die Hörbedingungen möglichst stabil zu halten [92].

Von kleinen Gruppen, Bestuhlung und Tischen im Halbkreis sowie einer optimalen Sitzposition und guten Absehbedingungen vom Mundbild (Nähe zur sprechenden Person, kein Blenden durch Gegenlicht, möglichst fern von potenziellem Störlärm) profitieren Menschen mit AVS in Kommunikationssituationen des Bildungs- und Arbeitslebens.

► **Verhalten von Sprechenden.** Eine deutliche und betonte Sprechweise, der Einsatz von Gestik und Mimik sowie ein angemessenes Sprechtempo und Sprechpausen erhöhen die Verständlichkeit für die Zuhörenden [92]. Dabei wird normale, angehobene und etwas lauter gesprochene Sprache am besten verstanden, während sehr laut gesprochene oder gar geschriene Sprache unter gleichen Hörbedingungen schlechter verstanden wird [234]. Steigt der Geräuschpegel an, wählen Gesprächspartner*innen normalerweise einen geringeren Abstand zueinander. Dies ist z.B. in einer Schulsituation oft nicht möglich, sodass der Sprechpegel der Sprechenden ab einem Störgeräusch von 40–50 dB um 0,3–0,6 dB pro 1 dB Geräuschpegelanstieg ansteigt [234]. Mit einem deutlicheren oder lauteren Sprechen ist verbunden, dass automatisch langsamer gesprochen wird. Auch die Grundfrequenz und das Zeitverhältnis von Vokalen und Konsonanten verändern sich beim lauten Sprechen und haben einen Einfluss auf die Sprechverständlichkeit. Generell ist der Sprechpegel von Frauen um 2–3 dB niedriger als der Sprechpegel von Männern. Frauen verringern bei hohem Schallpegel die Schallintensität tiefer Frequenzen relativ zur Intensität hoher Frequenzen stärker, als es bei Männern der Fall ist [234]. Ebenso zeigen sich inter- und intraindividuelle Variationen des Sprechpegels. Die Grundfrequenz des Sprechens steigt bei lauter oder deutlich gesprochener Sprache um etwa 20–50 Hz an. Wenn eine Person schreit, steigt die Grundfrequenz weiter an und wird weniger variiert [234]. Daher ist zu lautes oder überdeutliches Sprechen zu vermeiden.

Auch ohne ein spezifisches Training können Sprechende häufig deutlicher sprechen und dadurch z.B. von Schwerhörigen signifikant besser verstanden werden [357].

Kommunizieren mehrere Personen miteinander, erhöht sich der Sprechpegel. Die Sprechverständlichkeit nimmt im Vergleich zu einem Gespräch mit einem einzelnen Gesprächspartner um 5–30 % ab. Kommen Störgeräusche hinzu oder liegt eine Schwerhörigkeit vor, wird die Sprechverständlichkeit weiter reduziert. Gerade in einem Gespräch mit mehreren Personen sollte darauf geachtet werden, dass immer nur eine Person spricht. Aber auch in Zweiergesprächen ist zu berücksichtigen, dass es zu unterschiedlichen Schallpegeln kommt. Je größer die Entfernung zwischen Sprechenden und Hörenden ist, umso lauter wird automatisch gesprochen. Der Abstand zwischen 2 Gesprächspartner*innen ist von den Maßen der individuellen Distanz geprägt. Im Störgeräusch reduzieren Gesprächspartner*innen in der Regel ihren Abstand zueinander. Bei einem Geräuschpegelanstieg von ca. 25 dB halbiert sich typischerweise der Abstand zwischen 2 Gesprächspartner*innen [234]. Somit ist auch bei Zweiergesprächen auf eine ruhige Hörumgebung zu achten, insbesondere wenn der Abstand zwischen den Sprechenden nicht weiter reduziert werden kann.

Liegt eine Mehrsprachigkeit vor, beeinflusst auch diese die Sprechverständlichkeit. So muss der Signal-Geräusch-Abstand um etwa 5 dB erhöht werden, um bei mehrsprachigen Hörenden die gleiche Verständlichkeit im Störgeräusch zu erhalten wie bei Muttersprachler*innen. Wird eine Zweitsprache erst noch erlernt, muss der Abstand sogar 10 dB betragen [234].

► **Gestaltung von Lernsituationen.** Ein positives und motivierendes Lernklima bildet die Grundlage für eine offene und wertschätzende Gesprächs- und Feedbackkultur. Diese ist eine wichtige Voraussetzung für die Wahrnehmung und Kommunikation AVS-spezifischer Bedarfe. Klar strukturierte Lerneinheiten, Methodenvielfalt und passende Lernstrategien erleichtern Betroffenen die Aufnahme und das Verstehen von Bildungsinhalten [31]. In ihrer umfangreichen Zusammenstellung von Praxistipps für Lehrkräfte von Schüler*innen mit Hörschädigung weisen Truckenbrodt und Leonhardt [406] darauf hin, dass es besondere Konzentrations- und Aufmerksamkeitsleistungen erfordert, wenn unvollständig wahrgenommene sprachliche Inhalte gedanklich ergänzt oder kombiniert werden müssen. Dies ist bei Kindern, Jugendlichen und Erwachsenen mit AVS oft der Fall und kann zu einer schnelleren Ermüdung führen. Zu lange Phasen des aktiven Zuhörens sind aus diesem Grund zu vermeiden und regelmäßige Hörpausen einzuplanen. Um die Aufmerksamkeit zu sichern, kann es Menschen mit AVS helfen, direkt mit ihrem Namen angesprochen oder auch durch ein akustisches Signal oder Handzeichen auf eine Information, Aufforderung oder Aktivität hingewiesen zu werden. Instruktionen sollten kurz und eindeutig sein und durch Beispiele verdeutlicht werden. Wichtige Informationen sind zu wiederholen und zu betonen. Neue Wörter müssen geklärt und ggf. mehrfach wiederholt werden. Schriftliche Hinweise, Skripte und Tafelbilder können das Gesprochene unterstützen. Dabei sollte nicht zeitgleich gesprochen und an die Tafel geschrieben werden [92]. Betroffene sollten die Möglichkeit haben, Mitschriften anzufertigen und ggf. die gesprochene Sprache auf einem Bildschirm mitlesen zu können. Technische Unterstützungstools können zu diesen Zwecken ausprobiert und genutzt werden. Zur Verständnissicherung tragen Zusammenfassungen und gezieltes Nachfragen bei. Hier sollte es vor allem darum gehen, *was* und nicht nur *ob* verstanden wurde. Betroffene sollten ausdrücklich dazu ermutigt werden, bei Unklarheiten nachzufragen [92]. Dieses Nachfragen setzt voraus, dass Zuhörende bemerken, dass Informationen nicht oder nur unzureichend aufgenommen wurden. Da das nicht immer der Fall ist, kann es zu Informationsdefiziten und Missverständnissen kommen, die häufig erst mit zeitlichem Versatz erkannt und dann gemeinsam aufgelöst werden müssen.

► **Schulung von Personen aus dem Bildungs- und Arbeitskontext.** Eine einführende Schulung zum Störungsbild AVS, dem Umgang mit AVS-Betroffenen und individuellen Hilfsmitteln ist wichtig, um die Teilhabe im Schul- und Arbeitsleben zu ermöglichen. Idealerweise können Betroffene und deren Bezugspersonen als „Expert*innen für **ihre** AVS" in diesem Rahmen beschreiben, welche Situationen für sie besonders anspruchsvoll sind und welche Hilfsmittel, Strategien und sonstige Faktoren Alltags-, Lern- und Arbeitssituationen positiv beeinflussen. Die ansonsten eher „unsichtbare" Einschränkung wird dadurch begreifbarer. Auf dieser Grundlage können AVS-Betroffene und Personen aus dem schulischen bzw. beruflichen Umfeld gemeinsam individuelle Maßnahmen und Strategien vereinbaren und umsetzen. In diesem Prozess können, je nach Alter der AVS-Betroffenen, u. a. Mitarbeitende von Mobilen Diensten von Schulen mit dem Förderschwerpunkt Hören, Pädagogisch-Audiologischen Beratungsstellen oder von Integrationsfachdiensten (im Arbeitsleben) professionell unterstützen.

7.3.3 Aufbau und Training von Kommunikationsstrategien

AVS-Symptome können situations- und kontextabhängig variieren. Die Grundlage für die Entwicklung geeigneter Kommunikationsstrategien bildet das Wissen der Betroffenen um die Besonderheiten ihrer AVS. Selbstwirksam kann so Verantwortung für die Gestaltung von Kommunikationssituationen übernommen werden. Auf der anderen Seite tragen auch die Kommunikationspartner*innen maßgeblich zu einer gelingenden Kommunikation bei, indem sie auf Bedarfe eingehen und ebenfalls unterstützende Maßnahmen und Kommunikationsstrategien einsetzen.

Individuelle Kommunikationsstrategien werden kleinschrittig in Therapie- oder Beratungssituationen erarbeitet, idealerweise in vivo ausprobiert bzw. trainiert und reflektiert.

Beispielhafte Zusammenstellung von Kommunikationsstrategien

► **Schnelle Analyse der Hör- und Kommunikationssituation.** Je häufiger Hör- und Kommunikationssituationen bewusst analysiert werden, desto schneller kann es bei Bedarf gelingen, störende Faktoren aktiv zu minimieren.

Auch in Situationen mit besonders guten Hör- und Kommunikationsbedingungen lohnt es sich, diese bewusst zu reflektieren, um sie ggf. auf andere Situationen übertragen zu können.

Leitend kann hier die Frage sein: „Was stört bzw. was hilft gerade?"

► **Rahmenbedingungen nach Möglichkeit optimieren.** Das kann u. a. durch folgende Maßnahmen erfolgen:

- wichtige Gespräche und Besprechungen entsprechend der individuellen Leistungskurve und mit Pausen im Anschluss einplanen
- in Vorträgen und bei Präsentationen ggf. Untertitelung, Mitschreibtools nutzen
- Zeit für Vor- und Nachbereitung einplanen (z. B. zum Einlesen ins Thema, für die Nachbearbeitung von Mitschriften)
- analoge oder digitale Notizmöglichkeit immer griffbereit haben, um bei Bedarf wichtige Informationen, mehrteilige Arbeitsaufträge o. ä. aufschreiben zu können
- nach Möglichkeit Räume mit guter Akustik nutzen

► **Kommunikationsbedarfe formulieren und ggf. erklären.** Individuelle Kommunikationsbedarfe sollten kommuniziert werden, damit sich Gesprächspartner*innen darauf einstellen und entsprechend agieren können.

- „Bitte lassen Sie uns an einem ruhigeren Ort/mit weniger Abstand/zu einer anderen Zeit/nach einer kurzen Pause/allein sprechen."
- „Bitte steck' dir das Mikrofon der Übertragungsanlage an."
- „Bitte
  - schau mich beim Sprechen an".
  - sprecht nacheinander/langsamer/lauter/deutlicher."
  - wechseln Sie nicht zwischen mehreren Themen."
  - geben Sie mir das Handout vor/nach der Vorlesung."
  - geben Sie mir die Agenda/Zusammenfassung vor/nach der Besprechung."
  - schreiben Sie mir das Fachwort auf."
  - senden Sie mir eine E-Mail mit Ihrem Anliegen/den wichtigsten Eckdaten."

Menschen mit AVS sollten möglichst schnell darauf hinweisen, wenn sie etwas nicht verstanden haben und sagen, was und im besten Fall auch wie wiederholt werden soll. Die Hoffnung, dass vielleicht im weiteren Kommunikationsverlauf die Informationslücke noch geschlossen wird, erfüllt sich häufig nicht.

► **Selbst wiederholen – um Wiederholung bitten.** Diese Strategie sollte regelmäßig eingesetzt werden. Folgende Formulierungen sind z. B. möglich:

- „Habe ich richtig verstanden, dass ...?"
- „Bei mir ist angekommen, dass … ."
- „Ich fasse nochmal zusammen: … ."
- „Ich habe den Nachnamen nicht verstanden, können Sie ihn bitte lauter/langsamer wiederholen/buchstabieren?"

► **Gezielt nachfragen bzw. um Informationen bitten.** Neben der Wiederholung dient auch diese Strategie der Verständnissicherung.
- „Das Treffen soll am Dienstag stattfinden, richtig?“
- „Zuerst soll … und danach … angefragt werden?“
- „Wohin soll ich den Autoschlüssel legen?“
- „Können Sie bitte die erste Frage wiederholen?“
- „Ich habe die Erklärung zu Folie 4 nicht verstanden, können Sie sie bitte nochmal wiederholen?“
- „In welcher Stadt muss ich umsteigen?“
- „Wie lautet der Name der zuständigen Abteilung?“

✔ **Merke**

Die Kommunikationspartner*innen können Menschen mit AVS das Verstehen auditiv dargebotener Inhalte erleichtern indem sie
- vorab deren Aufmerksamkeit sichern
- Redebeiträge zusammenfassen, wiederholen oder visualisieren
- das Wichtigste hervorheben (z. B. durch Betonung, Pausen, vereinbarte Signale)
- ausreichend Zeit für Gespräche einplanen
- wertschätzend kommunizieren und zum Nachfragen ermutigen
- Hilfsmittel nutzen

Zur Verständnissicherung sollte nicht nur nachgefragt werden *ob*, sondern *was* verstanden wurde, z. B. mit folgenden Fragen:
- „Welche Informationen haben Sie den Ausführungen entnommen?“
- „Fasse bitte die wichtigsten Punkte zusammen.“
- „Kannst Du für Klara bitte das Wichtigste wiederholen?“
- „Was sind jetzt die nächsten Schritte?“

7.3.4 Nachteilsausgleich

Behinderungsbedingte Einschränkungen können sich auf die Ergebnisse von Leistungsnachweisen und Prüfungen negativ auswirken.

Zum Ausgleich können Betroffene einen Nachteilsausgleich beantragen. Die gesetzlichen Grundlagen dazu finden sich
- in der UN-Behindertenrechtskonvention (Artikel 24)
- im Grundgesetz der Bundesrepublik Deutschland (Artikel 3 und 12)
- im Gesetz zur Gleichstellung behinderter Menschen (Behindertengleichstellungsgesetz – BGG), Abschnitt 2 – Verpflichtung zur Gleichstellung und Barrierefreiheit
- in den Empfehlungen der Kultusministerkonferenz, in den Schulgesetzen der deutschen Bundesländer (für Schüler*innen)
- für Auszubildende im Berufsbildungsgesetz (BBiG, §§ 64–67) und der Handwerksordnung (HwO, § 42p-42s)
- für Studierende im Hochschulrahmengesetz, in den Landeshochschulgesetzen

✔ **Merke**

Bei Gewährung eines Nachteilsausgleichs ändert sich die Leistungsanforderung nicht inhaltlich. Die Anpassung von Rahmenbedingungen, Gewährung von Hilfsmitteln, Zeitverlängerungen u. a. sollen *behinderungsbedingte Einschränkungen ausgleichen* und ein *Ausschöpfen der Leistungsfähigkeit* ermöglichen. Für die Beantragung muss keine Schwerbehinderung, jedoch der Nachweis einer Einschränkung/Behinderung vorliegen (Attest).

Nachteilsausgleiche werden nicht pauschal gewährt, sondern müssen individuell ausgewählt und beantragt werden. Die Auswahl und die Genehmigung erfolgen auf der Grundlage der Auswirkungen der AVS und der jeweiligen Rahmenbedingungen im Schul- und Ausbildungsalltag sowie bei Leistungserhebungen bzw. im Prüfungssetting.

Um Einschränkungen auszugleichen können Anpassungen in folgenden Bereichen vorgenommen werden:

- Räumlichkeiten (z. B. gute Lichtverhältnisse, störschallarme Umgebung)
- Aufgabenstellung (z. B. textoptimierte Prüfungstexte/-fragen, schriftliche Aufgabenstellungen)
- Zeitstruktur (z. B. flexible Pausengestaltung, Zeitverlängerung)

Darüber hinaus kann die Nutzung technischer Hilfen (z. B. Hörsysteme) oder bei Bedarf eine personelle Unterstützung (z. B. Anwesenheit einer vertrauten Person oder Assistenzkraft) notwendig sein.

Detaillierte Ausführungen, Hinweise zur Beantragung und Beispiele zu Nachteilsaugleichen in Schule, Ausbildung und Beruf finden sich u. a. in einer Handreichung aus dem Ministerium für Bildung des Landes Sachsen-Anhalt [273] sowie bei Vollmer und Frohnenberg [419] und Truckenbrodt und Leonhardt [406]. Unter welchen Rahmenbedingungen die Umsetzung des Nachteilsausgleichs in Ausbildung und Beruf durch die zuständigen Stellen erfolgt und welche Fragen, Bedarfe und Herausforderungen sich hierbei für die verantwortlichen Personen ergeben, wird ausführlich von Vollmer [420] beschrieben.

8 Anhang – Therapiematerial und Screening

8 Anhang – Therapiematerial und Screening

✔ Online-Material

Download von ausfüllbaren PDFs und Bildmaterial zum Screening unter eref.thieme.de/9783132454941:

- Untersuchungsbögen zum Screening 5- bis 6-Jähriger (S. 165)
- Untersuchungsbögen zum Screening 7- bis 8-Jähriger (S. 174)
- Bildmaterial zum Screening (S. 184)

8.1 Therapie von Aufmerksamkeit und Speicherung/Sequenz

8.1.1 Aufmerksamkeit

Logopädische Therapie

Übung 1 – Aufmerksamkeit

- **Ziel:** Aufmerksamkeit für Sprache
- **Material:** Text/Geschichte mit Bildunterstützung
- **Durchführung:** Der*die Therapeut*in liest einen Text/eine Geschichte vor und präsentiert unterstützend passende Bildkarten.
- **Variation:** zunächst kurze und einfache Texte/Geschichten, z. B. mit wiederkehrenden Redewendungen, die ggf. mitgesprochen/vervollständigt werden können, dann zunehmend längere oder komplexere Texte/Geschichten

Logopädische Therapie

Übung 2 – Aufmerksamkeit

- **Ziel:** Aufmerksamkeit für Sprache
- **Material:** Text/Geschichte ohne Bildunterstützung
- **Durchführung:** Der*die Therapeut*in liest einen Text/eine Geschichte vor
- **Variation:** zunächst kurze und einfache Texte/Geschichte, z. B. mit wiederkehrenden Redewendungen, die ggf. mitgesprochen/vervollständigt werden können, dann zunehmend längere oder komplexere Geschichte

Logopädische Therapie

Übung 3 – Aufmerksamkeit (jüngere Kinder)

- **Ziel:** Aufmerksamkeit für Sprache
- **Material:** Bilderbuch
- **Durchführung:** Kind und Therapeut*in betrachten gemeinsam ein Bilderbuch und erzählen sich gegenseitig, was auf den Bildern passiert.
- **Variation:** erst große Situationsbilder mit vielen dargestellten Ereignissen, dann kurze Bildergeschichten, die chronologisch erzählt werden können

Logopädische Therapie

Übung 4 – Aufmerksamkeit (jüngere Kinder bis Anfang Grundschulzeit)

- **Ziel:** Aufmerksamkeit für Sprache
- **Material:** Freispiel (z. B. mit Puppenstube, Spielküche oder Bauernhof)
- **Durchführung:** Kind und Therapeut*in spielen und erzählen gemeinsam.
- **Variation:** Der*die Therapeut*in kann kurze, einfache Anweisungen geben, die das Kind befolgen soll.

Logopädische Therapie

Übung 5 – Aufmerksamkeit (jüngere Kinder bis Ende Grundschulzeit)

- **Ziel:** Aufmerksamkeit für Sprache
- **Material:** Malstifte und Papier
- **Durchführung:** Kind und Therapeut*in malen gemeinsam und erzählen sich gegenseitig, was sie gemalt haben.
- **Variation:** Thema vorgeben, zu dem gemalt werden soll

Logopädische Therapie

Übung 6 – Aufmerksamkeit (jüngere Kinder bis Anfang Grundschulzeit)

- **Ziel:** Aufmerksamkeit für Sprache
- **Material:** Handpuppen
- **Durchführung:** Kind und Therapeut*in spielen gemeinsam mit Handpuppen und variieren dementsprechend ihre Sprache und Stimme.
- **Variation:** Einer spielt dem anderen eine kurze Geschichte mit den Handpuppen vor.

Logopädische Therapie

Übung 7 – Aufmerksamkeit (bis Grundschulalter)

- **Ziel:** Aufmerksamkeit für Sprache (Silben)
- **Material:** Handpuppen
- **Durchführung:** wie Übung 6, aber die Handpuppen sprechen in einer Geheimsprache (z. B. in bestimmten vorher festgelegten Silben, die das Kind bereits gut beherrscht)
- **Variation:** Eine*r spielt dem*r anderen eine kurze Geschichte mit den Handpuppen vor.

Logopädische Therapie

Übung 8 – Aufmerksamkeit

- **Ziel:** Aufmerksamkeit für Sprache
- **Material:** Aufnahmegerät
- **Durchführung:** auf ein Aufnahmegerät sprechen und sich dann die Aufnahme gemeinsam anhören
- **Variation:** andere Personen aufnehmen, die etwas erzählen

Logopädische Therapie

Übung 9 – Aufmerksamkeit

- **Ziel:** Aufmerksamkeit für Sprache
- **Material:** Videokamera, Abspielgerät oder Smartphone/Tablet
- **Durchführung:** Gespräch aufnehmen und im Anschluss die Videoaufnahme gemeinsam anschauen.
- **Variation:** andere Personen aufnehmen, die etwas erzählen

Logopädische Therapie

Übung 10 – Aufmerksamkeit

- **Ziel:** Aufmerksamkeit für Sprache
- **Material:** Radio
- **Durchführung:** gemeinsam Radiosender suchen, in denen gesprochen wird.
- **Variation:** hören, ob in dem gefundenen Sender gerade gesungen wird oder ob jemand etwas erzählt

Logopädische Therapie

Übung 11 – Aufmerksamkeit

- **Ziel:** Vigilanz für Sprache
- **Material:** Wortliste mit dreisilbigen Wörtern aus verschiedenen semantischen Feldern sowie einem viersilbigen Wort, das in unregelmäßigen Abständen wiederkehrt
- **Durchführung:** Wortliste vorlesen. Bei dem vorher vereinbarten Wort soll auf den Tisch geklopft oder ein Strich auf ein Blatt gemalt werden.
- **Variation:** mit/ohne Mundbild, als Hilfe kann ein Bild des Zielwortes vorgelegt werden, zur Steigerung des Schwierigkeitsgrades kann die Wortliste verlängert oder wiederholt werden

Logopädische Therapie
Übung 12 – Aufmerksamkeit

- **Ziel:** Vigilanz für Sprache
- **Material:** Wortliste mit zweisilbigen Wörtern aus verschiedenen semantischen Feldern sowie einem dreisilbigen Wort, das in unregelmäßigen Abständen wiederkehrt
- **Durchführung:** Wortliste vorlesen. Bei dem vorher vereinbarten Wort soll auf den Tisch geklopft oder ein Strich auf ein Blatt gemalt werden.
- **Variation:** mit/ohne Mundbild, als Hilfe kann ein Bild des Zielwortes vorgelegt werden, zur Steigerung des Schwierigkeitsgrades kann die Wortliste verlängert oder wiederholt werden

Logopädische Therapie
Übung 13 – Aufmerksamkeit

- **Ziel:** Vigilanz für Sprache
- **Material:** Wortliste mit einsilbigen Wörtern aus verschiedenen semantischen Feldern sowie einem zweisilbigen Wort, das in unregelmäßigen Abständen wiederkehrt
- **Durchführung:** Wortliste vorlesen. Bei dem vorher vereinbarten Wort soll auf den Tisch geklopft oder ein Strich auf ein Blatt gemalt werden.
- **Variation:** mit/ohne Mundbild, als Hilfe kann ein Bild des Zielwortes vorgelegt werden, zur Steigerung des Schwierigkeitsgrades kann die Wortliste verlängert oder wiederholt werden

Logopädische Therapie
Übung 14 – Aufmerksamkeit

- **Ziel:** Vigilanz für Sprache
- **Material:** Wortliste mit dreisilbigen Wörtern aus dem gleichen semantischen Feld sowie einem dreisilbigen Wort, das in unregelmäßigen Abständen wiederkehrt
- **Durchführung:** Wortliste vorlesen. Bei dem vorher vereinbarten Wort soll auf den Tisch geklopft oder ein Strich auf ein Blatt gemalt werden.
- **Variation:** mit/ohne Mundbild, als Hilfe kann ein Bild des Zielwortes vorgelegt werden, zur Steigerung des Schwierigkeitsgrades kann die Wortliste verlängert oder wiederholt werden

Logopädische Therapie
Übung 15 – Aufmerksamkeit

- **Ziel:** Vigilanz für Sprache
- **Material:** Wortliste mit zweisilbigen Wörtern aus dem gleichen semantischen Feld sowie einem zweisilbigen Wort, das in unregelmäßigen Abständen wiederkehrt
- **Durchführung:** Wortliste vorlesen. Bei dem vorher vereinbarten Wort soll auf den Tisch geklopft oder ein Strich auf ein Blatt gemalt werden.
- **Variation:** mit/ohne Mundbild, als Hilfe kann ein Bild des Zielwortes vorgelegt werden, zur Steigerung des Schwierigkeitsgrades kann die Wortliste verlängert oder wiederholt werden

Logopädische Therapie
Übung 16 – Aufmerksamkeit

- **Ziel:** Vigilanz für Sprache
- **Material:** AudioLog: Wörter → Aufmerksamkeit, Vigilanz → Wortlänge: Drei- und Viersilber (Auswahl: 6 Items)
- **Durchführung:** Es soll auf den roten Rahmen geklickt werden, wenn das Zielitem genannt wird.
- **Variation:** Anzahl der Übungseinheiten und/oder Auswahlmenge der Items variieren

Logopädische Therapie

Übung 17 – Aufmerksamkeit

- **Ziel:** Vigilanz für Sprache
- **Material:** AudioLog: Wörter → Aufmerksamkeit, Vigilanz → Wortlänge: Ein- und Zweisilber (Auswahl: 6 Items)
- **Durchführung:** Es soll auf den roten Rahmen geklickt werden, wenn das Zielitem genannt wird.
- **Variation:** Anzahl der Übungseinheiten und/oder Auswahlmenge der Items variieren

Logopädische Therapie

Übung 18 – Aufmerksamkeit

- **Ziel:** Vigilanz für Sprache
- **Material:** AudioLog: Wörter → Aufmerksamkeit, Vigilanz → Wortlänge: Einsilber (Auswahl: 6 Items)
- **Durchführung:** Es soll auf den roten Rahmen geklickt werden, wenn das Zielitem genannt wird.
- **Variation:** Anzahl der Übungseinheiten und/oder Auswahlmenge der Items variieren

Logopädische Therapie

Übung 19 – Aufmerksamkeit

- **Ziel:** Vigilanz für Sprache
- **Material:** AudioLog: Silben → Aufmerksamkeit, Vigilanz → Vokal + B + Vokal, Anlaut lang (Auswahl: 6 Items)
- **Durchführung:** Es soll auf den roten Rahmen geklickt werden, wenn das Zielitem genannt wird.
- **Variation:** Anzahl der Übungseinheiten und/oder Auswahlmenge der Items variieren

Logopädische Therapie

Übung 20 – Aufmerksamkeit

- **Ziel:** Vigilanz für Sprache
- **Material:** AudioLog: Silben → Aufmerksamkeit, Vigilanz → A + Konsonant + A, Anlaut lang (Auswahl: 6 Items)
- **Durchführung:** Es soll auf den roten Rahmen geklickt werden, wenn das Zielitem genannt wird.
- **Variation:** Anzahl der Übungseinheiten und/oder Auswahlmenge der Items variieren

Hilfensystem „Aufmerksamkeit" (ab Übung 11)

siehe ▶ Tab. 8.1

Tab. 8.1 Hilfensystem „Aufmerksamkeit".

Hilfenstufe	therapeutische Interventionen	Hilfentyp
0	keine Hilfe; Übung wird bereits beim 1. Versuch beherrscht.	
1	„Gut zuhören."	unspezifischer Hinweis
2	„Gut zuhören und aufpassen, wann das Wort /die Silbe „..." zu hören ist."	spezifischer Hinweis durch Wiederholung des Aufgabenitems
3	„Gut zuhören und aufpassen, wann das Wort/die Silbe „..." zu hören ist."	spezifischer Hinweis durch Wiederholung der Aufgabenstellung
4	„Das stimmt nicht. Noch einmal gut zuhören und in den roten Rahmen klicken, wenn das Wort/die Silbe „..." zu hören ist." (Th. nennt erneut Wort/Silbe, auf das/die zu achten ist, und fordert zum Handeln auf.)	direkte Handlungsaufforderung
5	„Das stimmt nicht. Bitte mal herschauen und gut zuhören. Ich mache es mal vor und klicke bei dem Wort/der Silbe „...". "	gemeinsames Erarbeiten der Lösung

8.1.2 Speicherung und Sequenz

Logopädische Therapie

Übung 1 – Speicherung und Sequenz

- **Ziel:**
  a) Satz imitieren
  b) Wort imitieren
  c) Laut imitieren
- **Material:**
  a) Zweiwortsätze
  b) einzelne Wörter
  c) Einzellaute
- **Durchführung:** Stimuli vorgeben und imitieren lassen.
- **Variation:** mit/ohne Mundbild; erst visuell und auditiv sehr gut differenzierbare Laute/Silben, Wörter oder Sätze, dann etwas schwerer differenzierbare Laute/Silben, Wörter (Minimalpaare) oder Sätze

Logopädische Therapie

Übung 2 – Speicherung und Sequenz

- **Ziel:**
  a) Satz imitieren
  b) Wortfolge imitieren
  c) Lautfolge imitieren
- **Material:**
  a) Dreiwortsatz
  b) Wortreihe aus 2 einsilbigen Wörtern
  c) Folge aus 2 Einzellauten
- **Durchführung:** Stimuli vorgeben und imitieren lassen.
- **Variation:** wie Übung 1

Logopädische Therapie

Übung 3 – Speicherung und Sequenz

- **Ziel:**
  a) Satz imitieren
  b) Wortfolge imitieren
  c) Lautfolge imitieren
- **Material:**
  a) Vierwortsatz
  b) Wortreihe aus 2 zweisilbigen Wörtern
  c) Folge aus 3 Einzellauten
- **Durchführung:** Stimuli vorgeben und imitieren lassen.
- **Variation:** wie Übung 1

Logopädische Therapie

Übung 4 – Speicherung und Sequenz

- **Ziel:**
  a) Satz imitieren
  b) Wortfolge imitieren
  c) Lautfolge imitieren
- **Material:**
  a) Fünfwortsatz
  b) Wortreihe aus 2 drei- oder mehrsilbigen Wörtern
  c) Folge aus 4 Einzellauten
- **Durchführung:** Stimuli vorgeben und imitieren lassen.
- **Variation:** wie Übung 1

Logopädische Therapie

Übung 5 – Speicherung und Sequenz

- **Ziel:**
  a) Satz imitieren
  b) Wortfolge imitieren
  c) Lautfolge imitieren
- **Material:**
  a) Sechswortsatz
  b) Wortreihe aus 3 einsilbigen Wörtern
  c) Folge aus 5 Einzellauten
- **Durchführung:** Stimuli vorgeben und imitieren lassen.
- **Variation:** wie Übung 1

Logopädische Therapie

Übung 6 – Speicherung und Sequenz

- **Ziel:**
  a) Satzfolge imitieren
  b) Wortfolge imitieren
  c) Silben imitieren
- **Material:**
  a) Satzfolge aus 2 Zweiwortsätzen
  b) Wortreihe aus 3 zweisilbigen Wörtern
  c) einzelne Silben
- **Durchführung:** Stimuli vorgeben und imitieren lassen.
- **Variation:** wie Übung 1

Logopädische Therapie

Übung 7 – Speicherung und Sequenz

- **Ziel:**
  a) Satzfolge imitieren
  b) Wortfolge imitieren
  c) Silbenfolge imitieren
- **Material:**
  a) aus 1 Zweiwortsatz und 1 Dreiwortsatz
  b) Wortreihe aus 3 drei- oder mehrsilbigen Wörtern
  c) Silbenfolge aus 2 Silben Satzfolge
- **Durchführung:** Stimuli vorgeben und imitieren lassen.
- **Variation:** wie Übung 1

Logopädische Therapie

Übung 8 – Speicherung und Sequenz

- **Ziel:**
  a) Satzfolge imitieren
  b) Wortfolge imitieren
  c) Silbenfolge imitieren
- **Material:**
  a) Satzfolge aus 2 Dreiwortsätzen
  b) Wortreihe aus 4 einsilbigen Wörtern
  c) Silbenfolge aus 3 Silben
- **Durchführung:** Stimuli vorgeben und imitieren lassen.
- **Variation:** wie Übung 1

Logopädische Therapie

Übung 9 – Speicherung und Sequenz

- **Ziel:**
  a) Satzfolge imitieren
  b) Wortfolge imitieren
  c) Silbenfolge imitieren
- **Material:**
  a) Satzfolge aus 1 Dreiwortsatz und 1 Vierwortsatz
  b) Wortreihe aus 4 zweisilbigen Wörtern
  c) Silbenfolge aus 4 Silben
- **Durchführung:** Stimuli vorgeben und imitieren lassen.
- **Variation:** wie Übung 1

Logopädische Therapie

Übung 10 – Speicherung und Sequenz

- **Ziel:**
  a) komplexe Sätze imitieren
  b) Wortfolge imitieren
  c) Silbenfolge imitieren
- **Material:**
  a) komplexere Sätze mit Nebensatz, Satzgefüge usw.
  b) Wortreihe aus 4 drei- oder mehrsilbigen Wörtern
  c) Silbenfolge aus 5 Silben
- **Durchführung:** Stimuli vorgeben und imitieren lassen.
- **Variation:** wie Übung 1

Logopädische Therapie

Übung 11 – Speicherung und Sequenz

- **Ziel:** Speicherung und Sequenz von Wörtern
- **Material:** AudioLog: Wörter → Sequenzen → Farben (Auswahl: 3 Items, Reihenlänge: 2)
- **Durchführung:** Auf die genannte Bildfolge klicken lassen.
- **Variation:** Auswahlmenge der Items bzw. Reihenlänge variieren

Logopädische Therapie

Übung 12 – Speicherung und Sequenz
- **Ziel:** Speicherung und Sequenz von Wörtern
- **Material:** AudioLog: Wörter → Sequenzen → Obst (Auswahl: 3 Items, Reihenlänge: 3)
- **Durchführung:** Auf die genannte Bildfolge klicken lassen.
- **Variation:** Auswahlmenge der Items bzw. Reihenlänge variieren

Logopädische Therapie

Übung 13 – Speicherung und Sequenz
- **Ziel:** Speicherung und Sequenz von Wörtern
- **Material:** AudioLog: Wörter → Wortgedächtnis: freie Wortlisten → Wortlänge: Zweisilber (Auswahl: 4 Items, Stimulus/Item: 2)
- **Durchführung:** Auf die genannte Bildfolge klicken lassen und dabei auch die Reihenfolge beachten lassen.
- **Variation:** Auswahlmenge der Items bzw. Menge der Stimuli/Items variieren

Logopädische Therapie

Übung 14 – Speicherung und Sequenz
- **Ziel:** Speicherung und Sequenz von Wörtern
- **Material:** AudioLog: Wörter → Wortgedächtnis: freie Wortlisten → Wortlänge: Ähnlichkeitswörter 4 (Auswahl: 4 Items, Stimulus/Item: 2)
- **Durchführung:** Auf die genannte Bildfolge klicken lassen und dabei auch die Reihenfolge beachten lassen.
- **Variation:** Auswahlmenge der Items bzw. Menge der Stimuli/Items variieren

Logopädische Therapie

Übung 15 – Speicherung und Sequenz
- **Ziel:** Speicherung und Sequenz von Wörtern
- **Material:** AudioLog: Wörter → Einkaufsspiel (Auswahl: 5 Items, Stimulus/Item: 3)
- **Durchführung:** Auf die genannte Bildfolge klicken lassen und dabei auch die Reihenfolge beachten lassen.
- **Variation:** Auswahlmenge der Items bzw. Menge der Stimuli/Items variieren

Logopädische Therapie

Übung 16 – Speicherung und Sequenz
- **Ziel:** Speicherung und Sequenz von Zahlen
- **Material:** AudioLog: Wörter → Telefonspiel (Stimulus/Item: 3)
- **Durchführung:** Auf die genannte Bildfolge klicken lassen und dabei auch die Reihenfolge beachten lassen.
- **Variation:** Menge der Stimuli/Items variieren

Logopädische Therapie

Übung 17 – Speicherung und Sequenz
- **Ziel:** Speicherung und Sequenz von kurzen Pseudowörtern
- **Material:** AudioLog: Silben → Sequenzen → Vokal + M + Vokal (Auswahl: 3 Items, Reihenlänge: 2 Items)
- **Durchführung:** Auf die Pseudowortfolge klicken lassen, die genannt wurde.
- **Variation:** Menge der Auswahlitems bzw. Reihenlänge variieren, Art der Auswahlliste der Pseudowörter ändern

Logopädische Therapie

Übung 18 – Speicherung und Sequenz

- **Ziel:** Speicherung und Sequenz von Silben
- **Material:** AudioLog: Silben → Sequenzen → O + Konsonant (Auswahl: 3 Items, Reihenlänge: 3 Items)
- **Durchführung:** Auf die Silbenfolge klicken lassen, die genannt wurde.
- **Variation:** Menge der Auswahlitems bzw. Reihenlänge variieren, Art der Auswahlliste ändern

Logopädische Therapie

Übung 19 – Speicherung und Sequenz

- **Ziel:** Speicherung und Sequenz von Lauten
- **Material:** AudioLog: Laute → Sequenzen → A – O mit Bild (Auswahl: 3 Items, Reihenlänge: 2 Items)
- **Durchführung:** Auf die Lautfolge klicken lassen, die genannt wurde.
- **Variation:** Menge der Auswahlitems bzw. Reihenlänge variieren, Art der Auswahlliste ändern

Logopädische Therapie

Übung 20 – Speicherung und Sequenz

- **Ziel:** Speicherung und Sequenz von Lauten
- **Material:** AudioLog: Laute → Sequenzen → K – T mit Bild (Auswahl: 3 Items, Reihenlänge: 3 Items)
- **Durchführung:** Auf die Lautfolge klicken lassen, die genannt wurde.
- **Variation:** Menge der Auswahlitems bzw. Reihenlänge variieren, Art der Auswahlliste ändern

Hilfensystem „Speicherung und Sequenz“

siehe ▶ Tab. 8.2

Tab. 8.2 Hilfensystem „Speicherung und Sequenz“.

Hilfenstufe	therapeutische Interventionen	Hilfentyp
0	keine Hilfe; Die Übung wird bereits beim 1. Versuch beherrscht.	
1	„Das stimmt nicht, bitte noch einmal überlegen.“	unspezifischer Hinweis
2	„Das stimmt nicht ganz. Bitte noch einmal gut zuhören.“	spezifischer Hinweis durch Wiederholung des/der Aufgabenitems
3	„Das stimmt nicht. Bitte genau das nachmachen/nachsprechen/anklicken, was gehört wurde.“	spezifischer Hinweis durch Wiederholung der Aufgabenstellung
4	*Speicherung*: „Das stimmt nicht ganz. Bitte noch einmal gut zuhören und das wiederholen, was gehört wurde. Die Reihenfolge ist dabei nicht wichtig.“ (Übung wird wiederholt) *Sequenz:* „Das stimmt nicht ganz. Bitte noch einmal gut zuhören und genau das wiederholen/anklicken, was gehört wurde. Dabei genau auf die Reihenfolge achten.“ (Übung wird wiederholt)	direkte Handlungsaufforderung
5	*Speicherung:* „Das stimmt auch nicht ganz. Bitte mal herschauen und gut zuhören. Es soll genau das wiederholt werden, was vorgesagt wird. Die Reihenfolge ist dabei nicht wichtig. Es ging so: ... .“ (gemeinsame Erarbeitung der Lösung) *Sequenz:* „Das stimmt auch nicht ganz. Bitte mal herschauen und gut zuhören. Es soll genau das wiederholt/angeklickt werden, was vorgesagt wird. Dabei bitte genau auf die Reihenfolge. Es ging so: ... .“	gemeinsames Erarbeiten der Lösung (mit visueller Unterstützung); ggf. kleinschrittige Erarbeitung notwendig

8.2 Therapie der auditiven Verarbeitung

8.2.1 Lokalisation

Logopädische Therapie

Übung 1 – Lokalisation

- **Ziel:** Lokalisation verbaler Stimuli
- **Material:** sprachliche Stimuli in der Umgebung
- **Durchführung:** Gemeinsam auf Laute, Wörter und Sätze lauschen, die von außerhalb des Raums zu hören sind. Versuchen herauszufinden, woher die sprachlichen Stimuli kommen.
- **Variation:** bei offenem*r/geschlossenem*r Fenster/Tür

Logopädische Therapie

Übung 2 – Lokalisation (mit Kindern)

- **Ziel:**
  a) Lokalisation von Sätzen
  b) Lokalisation von Wörtern
  c) Lokalisation von Lauten/Silben
- **Material:**
  a) 1 Satz
  b) 1 Wort
  c) 1 Laut/1 Silbe
- **Durchführung:** Der*die Therapeut*in versteckt sich im Raum (bzw. in einem von mehreren Räumen) und gibt einen Laut/eine Silbe, ein Wort oder einen Satz von sich. Das Kind soll sie*ihn suchen. Die Übung kann auch mit einem kleinen Aufnahmegerät durchgeführt werden, das versteckt wird und von dem die entsprechenden verbalen Stimuli zu hören sind.
- **Variation:** laute/leise Stimuli, sichtbar oder nicht sichtbar (z. B. im Schrank)

Logopädische Therapie

Übung 3 – Lokalisation

- **Ziel:**
  a) Lokalisation von Sätzen
  b) Lokalisation von Wörtern
  c) Lokalisation von Lauten/Silben
- **Material:**
  a) 1 Satz
  b) 1 Wort
  c) 1 Laut/1 Silbe
- **Durchführung:** Der*die Therapeut*in geht durch den Raum und spricht dabei. Ihr*ihm soll mit geschlossenen Augen gefolgt werden.
- **Variation:** laute/leise Stimuli

Logopädische Therapie

Übung 4 – Lokalisation

- **Ziel:**
  a) Lokalisation von Sätzen (rechts – links)
  b) Lokalisation von Wörtern (rechts – links)
  c) Lokalisation von Lauten/Silben (rechts – links)
- **Material:**
  a) 1 Satz
  b) 1 Wort
  c) 1 Laut/1 Silbe
- **Durchführung:** Der*die Therapeut*in erzeugt verbale Stimuli (selbst oder mit einem Abspielgerät) rechts oder links von dem*der Patienten*in. Diese*r soll mit geschlossenen Augen herausfinden, aus welcher Richtung die Stimuli kommen.
- **Variation:** laute/leise Stimuli

Logopädische Therapie

Übung 5 – Lokalisation

- **Ziel:**
  a) Lokalisation von Sätzen (vorne – hinten)
  b) Lokalisation von Wörtern (vorne – hinten)
  c) Lokalisation von Lauten/Silben (vorne – hinten)
- **Material:**
  a) 1 Satz
  b) 1 Wort
  c) 1 Laut/1 Silbe
- **Durchführung:** Der*die Therapeut*in erzeugt verbale Stimuli (selbst oder mit einem Abspielgerät) vor oder hinter dem*der Patienten*in. Diese*r soll mit geschlossenen Augen herausfinden, ob die Stimuli von vorne oder hinten kommen.
- **Variation:** laute/leise Stimuli

Logopädische Therapie

Übung 6 – Lokalisation

- **Ziel:**
  a) Lokalisation von Sätzen (oben – unten)
  b) Lokalisation von Wörtern (oben – unten)
  c) Lokalisation von Lauten/Silben (oben – unten)
- **Material:**
  a) 1 Satz
  b) 1 Wort
  c) 1 Laut/1 Silbe
- **Durchführung:** Der*die Therapeut*in erzeugt verbale Stimuli (selbst oder mit einem Abspielgerät) über oder unter dem*der Patienten*in. Diese*r soll mit geschlossenen Augen herausfinden, ob die Stimuli von oben oder unten kommen.
- **Variation:** laute/leise Stimuli

Logopädische Therapie

Übung 7 – Lokalisation

- **Ziel:**
  a) Lokalisation von Sätzen (rechts – links – vorne – hinten)
  b) Lokalisation von Wörtern (rechts – links – vorne – hinten)
  c) Lokalisation von Lauten/Silben (rechts – links – vorne – hinten)
- **Material:**
  a) 1 Satz
  b) 1 Wort
  c) 1 Laut/1 Silbe
- **Durchführung:** Der*die Therapeut*in erzeugt verbale Stimuli (selbst oder mit einem Abspielgerät) rechts, links, vor oder hinter dem*der Patienten*in. Diese*r soll mit geschlossenen Augen herausfinden, ob die Stimuli von rechts, links, hinten oder vorne kommen.
- **Variation:** laute/leise Stimuli

Logopädische Therapie

Übung 8 – Lokalisation

- **Ziel:**
  a) Lokalisation von Sätzen (rechts – links – oben – unten)
  b) Lokalisation von Wörtern (rechts – links – oben – unten)
  c) Lokalisation von Lauten/Silben (rechts – links – oben – unten)
- **Material:**
  a) 1 Satz
  b) 1 Wort
  c) 1 Laut/1 Silbe
- **Durchführung:** Der*die Therapeut*in erzeugt verbale Stimuli (selbst oder mit einem Abspielgerät) rechts, links, über oder unter dem*der Patienten*in. Diese*r soll mit geschlossenen Augen herausfinden, ob die Stimuli von rechts, links, oben oder unten kommen.
- **Variation:** laute/leise Stimuli

Logopädische Therapie

Übung 9 – Lokalisation

- **Ziel:**
- Lokalisation von Sätzen (vorne – hinten – oben – unten)
  a) Lokalisation von Wörtern (vorne – hinten – oben – unten)
  b) Lokalisation von Lauten/Silben (vorne – hinten – oben – unten)
- **Material:**
  a) 1 Satz
  b) 1 Wort
  c) 1 Laut/1 Silbe
- **Durchführung:** Der*die Therapeut*in erzeugt verbale Stimuli (selbst oder mit einem Abspielgerät) vor, hinter, über oder unter dem*der Patienten*in. Diese*r soll mit geschlossenen Augen herausfinden, ob die Stimuli von vorne, hinten oben oder unten kommen.
- Variation: laute/leise Stimuli

Logopädische Therapie

Übung 10 – Lokalisation

- **Ziel:**

a) Lokalisation von Sätzen (nah – fern)
b) Lokalisation von Wörtern (nah – fern)
c) Lokalisation von Lauten/Silben (nah – fern)

- **Material:**
- a) 1 Satz
- b) 1 Wort
- c) 1 Laut/1 Silbe
- **Durchführung**: Der*die Therapeut*in erzeugt verbale Stimuli (selbst oder mit einem Abspielgerät) nah oder fern von dem*der Patienten*in. Diese*r soll mit geschlossenen Augen herausfinden, ob die Stimuli von nah oder fern kommen.
- **Variation:** laute/leise Stimuli; verschiedene Richtungen mit einbeziehen

Logopädische Therapie

Übung 11 – Lokalisation

- **Ziel:** Lokalisation von Geräuschen
- **Material:** 4 Lautsprecher, Audiolog: Geräusche → Richtungshören → Tiere
- **Durchführung:** Der*die Patient*in sitzt in der Mitte von 4 Lautsprechern (Positionen der Lautsprecher: vorne rechts, hinten rechts, vorne links, hinten links) und soll den Lautsprecher auf dem Bildschirm anklicken, der zu der Richtung passt, aus der das Item gehört wurde.
- **Variation:** Liste mit vielen oder weniger vertrauten Geräuschen auswählen

Logopädische Therapie

Übung 12 – Lokalisation

- **Ziel:** Lokalisation von Wörtern
- **Material:** 4 Lautsprecher, Audiolog: Wörter → Richtungshören → Fünfsilber
- **Durchführung:** wie Übung 11
- **Variation:** Liste mit Viersilbern verwenden

Logopädische Therapie

Übung 13 – Lokalisation

- **Ziel:** Lokalisation von Wörtern
- **Material:** 4 Lautsprecher, Audiolog: Wörter → Dreisilber
- **Durchführung:** wie Übung 11
- **Variation:** Liste mit Zweisilbern verwenden

Logopädische Therapie

Übung 14 – Lokalisation

- **Ziel:** Lokalisation von Wörtern
- **Material:** 4 Lautsprecher, Audiolog: Wörter → Themenliste: Tiere
- **Durchführung:** wie Übung 11
- **Variation:** Andere Themenliste auswählen

Logopädische Therapie

Übung 15 – Lokalisation

- **Ziel:** Lokalisation von Wörtern
- **Material:** 4 Lautsprecher, Audiolog: Wörter → Themenliste: Einsilber
- **Durchführung:** wie Übung 11
- **Variation:** Liste mit Zweisilbern verwenden, falls Einsilber zu schwierig sind

Logopädische Therapie

Übung 16 – Lokalisation

- **Ziel:** Lokalisation von Pseudowörtern
- **Material:** 4 Lautsprecher, Audiolog: Silben → Vokal + M + Vokal/Anlaut lang
- **Durchführung:** wie Übung 11
- **Variation:** Liste mit kurzem Anlaut oder anderem Konsonanten in der Mitte

Logopädische Therapie

Übung 17 – Lokalisation

- **Ziel:** Lokalisation von Pseudowörtern
- **Material:** 4 Lautsprecher, Audiolog: Silben → O + Konsonant + O/Anlaut lang
- **Durchführung:** wie Übung 11
- **Variation:** Liste mit kurzem Anlaut oder anderem Laut zu Beginn und Ende des Pseudowortes

Logopädische Therapie

Übung 18 – Lokalisation

- **Ziel:** Lokalisation von Silben
- **Material:** 4 Lautsprecher, Audiolog: Silben → M + Vokal
- **Durchführung:** wie Übung 11
- **Variation:** Liste mit anderem Anlaut (z. B. Frikativ oder Plosiv)

Logopädische Therapie

Übung 19 – Lokalisation

- **Ziel:** Lokalisation von Silben
- **Material:** 4 Lautsprecher, Audiolog: Silben → Konsonant + A
- **Durchführung:** wie Übung 11
- **Variation:** Liste mit anderem Vokal am Silbenende

Logopädische Therapie

Übung 20 – Lokalisation

- **Ziel:** Lokalisation von Lauten
- **Material:** 4 Lautsprecher, Audiolog: Laute → Vokale und Umlaute lang mit Bild
- **Durchführung:** wie Übung 11
- **Variation:** Liste ohne Bild oder Vokale und Umlaute kurz oder andere Liste

Hilfensystem „Lokalisation"

siehe ▶ Tab. 8.3

Tab. 8.3 Hilfensystem „Lokalisation".

Hilfenstufe	therapeutische Interventionen	Hilfentyp
0	keine Hilfe; Die Übung wird bereits beim 1. Versuch beherrscht	
1	„Das stimmt nicht, bitte noch einmal überlegen."	unspezifischer Hinweis
2	„Das stimmt nicht ganz. Bitte noch einmal gut zuhören."	spezifischer Hinweis durch Wiederholung des/der Aufgabenitems
3	„Das stimmt nicht. Aus welcher Richtung war der Satz (das Wort/die Silbe/den Laut) zu hören?"	spezifischer Hinweis durch Wiederholung der Aufgabenstellung
4	„Das stimmt nicht. Bitte noch einmal gut zuhören und sagen, aus welcher Richtung der Satz (...) zu hören ist." (Aufgabenstellung wird wiederholt und das (die) Aufgabenitem(s) noch einmal vorgegeben.)	direkte Handlungsaufforderung
5	„Das stimmt auch nicht ganz. Bitte mal herschauen und gut zuhören. Aus welcher Richtung ist der Satz (...) zu hören? – Er ist aus dieser (Th. zeigt) Richtung zu hören."	gemeinsames Erarbeiten der Lösung (mit visueller Unterstützung); ggf. kleinschrittige Erarbeitung notwendig

8.2.2 Diskrimination

Logopädische Therapie

Übung 1 – Diskrimination

- **Ziel:**
  a) Diskrimination von Sätzen nach ihrer Wortanzahl
  b) Diskrimination von Wörtern nach ihrer Silbenanzahl
- **Material:**
- Sätze mit unterschiedlicher Anzahl von Wörtern
  a) Wörter mit unterschiedlicher Anzahl von Silben
- **Durchführung:** Gemeinsam werden 2 Sätze/Wörter gesprochen. Pro Wort/Silbe jeweils einen Schritt weitergehen (und/oder in die Hände klatschen). Nach dem zurückgelegten Weg soll entschieden werden, welcher/s der beiden Sätze/Wörter länger war.
- **Variation:** mit/ohne Mundbild; eine Person spricht vor, die andere Person führt die Übung aus; Sätze/Wörter mit deutlich unterschiedlicher Wort-/Silbenanzahl bzw. Sätze/Wörter mit sehr ähnlicher Wort-/Silbenanzahl

Logopädische Therapie

Übung 2 – Diskrimination

- **Ziel:**
- Diskrimination von Sätzen nach gleich/verschieden
  a) Diskrimination von Wörtern nach gleich/verschieden
  b) Diskrimination von Silben/Lauten nach gleich/verschieden
- **Material:**
- Sätze, die sich in ihrer Länge/Wortanzahl, ihrer Akzentuierung und ihrer phonologischen Struktur deutlich voneinander unterscheiden
  a) Wörter, die sich in ihrer Länge, ihrer Akzentuierung und ihrer phonologischen Struktur deutlich voneinander unterscheiden
  b) Silben/Laute, die sich in ihren phonetischen Merkmalen stark voneinander unterscheiden (6 oder mehr Merkmale Unterschied)
- **Durchführung:** Der*die Therapeut*in äußert 2 auditive Stimuli. Es soll entschieden, ob die beiden Stimuli gleich oder verschieden waren.
- **Variation:** mit/ohne Mundbild; mit/ohne Bildunterstützung

Logopädische Therapie

Übung 3 – Diskrimination

- **Ziel:**
- Diskrimination von Sätzen nach gleich/verschieden
  a) Diskrimination von Wörtern nach gleich/verschieden
  b) Diskrimination von Silben/Lauten nach gleich/verschieden
- **Material:**
- Sätze, die sich in ihrer Akzentuierung und ihrer phonologischen Struktur voneinander unterscheiden
  a) Wörter, die sich in ihrer Akzentuierung und ihrer phonologischen Struktur voneinander unterscheiden
  b) Silben/Laute, die sich in ihren phonetischen Merkmalen weniger stark voneinander unterscheiden (3–5 Merkmale Unterschied)
- **Durchführung:** wie Übung 2
- **Variation:** wie Übung 2

Logopädische Therapie

Übung 4 – Diskrimination

- **Ziel:**
  a) Diskrimination von Sätzen nach gleich/verschieden
  b) Diskrimination von Wörtern nach gleich/verschieden
  c) Diskrimination von Silben/Lauten nach gleich/verschieden
- **Material:**
- Sätze, die sich in ihrer phonologischen Struktur nur minimal voneinander unterscheiden
  a) Wörter, die sich in ihrer phonologischen Struktur nur minimal voneinander unterscheiden (Minimalpaare)
  b) Silben/Laute, die sich in ihren phonetischen Merkmalen nur minimal voneinander unterscheiden (1–2 Merkmale Unterschied)
- **Durchführung:** wie Übung 2
- **Variation:** wie Übung 2

Logopädische Therapie

Übung 5 – Diskrimination

- **Ziel:**
  a) Diskrimination von Sätzen nach lang/kurz
  b) Diskrimination von Wörtern nach lang/kurz
  c) Diskrimination von Silben/Lauten nach lang/kurz
- **Material:**
  a) Sätze, die sich in ihrer Wortanzahl (3 oder mehr Wörter Unterschied) stark voneinander unterscheiden
  b) Wörter, die sich in ihrer Silbenanzahl (3 oder mehr Silben Unterschied) stark voneinander unterscheiden
  c) Silben/Laute, die sich in ihrer Dauer stark voneinander unterscheiden (bewusste Verstärkung des Kontrasts)
- **Durchführung:** Der/die Therapeut*in äußert 3 auditive Stimuli. Es soll entschieden werden, welcher der beiden Stimuli länger/kürzer war.
- **Variation:** wie Übung 2; bei Sätzen z. B. Diskrimination von Frage- und Antwortsatz anhand der Tonhöhe; bei Silben/Lauten und Wörtern auch Diskrimination nach Tonhöhe (hoch/tief) oder Lautstärke (laut/leise)

Logopädische Therapie

Übung 6 – Diskrimination

- **Ziel:**
  a) Diskrimination von Sätzen nach lang/kurz
  b) Diskrimination von Wörtern nach lang/kurz
  c) Diskrimination von Silben/Lauten nach lang/kurz
- **Material:**
  a) Sätze, die sich in ihrer Wortanzahl weniger stark voneinander unterscheiden (2 Wörter Unterschied)
  b) Wörter, die sich in ihrer Silbenanzahl weniger stark voneinander unterscheiden (2 Silben Unterschied)
  c) Silben/Laute, die sich in ihrer Dauer voneinander unterscheiden, wobei die bewusste Verstärkung des Kontrasts durch den*die Therapeuten*in unterbleibt
- **Durchführung:** wie Übung 5
- **Variation:** wie Übung 5

Logopädische Therapie

Übung 7 – Diskrimination

- **Ziel:**
  a) Diskrimination von Sätzen nach lang/kurz
  b) Diskrimination von Wörtern nach lang/kurz
- **Material:**
  a) Sätze, die sich in ihrer Wortanzahl nur minimal voneinander unterscheiden (1 Wort Unterschied)
  b) Wörter, die sich in ihrer Silbenanzahl nur minimal voneinander unterscheiden (1 Silbe Unterschied)
- **Durchführung:** wie Übung 5
- **Variation:** wie Übung 5

Logopädische Therapie

Übung 8 – Diskrimination

- **Ziel:**
  a) Diskrimination von Sätzen aufgrund ihrer Länge bei gegensätzlicher inhaltlicher Assoziation
  b) Diskrimination von Wörtern aufgrund ihrer Länge bei gegensätzlicher inhaltlicher Assoziation
- **Material:**
  a) Sätze mit unterschiedlicher Länge, die eine zur Länge des Satzes gegensätzliche Assoziation haben. (Der Tag ist lang. – Heute Morgen regnete es ganz kurz.)
  b) Wörter mit unterschiedlicher Länge, die eine zur Länge des Wortes gegensätzliche Assoziation haben (z. B. groß – klitzeklein)
- **Durchführung:** wie Übung 5
- **Variation:** mit/ohne Mundbild

Logopädische Therapie

Übung 9 – Diskrimination

- **Ziel:**
  a) Diskrimination von Sätzen nach ihrer Ähnlichkeit
  b) Diskrimination von Wörtern nach ihrer Ähnlichkeit
- **Material:**
  a) Sätze, die sich reimen
  b) Wörter, die sich reimen
- **Durchführung:** Gemeinsam werden Sätze/Wörter gesucht, die sich reimen. Der*die Therapeut*in kann auch Sätze/Wörter vorgeben, bei entschieden werden soll, ob diese sich reimen oder nicht.
- **Variation:** mit/ohne Mundbild

Logopädische Therapie

Übung 10 – Diskrimination

- **Ziel:** Diskrimination eines kurzen Textes
- **Material:** kurze Geschichten aus ca. 3 kurzen Sätzen
- **Durchführung:** Der*die Therapeut*in erzählt eine kurze Geschichte 2-mal. Es soll entschieden werden, ob es beide Male die gleiche Geschichte war.
- **Variation:** mit/ohne Mundbild; mit/ohne Bildunterstützung

Logopädische Therapie

Übung 11 – Diskrimination

- **Ziel:** Diskrimination von Wörtern
- **Material:** AudioLog: Wörter → gleich oder verschieden? → Wortlänge: Dreisilber
- **Durchführung:** Es soll entschieden werden, ob sich die beiden nacheinander präsentierten Wörter gleich (=) oder verschieden (≠) anhören.
- **Variation:** Auswahl einer anderen Objektliste, Veränderung der Pausenlänge

Logopädische Therapie

Übung 12 – Diskrimination

- **Ziel:** Diskrimination von Wörtern
- **Material:** AudioLog: Wörter → Diskrimination: gleich oder verschieden? → B,P- vs. D,T-Anlaut
- **Durchführung:** Es soll entschieden werden, ob sich die beiden nacheinander präsentierten Wörter gleich (=) oder verschieden (≠) anhören.
- **Variation:** Auswahl einer anderen Objektliste, Veränderung der Pausenlänge

Logopädische Therapie

Übung 13 – Diskrimination

- **Ziel:** Diskrimination von Wörtern
- **Material:** AudioLog: Wörter → Diskrimination: Minimalpaare → D,T- vs. G,K-Anlaut
- **Durchführung:** Es soll bei 2 auf dem Bildschirm vorgegebenen Bildern auf das Bild geklickt werden, das zum auditiv vorgegebenen Wort passt.
- **Variation:** Auswahl einer anderen Objektliste

Logopädische Therapie

Übung 14 – Diskrimination

- **Ziel:** Diskrimination von Wörtern
- **Material:** AudioLog: Wörter → Diskrimination: Memory → H vs. M, N (Auswahl: 8, Stimulus/Item: 4)
- **Durchführung:** Durch Anklicken der Kästchen sollen die beiden Kästchen gefunden werden, bei deren Anklicken das gleiche Wort genannt wird. Bei direkt nacheinander erfolgtem Anklicken der zusammengehörenden Kästchen werden diese umgedeckt und der Begriff wird als Bild sichtbar.
- **Variation:** Auswahl einer anderen Objektliste, Erhöhung der Auswahlmenge

Logopädische Therapie

Übung 15 – Diskrimination

- **Ziel:** Diskrimination von Silben
- **Material:** AudioLog: Silben → gleich oder verschieden? → Konsonant + A
- **Durchführung:** Es soll entschieden werden, ob sich die beiden nacheinander präsentierten Silben gleich (=) oder verschieden (≠) anhören.
- **Variation**: Auswahl einer anderen Objektliste, Veränderung der Pausenlänge

Logopädische Therapie

Übung 16 – Diskrimination

- **Ziel:** Diskrimination von Silben
- **Material:** AudioLog: Silben → Diskrimination: Minimalpaare → A vs. O kurz, VK
- **Durchführung:** Aus 2 schriftsprachlich vorgegebenen Silben soll ausgewählt werden, welche zum auditiven Stimulus passt.
- **Variation:** Auswahl einer anderen Objektliste

Logopädische Therapie

Übung 17 – Diskrimination

- **Ziel:** Diskrimination von Silben
- **Material:** AudioLog: Silben → Memory → O + Konsonant, Anlaut kurz (Auswahl: 6, Stimulus/Item: 3)
- **Durchführung:** Durch Anklicken der Kästchen sollen die beiden Kästchen gefunden werden, bei deren Anklicken die gleiche Silbe genannt wird. Bei direkt nacheinander erfolgtem Anklicken der zusammengehörenden Kästchen werden diese umgedeckt und die Silbe wird sichtbar.
- **Variation:** Auswahl einer anderen Objektliste, Erhöhung der Auswahlmenge

Logopädische Therapie

Übung 18 – Diskrimination

- **Ziel:** Diskrimination von Lauten
- **Material:** AudioLog: Laute → gleich oder verschieden? → Vokale und Umlaute, lang, mit Bild
- **Durchführung:** Es soll entschieden werden, ob sich die beiden nacheinander präsentierten Vokale und Umlaute gleich (=) oder verschieden (≠) anhören.
- **Variation:** Auswahl einer anderen Objektliste, Veränderung der Pausenlänge

Logopädische Therapie

Übung 19 – Diskrimination

- **Ziel:** Diskrimination von Lauten
- **Material:** AudioLog: Laute → Diskrimination: Lautpaare → alle Vokale, lang, mit Bild
- **Durchführung:** Aus 2 schriftsprachlich vorgegebenen Lauten soll ausgewählt werden, welcher zum auditiven Stimulus passt.
- **Variation:** Auswahl einer anderen Objektliste

Logopädische Therapie

Übung 20 – Diskrimination

- **Ziel:** Diskrimination von Lauten
- **Material:** AudioLog: Laute → Memory → Frikative, lautiert, mit Bild
- **Durchführung:** Durch Anklicken der Kästchen sollen die beiden Kästchen gefunden werden, bei deren Anklicken der gleiche Laut genannt wird. Bei direkt nacheinander erfolgtem Anklicken der zusammengehörenden Kästchen werden diese umgedeckt und der Laut wird sichtbar.
- **Variation:** Auswahl einer anderen Objektliste, Erhöhung der Auswahlmenge

Hilfensystem „Diskrimination“

siehe ▶ Tab. 8.4

Tab. 8.4 Hilfensystem „Diskrimination“.

Hilfenstufe	therapeutische Interventionen	Hilfentyp
0	keine Hilfe; Die Übung wird bereits beim 1. Versuch beherrscht.	
1	„Das stimmt nicht, bitte noch einmal überlegen.“	unspezifischer Hinweis
2	„Das stimmt nicht ganz. Bitte noch einmal gut zuhören.“	spezifischer Hinweis durch Wiederholung des/der Aufgabenitems
3	„Das stimmt nicht. Klingt das, was nacheinander zu hören war, gleich?	spezifischer Hinweis durch Wiederholung der Aufgabenstellung
4	„Das stimmt nicht. Bitte noch einmal gut zuhören und sagen, ob das Gehörte das Gleiche ist wie das, was ich jetzt vormache.“ (Aufgabenstellung wird wiederholt und das (die) Aufgabenitem(s) noch einmal vorgegeben.)	direkte Handlungsaufforderung
5	„Das stimmt auch nicht ganz. Bitte herschauen und gut zuhören. Ist das Gehörte das Gleiche wie das, das ich jetzt vormache? – Es war (nicht) das Gleiche.“	gemeinsames Erarbeiten der Lösung (mit visueller Unterstützung); ggf. kleinschrittige Erarbeitung notwendig

8.2.3 Selektion

Logopädische Therapie

Übung 1 – Selektion

- **Ziel:** Selektion von Wörtern
- **Material:** Kopfhörer und AudioLog: Wörter → Signal-Rausch-Wahrnehmung → Themenliste: Tiere (Störgeräusch: Regen; Dämpfung Signal: 0 dB, Dämpfung Rauschen: –10 dB; Auswahl: 4, Stimulus/Item: 1)
- **Durchführung:** Unter einem kontinuierlichen Störgeräusch soll ein zusätzlich genanntes Wort dem richtigen Bild zugeordnet werden.
- **Variation:** Auswahl einer anderen Themenliste, Auswahl eines anderen leicht zu diskriminierenden Störgeräuschs, Veränderung der Auswahlmenge

Logopädische Therapie

Übung 2 – Selektion

- **Ziel:** Selektion von Wörtern
- **Material:** Kopfhörer und AudioLog: Wörter → Signal-Rausch-Wahrnehmung → Wortlänge: Dreisilber (Störgeräusch: Regen; Dämpfung Signal: 0 dB, Dämpfung Rauschen: –10 dB; Auswahl: 4, Stimulus/Item: 1)
- **Durchführung:** wie Übung 1
- **Variation:** Auswahl einer anderen Wortliste, Auswahl eines anderen leicht zu diskriminierenden Störgeräuschs, Veränderung der Auswahlmenge

Logopädische Therapie

Übung 3 – Selektion

- **Ziel:** Selektion von Wörtern
- **Material:** Kopfhörer und AudioLog: Wörter → Signal-Rausch-Wahrnehmung → Themenliste: Kleidung (Störgeräusch: Schulhof; Dämpfung Signal: 0 dB, Dämpfung Rauschen: –10 dB; Auswahl: 4, Stimulus/Item: 1)
- **Durchführung:** wie Übung 1
- **Variation:** Auswahl einer anderen Themenliste, Auswahl eines anderen Störgeräuschs, Veränderung der Auswahlmenge

Logopädische Therapie

Übung 4 – Selektion

- **Ziel:** Selektion von Wörtern
- **Material:** Kopfhörer und AudioLog: Wörter → Signal-Rausch-Wahrnehmung → Wortliste: Zweisilber (Störgeräusch: Schulhof; Dämpfung Signal: 0 dB, Dämpfung Rauschen: –10 dB; Auswahl: 4, Stimulus/Item: 1)
- **Durchführung:** wie Übung 1
- **Variation:** Auswahl einer anderen Wortliste, Auswahl eines anderen Störgeräuschs, Veränderung der Auswahlmenge

Logopädische Therapie

Übung 5 – Selektion

- **Ziel:** Selektion von Wörtern
- **Material:** Kopfhörer und AudioLog: Wörter → Signal-Rausch-Wahrnehmung →Themenliste: Essen und Trinken (Störgeräusch: Stimmengewirr; Dämpfung Signal: 0 dB, Dämpfung Rauschen: –5 dB; Auswahl: 4, Stimulus/Item: 1)
- **Durchführung:** wie Übung 1
- **Variation:** Auswahl einer anderen Themenliste, Auswahl eines anderen Störgeräuschs, Veränderung der Auswahlmenge

Logopädische Therapie

Übung 6 – Selektion

- **Ziel:** Selektion von Wörtern
- **Material:** Kopfhörer und AudioLog: Wörter → Signal-Rausch-Wahrnehmung → Wortliste: Einsilber (Störgeräusch: Stimmengewirr; Dämpfung Signal: 0 dB, Dämpfung Rauschen: –5 dB; Auswahl: 4, Stimulus/Item: 1)
- **Durchführung:** wie Übung 1
- **Variation:** Auswahl einer anderen Wortliste, Auswahl eines anderen Störgeräuschs, Veränderung der Auswahlmenge

Logopädische Therapie

Übung 7 – Selektion

- **Ziel:** Selektion von Silben
- **Material:** Kopfhörer und AudioLog: Silben → Signal-Rausch-Wahrnehmung → A + Konsonant + A, Anlaut lang (Störgeräusch: Schulhof; Dämpfung Signal: 0 dB, Dämpfung Rauschen: –10 dB; Auswahl: 4, Stimulus/Item: 1)
- **Durchführung:** Unter einem kontinuierlichen Störgeräusch soll eine zusätzlich genannte Silbe dem richtigen Schriftbild zugeordnet werden.
- **Variation:** Auswahl einer anderen Objektliste, Auswahl eines anderen Störgeräuschs, Veränderung der Auswahlmenge

Logopädische Therapie

Übung 8 – Selektion

- **Ziel:** Selektion von Silben
- **Material:** Kopfhörer und AudioLog: Silben → Signal-Rausch-Wahrnehmung → S + Vokal (Störgeräusch: Schulhof; Dämpfung Signal: 0 dB, Dämpfung Rauschen: –5 dB; Auswahl: 4, Stimulus/Item: 1)
- **Durchführung:** wie Übung 7
- **Variation:** wie Übung 7

Logopädische Therapie

Übung 9 – Selektion

- **Ziel:** Selektion von Lauten
- **Material:** Kopfhörer und AudioLog: Silben → Signal-Rausch-Wahrnehmung → Vokale und Umlaute, lang, mit Bild (Störgeräusch: Mensa; Dämpfung Signal: 0 dB, Dämpfung Rauschen: –10 dB; Auswahl: 4, Stimulus/Item: 1)
- **Durchführung:** Unter einem kontinuierlichen Störgeräusch soll ein zusätzlich genannter Laut dem richtigen Graphem mit Bild zugeordnet werden.
- **Variation:** Auswahl einer anderen Objektliste, Auswahl eines anderen Störgeräuschs, Veränderung der Auswahlmenge

Logopädische Therapie

Übung 10 – Selektion

- **Ziel:** Selektion von Lauten
- **Material:** Kopfhörer und AudioLog: Silben → Signal-Rausch-Wahrnehmung → Plosive, lautiert (b, d, g, k, p, t), ohne Bild (Störgeräusch: Mensa; Dämpfung Signal: 0 dB, Dämpfung Rauschen: –5 dB; Auswahl: 4, Stimulus/Item: 1)
- **Durchführung:** wie Übung 9
- **Variation:** wie Übung 9

Hilfensystem „Selektion"

siehe ▶ Tab. 8.5

Tab. 8.5 Hilfensystem „Selektion".

Hilfenstufe	therapeutische Interventionen	Hilfentyp
0	keine Hilfe; Die Übung wird bereits beim 1. Versuch beherrscht.	
1	„Das stimmt nicht, bitte noch einmal überlegen."	unspezifischer Hinweis
2	„Das stimmt nicht ganz. Bitte noch einmal gut zuhören."	spezifischer Hinweis durch Wiederholung des/der Aufgabenitems
3	„Das stimmt nicht. Was war eben zusätzlich zum Hintergrundgeräusch zu hören?"	spezifischer Hinweis durch Wiederholung der Aufgabenstellung
4	„Das stimmt nicht. Bitte noch einmal gut zuhören und sagen, was zusätzlich zum Hintergrundgeräusch zu hören war." (Aufgabenstellung wird wiederholt und das (die) Aufgabenitem(s) noch einmal vorgegeben.)	direkte Handlungsaufforderung
5	„Das stimmt auch nicht ganz. Bitte mal herschauen und gut zuhören. Was ist zusätzlich zum Hintergrundgeräusch zu hören? – Es war ... zu hören."	gemeinsames Erarbeiten der Lösung (mit visueller Unterstützung); ggf. kleinschrittige Erarbeitung notwendig

8.2.4 Dichotische Diskrimination

Logopädische Therapie

Übung 1 – Dichotische Diskrimination

- **Ziel:** dichotische Diskrimination von Wörtern
- **Material:** Kopfhörer und AudioLog: Wörter → dichotisches Gehör → Themenliste: Essen und Trinken (Auswahl: 4, Stimulus/Item: 2)
- **Durchführung:** Es werden gleichzeitig 2 Wörter gehört und dazu sollen die beiden passenden Bilder angeklickt werden.
- **Variation:** Auswahl einer anderen Themenliste, Veränderung der Auswahlmenge

Logopädische Therapie

Übung 2 – Dichotische Diskrimination

- **Ziel:** dichotische Diskrimination von Wörtern
- **Material:** Kopfhörer und AudioLog: Wörter → dichotisches Gehör → Themenliste: Kleidung (Auswahl: 4, Stimulus/Item: 2)
- **Durchführung:** Es werden gleichzeitig 2 Wörter gehört und dazu sollen die beiden passenden Bilder angeklickt werden.
- **Variation:** Auswahl einer anderen Themenliste, Veränderung der Auswahlmenge

Logopädische Therapie

Übung 3 – Dichotische Diskrimination

- **Ziel:** dichotische Diskrimination von Wörtern
- **Material:** Kopfhörer und AudioLog: Wörter → dichotisches Gehör → Wortlänge: Drei- und Mehrsilber (Auswahl: 4, Stimulus/Item: 2)
- **Durchführung:** Es werden gleichzeitig 2 Wörter gehört und dazu sollen die beiden passenden Bilder angeklickt werden.
- **Variation:** Auswahl einer anderen Wortliste, Veränderung der Auswahlmenge

Logopädische Therapie

Übung 4 – Dichotische Diskrimination

- **Ziel:** dichotische Diskrimination von Wörtern
- **Material:** Kopfhörer und AudioLog: Wörter → dichotisches Gehör → Wortlänge: Zweisilber (Auswahl: 4, Stimulus/Item: 2)
- **Durchführung:** Es werden gleichzeitig 2 Wörter gehört und dazu sollen die beiden passenden Bilder angeklickt werden.
- **Variation:** Auswahl einer anderen Wortliste, Veränderung der Auswahlmenge

Logopädische Therapie

Übung 5 – Dichotische Diskrimination

- **Ziel:** dichotische Diskrimination von Wörtern
- **Material:** Kopfhörer und AudioLog: Wörter → dichotisches Gehör → Einsilber mit A (Auswahl: 4, Stimulus/Item: 2)
- **Durchführung:** Es werden gleichzeitig 2 Wörter gehört und dazu sollen die beiden passenden Bilder angeklickt werden.
- **Variation:** Auswahl einer anderen Einsilberliste, Veränderung der Auswahlmenge

Logopädische Therapie

Übung 6 – Dichotische Diskrimination

- **Ziel:** dichotische Diskrimination von Wörtern
- **Material:** Kopfhörer und AudioLog: Wörter → dichotisches Gehör → Ähnlichkeitswörter 2 (Auswahl: 4, Stimulus/Item: 2)
- **Durchführung:** Es werden gleichzeitig 2 Wörter gehört und dazu sollen die beiden passenden Bilder angeklickt werden.
- **Variation:** Auswahl einer anderen Ähnlichkeitswörterliste, Veränderung der Auswahlmenge

Logopädische Therapie

Übung 7 – Dichotische Diskrimination

- **Ziel:** dichotische Diskrimination von Silben
- **Material:** Kopfhörer und AudioLog: Wörter → dichotisches Gehör → Konsonant + O (Auswahl: 4, Stimulus/Item: 2)
- **Durchführung:** Es werden gleichzeitig 2 Wörter gehört und dazu sollen die beiden passenden Bilder angeklickt werden.
- **Variation:** Auswahl einer anderen Silbenliste, Veränderung der Auswahlmenge

Logopädische Therapie

Übung 8 – Dichotische Diskrimination

- **Ziel:** dichotische Diskrimination von Silben
- **Material:** Kopfhörer und AudioLog: Wörter → dichotisches Gehör → Vokal + Konsonant, Anlaut lang (Auswahl: 4, Stimulus/Item: 2)
- **Durchführung:** Es werden gleichzeitig 2 Wörter gehört und dazu sollen die beiden passenden Bilder angeklickt werden.
- **Variation:** Auswahl einer anderen Silbenliste, Veränderung der Auswahlmenge

Logopädische Therapie

Übung 9 – Dichotische Diskrimination

- **Ziel:** dichotische Diskrimination von Lauten
- **Material:** Kopfhörer und AudioLog: Wörter → dichotisches Gehör → Vokale und Umlaute, lang, mit Bild + Konsonant, Anlaut lang (Auswahl: 4, Stimulus/Item: 2)
- **Durchführung:** Es werden gleichzeitig 2 Wörter gehört und dazu sollen die beiden passenden Bilder angeklickt werden.
- **Variation:** Auswahl einer anderen Objektliste, Veränderung der Auswahlmenge

Logopädische Therapie

Übung 10 – Dichotische Diskrimination

- **Ziel:** dichotische Diskrimination von Lauten
- **Material:** Kopfhörer und AudioLog: Wörter → dichotisches Gehör → Plosive, lautiert (b, d, g, k, p, t), ohne Bild (Auswahl: 4, Stimulus/Item: 2)
- **Durchführung:** Es werden gleichzeitig 2 Wörter gehört und dazu sollen die beiden passenden Bilder angeklickt werden.
- **Variation:** Auswahl einer anderen Objektliste, Veränderung der Auswahlmenge

Hilfensystem „Dichotische Diskrimination"

siehe ▶ Tab. 8.6

Tab. 8.6 Hilfensystem „Dichotische Diskrimination".

Hilfenstufe	therapeutische Interventionen	Hilfentyp
0	keine Hilfe; Die Übung wird bereits beim 1. Versuch beherrscht.	
1	„Das stimmt nicht, bitte noch einmal überlegen."	unspezifischer Hinweis
2	„Das stimmt nicht ganz. Bitte noch einmal gut zuhören."	spezifischer Hinweis durch Wiederholung des/der Aufgabenitems
3	„Das stimmt nicht. Welche beiden Wörter/Silben/Laute waren eben gleichzeitig zu hören?"	spezifischer Hinweis durch Wiederholung der Aufgabenstellung
4	„Das stimmt nicht. Bitte noch einmal gut zuhören und sagen, welche beiden Wörter/Silben/Laute eben gleichzeitig zu hören waren." (Aufgabenstellung wird wiederholt und das (die) Aufgabenitem(s) noch einmal vorgegeben)	direkte Handlungsaufforderung
5	„Das stimmt auch nicht ganz. Bitte mal herschauen und gut zuhören. Welche beiden Wörter/Silben/Laute sind gleichzeitig zu hören? – Es sind folgende Wörter/Silben/Laute: ... ."	gemeinsames Erarbeiten der Lösung (mit visueller Unterstützung); ggf. kleinschrittige Erarbeitung notwendig

8.3 Therapie von Klassifikationsprozessen

8.3.1 Analyse

Logopädische Therapie

Übung 1 – Analyse

- **Ziel:**
  a) Identifikation eines Wortes im Satz
  b) Identifikation eines Wortes in einer Wortreihe
  c) Identifikation eines Lautes im Wort
- **Material:**
  a) Zweiwortsatz (Zielwort am Anfang oder Ende)
  b) Wortreihe aus 2 Wörtern (Zielwort am Anfang oder Ende)
  c) einsilbige Wörter (Ziellaut im An- oder Auslaut)
- **Durchführung:** Es soll erkannt werden, ob ein zuvor genannter Stimulus in dem vorgegebenen Wort, der Wortfolge bzw. dem Satz enthalten ist.
- **Variation:** mit/ohne Mundbild; erst visuell und auditiv leicht differenzierbare Laute, Wörter oder Sätze, dann schwerer differenzierbare Stimuli

Logopädische Therapie

Übung 2 – Analyse

- **Ziel:**
  a) Identifikation eines Wortes im Satz
  b) Identifikation eines Wortes in einer Wortreihe
  c) Identifikation einer Silbe/eines Lautes
- **Material:**
  a) Dreiwortsatz (Zielwort am Anfang oder Ende)
  b) Wortreihe aus 3 Wörtern (Zielwort am Anfang oder Ende)
  c) zweisilbige Wörter (Zielsilbe/-laut am Anfang oder Ende)
- **Durchführung:** Es soll erkannt werden, ob ein zuvor genannter Stimulus in dem vorgegebenen Wort, der Wortfolge bzw. dem Satz enthalten ist.
- **Variation:** mit/ohne Mundbild; erst visuell und auditiv leicht differenzierbare Laute, Silben, Wörter oder Sätze, dann schwerer differenzierbare Stimuli

Logopädische Therapie

Übung 3 – Analyse

- **Ziel:**
- Identifikation eines Wortes im Satz
  a) Identifikation eines Wortes in einer Wortreihe
  b) Identifikation einer Silbe/eines Lautes im Wort
- **Material:**
  a) Dreiwortsatz (Zielwort am Anfang, in der Mitte oder am Ende)
  b) Wortreihe aus 3 Wörtern (Zielwort am Anfang, in der Mitte oder am Ende)
  c) zweisilbige Wörter (Zielsilbe/-laut am Anfang, in der Mitte oder am Ende)
- **Durchführung:** wie Übung 2
- **Variation:** wie Übung 2

Logopädische Therapie

Übung 4 – Analyse

- **Ziel:**
  a) Identifikation eines Wortes im Satz
  b) Identifikation eines Wortes in einer Wortreihe
  c) Identifikation einer Silbe/eines Lautes im Wort
- **Material:**
  a) Vierwortsatz (Zielwort am Anfang oder Ende)
  b) Wortreihe aus 4 Wörtern (Zielwort am Anfang oder Ende)
  c) dreisilbige Wörter (Zielsilbe/-laut am Anfang oder Ende)
- **Durchführung:** Es soll erkannt werden, ob ein zuvor genannter Stimulus in dem vorgegebenen Wort, der Wortfolge bzw. dem Satz enthalten ist.
- **Variation:** wie Übung 2

Logopädische Therapie

Übung 5 – Analyse

- **Ziel:**
  a) Identifikation eines Wortes im Satz
  b) Identifikation eines Wortes in einer Wortreihe
  c) Identifikation einer Silbe/eines Lautes im Wort
- **Material:**
  a) Vierwortsatz (Zielwort am Anfang, in der Mitte oder am Ende)
  b) Wortreihe aus 4 Wörtern (Zielwort am Anfang, in der Mitte oder am Ende)
  c) dreisilbige Wörter (Zielsilbe/-laut am Anfang, in der Mitte oder am Ende)
- **Durchführung:** Es soll erkannt werden, ob ein zuvor genannter Stimulus in dem vorgegebenen Wort, der Wortfolge bzw. dem Satz enthalten ist.
- **Variation:** wie Übung 2

Logopädische Therapie

Übung 6 – Analyse

- **Ziel:**
  a) Positionsbestimmung eines Wortes im Satz
  b) Positionsbestimmung eines Wortes in einer Wortreihe
  c) Positionsbestimmung eines Lautes im Wort
- **Material:**
  a) Zweiwortsatz (Zielwort am Anfang oder Ende)
  b) Wortreihe aus 2 Wörtern (Zielwort am Anfang oder Ende)
  c) einsilbige Wörter (Ziellaut im An- oder Auslaut)
- **Durchführung:** Es soll erkannt werden, in welcher Position ein zuvor genannter Stimulus in dem vorgegebenen Wort, der Wortfolge bzw. dem Satz steht.
- **Variation:** wie Übung 1

Logopädische Therapie

Übung 7 – Analyse

- **Ziel:**
  a) Positionsbestimmung eines Wortes im Satz
  b) Positionsbestimmung eines Wortes in einer Wortreihe
  c) Positionsbestimmung einer Silbe/eines Lautes im Wort
- **Material:**
  a) Dreiwortsatz (Zielwort am Anfang oder Ende)
  b) Wortreihe aus 3 Wörtern (Zielwort am Anfang oder Ende)
  c) zweisilbige Wörter (Zielsilbe/-laut am Anfang oder Ende)
- **Durchführung:** Es soll erkannt werden, in welcher Position ein zuvor genannter Stimulus in dem vorgegebenen Wort, der Wortfolge bzw. dem Satz steht.
- **Variation:** wie Übung 2

Logopädische Therapie

Übung 8 – Analyse

- **Ziel:**
  a) Positionsbestimmung eines Wortes im Satz
  b) Positionsbestimmung eines Wortes in einer Wortreihe
  c) Positionsbestimmung einer Silbe/eines Lautes im Wort
- **Material:**
  a) Dreiwortsatz (Zielwort am Anfang, in der Mitte oder am Ende)
  b) Wortreihe aus 3 Wörtern (Zielwort am Anfang, in der Mitte oder am Ende)
  c) zweisilbige Wörter (Zielsilbe/-laut am Anfang, in der Mitte oder am Ende)
- **Durchführung:** Es soll erkannt werden, in welcher Position ein zuvor genannter Stimulus in dem vorgegebenen Wort, der Wortfolge bzw. dem Satz steht.
- **Variation:** wie Übung 2

Logopädische Therapie

Übung 9 – Analyse

- **Ziel:**
  a) Positionsbestimmung eines Wortes im Satz
  b) Positionsbestimmung eines Wortes in einer Wortreihe
  c) Positionsbestimmung einer Silbe/eines Lautes im Wort
- **Material:**
  a) Vierwortsatz (Zielwort am Anfang oder Ende)
  b) Wortreihe aus 4 Wörtern (Zielwort am Anfang oder Ende)
  c) dreisilbige Wörter (Zielsilbe/-laut am Anfang oder Ende)
- **Durchführung:** Es soll erkannt werden, in welcher Position ein zuvor genannter Stimulus in dem vorgegebenen Wort, der Wortfolge bzw. dem Satz steht.
- **Variation:** wie Übung 2

Logopädische Therapie

Übung 10 – Analyse

- **Ziel:**
  a) Positionsbestimmung eines Wortes im Satz
  b) Positionsbestimmung eines Wortes in einer Wortreihe
  c) Positionsbestimmung einer Silbe/eines Lautes im Wort
- **Material:**
  a) Vierwortsatz (Zielwort am Anfang, in der Mitte oder am Ende)
  b) Wortreihe aus 4 Wörtern (Zielwort am Anfang, in der Mitte oder am Ende)
  c) dreisilbige Wörter (Zielsilbe/-laut am Anfang, in der Mitte oder am Ende)
- **Durchführung:** Es soll erkannt werden, in welcher Position ein zuvor genannter Stimulus in dem vorgegebenen Wort, der Wortfolge bzw. dem Satz steht.
- **Variation:** wie Übung 2

Logopädische Therapie

Übung 11 – Analyse

- **Ziel:** Identifikation von Lauten
- **Material:** AudioLog: Laute → Identifikation → Vokale und Umlaute, lang, mit Bild (Auswahl: 4, Stimulus/Item: 1)
- **Durchführung:** Es soll das passende Lautbild zum auditiv vorgegebenen Laut angeklickt werden.
- **Variation:** Auswahl einer anderen Objektliste, Veränderung der Auswahlmenge

Logopädische Therapie

Übung 12 – Analyse

- **Ziel:** Identifikation von Lauten
- **Material:** AudioLog: Laute → richtig oder falsch? → Labiale, lautiert (b, f, m, p, w), mit Bild
- **Durchführung:** Es soll entschieden werden, ob der genannte Laut zu dem auf dem Bildschirm dargestellten Graphem passt oder nicht.
- **Variation:** Auswahl einer anderen Objektliste

Logopädische Therapie

Übung 13 – Analyse

- **Ziel:** Identifikation von Silben
- **Material:** AudioLog: Silben → Identifikation → Konsonant + A (Auswahl: 4, Stimulus/Item: 1)
- **Durchführung:** Es soll die passende Silbe zur auditiv vorgegebenen Silben angeklickt werden.
- **Variation:** Auswahl einer anderen Objektliste, Veränderung der Auswahlmenge

Logopädische Therapie

Übung 14 – Analyse

- **Ziel:** Identifikation von Silben
- **Material:** AudioLog: Silben → richtig oder falsch? → Vokal + T + Vokal, Anlaut lang
- **Durchführung:** Es soll entschieden werden, ob die genannte Silbe zu dem auf dem Bildschirm dargestellten Schriftbild einer Silbe passt oder nicht.
- **Variation:** Auswahl einer anderen Objektliste

Logopädische Therapie

Übung 15 – Analyse

- **Ziel:** Identifikation von Wörtern
- **Material:** AudioLog: Silben → Identifikation → Kleidung (Auswahl: 4, Stimulus/Item: 1)
- **Durchführung:** Es soll das passende Bild zum auditiv vorgegebenen Wort angeklickt werden.
- **Variation:** Auswahl einer anderen Objektliste, Veränderung der Auswahlmenge

Logopädische Therapie

Übung 16 – Analyse

- **Ziel:** Identifikation von Silben in Wörtern
- **Material:** AudioLog: Wörter → Silben zählen → Einsilber vs. Dreisilber
- **Durchführung:** Es soll die zum auditiv vorgegebenen Wort passende Silbenanzahl ausgewählt werden.
- **Variation:** Auswahl zweier anderer zu vergleichender Objektlisten

Logopädische Therapie

Übung 17 – Analyse

- **Ziel:** Identifikation von Lauten in Wörtern
- **Material:** AudioLog: Wörter → Laute zählen → Wörter aus 2 Lauten vs. Wörter aus 3 Lauten
- **Durchführung:** Es soll die zum auditiv vorgegebenen Wort passende Lautanzahl ausgewählt werden.
- **Variation:** Auswahl zweier anderer zu vergleichender Objektlisten

Logopädische Therapie

Übung 18 – Analyse

- **Ziel:** Identifikation von Lauten in Wörtern
- **Material:** AudioLog: Wörter → Lautsuche → Suche das O (lang)
- **Durchführung:** Es soll ausgewählt werden, ob der zu suchende Laut in dem auditiv vorgegebenen Wort enthalten war oder nicht.
- **Variation:** Auswahl einer anderen Objektliste

Logopädische Therapie

Übung 19 – Analyse

- **Ziel:** Identifikation von Lauten in Wörtern
- **Material:** AudioLog: Wörter → Lautentscheidung → L oder R?
- Durchführung: Es soll ausgewählt werden, welcher der beiden vorgegebenen Laute in dem auditiv vorgegebenen Wort enthalten war.
- **Variation:** Auswahl einer anderen Objektliste

Logopädische Therapie

Übung 20 – Analyse

- **Ziel:** Identifikation von Lauten in Wörtern
- **Material:** AudioLog: Wörter → Lautposition im Wort → Lautposition M
- **Durchführung:** Es soll ausgewählt werden, ob der vorgegebene Laut in dem auditiv vorgegebenen Wort im An-, In- oder Auslaut enthalten war.
- **Variation:** Auswahl einer anderen Objektliste

Hilfensystem „Analyse“ (Übungen 1–10)

siehe ▶ Tab. 8.7

Tab. 8.7 Hilfensystem „Analyse“.

Hilfenstufe	therapeutische Interventionen	Hilfentyp
0	keine Hilfe; Die Übung wird bereits beim 1. Versuch beherrscht.	
1	„Das stimmt nicht, bitte noch einmal überlegen.“	unspezifischer Hinweis
2	„Das stimmt nicht ganz. Bitte noch einmal gut zuhören.“	spezifischer Hinweis durch Wiederholung des/der Aufgabenitems
3	*Identifikation:* „Das stimmt nicht. War dieser Laut (Silbe, Wort, Satz) eben zu hören?“ (Th. macht Zielitem/s noch einmal vor.) *Positionsbestimmung:* „Das stimmt nicht. An welcher Stelle war dieser Laut (Silbe, Wort, Satz) eben zu hören?“ (Th. macht Zielitem/s noch einmal vor.)	spezifischer Hinweis durch Wiederholung des/der Zielitems
4	*Identifikation:* „Das stimmt nicht. Bitte noch einmal gut zuhören und sagen, ob dieser Laut (...) bei der folgenden Reihe dabei ist.“ (Aufgabenstellung wird wiederholt und das (die) Aufgabenitem(s) noch einmal vorgegeben.) *Positionsbestimmung:* „Das stimmt nicht ganz. Bitte noch einmal gut zuhören und sagen, an welcher Stelle dieser Laut (...) in der folgenden Reihe steht.“ (Aufgabenstellung wird wiederholt und das (die) Aufgabenitem(s) noch einmal vorgegeben.)	direkte Handlungsaufforderung
5	*Identifikation:* „Das stimmt auch nicht ganz. Bitte mal herschauen und gut zuhören. Schau her und hör gut zu. Ist dieser Laut (...) bei den anderen dabei? – Er war (nicht) dabei.“ (gemeinsame Erarbeitung der Lösung) *Positionsbestimmung:* „Das stimmt auch nicht ganz. Bitte mal herschauen und gut zuhören. An welcher Stelle steht dieser Laut (...) in der Reihe? – Er steht an ... Stelle.“	gemeinsames Erarbeiten der Lösung (mit visueller Unterstützung); ggf. kleinschrittige Erarbeitung notwendig

8.3.2 Synthese

Logopädische Therapie

Übung 1 – Synthese

- **Ziel:** Synthese von Wörtern zu Komposita
- **Material:** Komposita aus 2 Wörtern (Bsp.: Haus-boot)
- **Durchführung:** Der*die Therapeut*in spricht 2 Wörter vor, die zusammengesetzt ausgesprochen werden sollen (z. B. Haus/Boot = Hausboot). Es wird dabei über die Bedeutung der einzelnen Wörter sowie der daraus resultierenden Komposita gesprochen.
- **Variation:** mit/ohne Mundbild; mit/ohne Bildunterstützung

Logopädische Therapie

Übung 2 – Synthese

- **Ziel:** Synthese von Wörtern zu Komposita
- **Material:** Komposita aus 3 Wörtern (Bsp.: Haus-tür-schlüssel)
- **Durchführung:** Der*die Therapeut*in spricht 3 Wörter vor, die zu 1 Kompositum zusammengesetzt ausgesprochen werden sollen (z. B. Haus/Tür/Schlüssel = Haustürschlüssel). Es wird dabei über die Bedeutung der einzelnen Wörter sowie der daraus resultierenden Komposita gesprochen.
- **Variation:** wie Übung 1

Logopädische Therapie

Übung 3 – Synthese

- **Ziel:** Synthese von Silben zu Wörtern
- **Material:** Wörter aus 2 Silben (Bsp.: Ta-fel)
- **Durchführung:** Der*die Therapeut*in spricht 2 Silben vor, die zu 1 Wort zusammengesetzt ausgesprochen werden sollen (z. B. Ta/fel = Tafel). Es wird dabei über die Bedeutung der aus der Zusammensetzung resultierenden Wörter gesprochen.
- **Variation:** wie Übung 1

Logopädische Therapie

Übung 4 – Synthese

- **Ziel:** Synthese von Silben zu Wörtern
- **Material:** Wörter aus 3 Silben (Bsp.: Ta-pe-te)
- **Durchführung:** Der*die Therapeut*in spricht 3 Silben vor, die zu 1 Wort zusammengesetzt ausgesprochen werden sollen (z. B. Ta/pe/te = Tapete). Es wird dabei über die Bedeutung der aus der Zusammensetzung resultierenden Wörter gesprochen.
- **Variation:** wie Übung 1

Logopädische Therapie

Übung 5 – Synthese

- **Ziel:** Synthese von Silben zu Wörtern
- **Material:** Wörter aus 4 Silben (Bsp.: Kin-der-gar-ten)
- **Durchführung:** Die Therapeutin spricht 4 Silben vor, die 1 Wort zusammengesetzt ausgesprochen werden sollen (z. B. Kin/der/gar/ten = Kindergarten). Es wird dabei über die Bedeutung der aus der Zusammensetzung resultierenden Wörter gesprochen.
- **Variation:** wie Übung 1

Logopädische Therapie

Übung 6 – Synthese

- **Ziel:** Synthese von Lauten zu Wörtern
- **Material:** Wörter aus 2 Lauten (Kuh – [ku:])
- **Durchführung:** Der*die Therapeut*in spricht 2 Laute vor, die zu 1 Wort zusammengesetzt ausgesprochen werden sollen (z. B. [k]-[u:] = Kuh). Es wird dabei über die Bedeutung der aus der Zusammensetzung resultierenden Wörter gesprochen.
- **Variation:** wie Übung 1

Logopädische Therapie

Übung 7 – Synthese

- **Ziel:** Synthese von Lauten zu Wörtern
- **Material:** Wörter aus 3 Lauten (Tisch – [tɪʃ])
- **Durchführung:** Der*die Therapeut*in spricht 3 Laute vor, die zu 1 Wort zusammengesetzt ausgesprochen werden sollen (z. B. [t]-[ɪ]-[ʃ] = Tisch). Es wird dabei über die Bedeutung der aus der Zusammensetzung resultierenden Wörter gesprochen.
- **Variation:** wie Übung 1

Logopädische Therapie

Übung 8 – Synthese

- **Ziel:** Synthese von Lauten zu Wörtern
- **Material:** Wörter aus 4 Lauten (Milch – [mɪlç])
- **Durchführung:** Der*die Therapeut*in spricht 4 Laute vor, die zu 1 Wort zusammengesetzt ausgesprochen werden sollen (z. B. [m]-[ɪ]-[l]-[ç] = Milch). Es wird dabei über die Bedeutung der aus der Zusammensetzung resultierenden Wörter gesprochen.
- **Variation:** wie Übung 1

Logopädische Therapie

Übung 9 – Synthese

- **Ziel:** Synthese von Lauten zu Wörtern
- **Material:** Wörter aus 5 Lauten (Kraft – [kRaft])
- **Durchführung:** Der*die Therapeut*in spricht 5 Laute vor, die zu 1 Wort zusammengesetzt ausgesprochen werden sollen (z. B. [k]-[R]-[a]-[f]-[t] = Kraft). Es wird dabei über die Bedeutung der aus der Zusammensetzung resultierenden Wörter gesprochen.
- **Variation:** wie Übung 1

Logopädische Therapie

Übung 10 – Synthese

- **Ziel:** Synthese von Lauten zu Wörtern
- **Material:** Wörter aus 6 Lauten (Tapete – [tape:tə])
- **Durchführung:** Der*die Therapeut*in spricht 6 Laute vor, die zu 1 Wort zusammengesetzt ausgesprochen werden sollen (z. B. [t]-[a]-[p]-[e:]-[t]-[ə] = Tapete). Es wird dabei über die Bedeutung der aus der Zusammensetzung resultierenden Wörter gesprochen.
- **Variation:** wie Übung 1

Logopädische Therapie

Übung 11 – Synthese

- **Ziel:** Synthese von Lauten zu Wörtern
- **Material:** AudioLog: Wörter → Wortsynthese → Wörter aus 2 Lauten (Auswahl: 4, Stimulus/Item: 1)
- **Durchführung:** Es werden 2 nacheinander gesprochene Laute gehört, die zu 1 Wort zusammengesetzt werden sollen. Aus den erscheinenden Bildern soll das dazu passende Bild ausgewählt werden.
- **Variation:** Veränderung der Pausenlänge, Veränderung der Auswahlmenge

Logopädische Therapie

Übung 12 – Synthese

- **Ziel:** Synthese von Lauten zu Wörtern
- **Material:** AudioLog: Wörter → Wortsynthese → Wörter aus 3 Lauten (K-V-K, langer Vokal; Auswahl: 4, Stimulus/Item: 1)
- **Durchführung:** Es werden 3 nacheinander gesprochene Laute gehört, die zu 1 Wort zusammengesetzt werden sollen. Aus den erscheinenden Bildern soll das dazu passende Bild ausgewählt werden.
- **Variation:** wie Übung 11

Logopädische Therapie

Übung 13 – Synthese

- **Ziel:** Synthese von Lauten zu Wörtern
- **Material:** AudioLog: Wörter → Wortsynthese → Wörter aus 4 Lauten (K-V-K-V oder V-K-V-K; Auswahl: 4, Stimulus/Item: 1)
- **Durchführung:** Es werden 4 nacheinander gesprochene Laute gehört, die zu 1 Wort zusammengesetzt werden sollen. Aus den erscheinenden Bildern soll das dazu passende Bild ausgewählt werden.
- **Variation:** wie Übung 11

Logopädische Therapie

Übung 14 – Synthese

- **Ziel:** Synthese von Lauten zu Wörtern
- **Material:** AudioLog: Wörter → Wortsynthese → Wörter aus 4 Lauten (K-K-V-K; Auswahl: 4, Stimulus/Item: 1)
- **Durchführung:** Es werden 4 nacheinander gesprochene Laute gehört, die zu 1 Wort zusammengesetzt werden sollen. Aus den erscheinenden Bildern soll das dazu passende Bild ausgewählt werden.
- **Variation:** wie Übung 11

Logopädische Therapie

Übung 15 – Synthese

- **Ziel:** Synthese von Lauten zu Wörtern
- **Material:** AudioLog: Wörter → Wortsynthese → Wörter aus 5 Lauten (K-V-K-V-K; Auswahl: 4, Stimulus/Item: 1)
- **Durchführung:** Es werden 5 nacheinander gesprochene Laute gehört, die zu 1 Wort zusammengesetzt werden sollen. Aus den erscheinenden Bildern soll das dazu passende Bild ausgewählt werden.
- **Variation:** wie Übung 11

Logopädische Therapie

Übung 16 – Synthese

- **Ziel:** Synthese von Lauten zu Wörtern
- **Material:** AudioLog: Wörter → Wortsynthese → Wörter aus 6 Lauten (Auswahl: 4, Stimulus/Item: 1)
- **Durchführung:** Es werden 6 nacheinander gesprochene Laute gehört, die zu 1 Wort zusammengesetzt werden sollen. Aus den erscheinenden Bildern soll das dazu passende Bild ausgewählt werden.
- **Variation:** wie Übung 11

Logopädische Therapie

Übung 17 – Synthese

- **Ziel:** Synthese von Lauten zu Silben
- **Material:** AudioLog: Wörter → Silbensynthese → Konsonant + A (Auswahl: 4, Stimulus/Item: 1)
- **Durchführung:** Es werden 2 nacheinander gesprochene Laute gehört, die zu 1 Silbe zusammengesetzt werden sollen. Aus den erscheinenden Schriftbildern soll das dazu passende Schriftbild ausgewählt werden.
- **Variation:** wie Übung 11

Logopädische Therapie

Übung 18 – Synthese

- **Ziel:** Synthese von Lauten zu Silben
- **Material:** AudioLog: Wörter → Silbensynthese → O + Konsonant, Anlaut lang (Auswahl: 4, Stimulus/Item: 1)
- **Durchführung:** Es werden 2 nacheinander gesprochene Laute gehört, die zu 1 Silbe zusammengesetzt werden sollen. Aus den erscheinenden Schriftbildern soll das dazu passende Schriftbild ausgewählt werden.
- **Variation:** wie Übung 11

Logopädische Therapie

Übung 19 – Synthese

- **Ziel:** Synthese von Lauten zu Silben
- **Material:** AudioLog: Wörter → Silbensynthese → Konsonant + Vokal (Auswahl: 4, Stimulus/Item: 1)
- **Durchführung:** Es werden 2 nacheinander gesprochene Laute gehört, die zu 1 Silbe zusammengesetzt werden sollen. Aus den erscheinenden Schriftbildern soll das dazu passende Schriftbild ausgewählt werden.
- **Variation:** wie Übung 11

Logopädische Therapie

Übung 20 – Synthese

- **Ziel:** Synthese von Lauten zu Silben
- **Material:** AudioLog: Wörter → Silbensynthese → Vokal + Konsonant + Vokal (Auswahl: 4, Stimulus/Item: 1)
- **Durchführung:** Es werden 2 nacheinander gesprochene Laute gehört, die zu 1 Silbe zusammengesetzt werden sollen. Aus den erscheinenden Schriftbildern soll das dazu passende Schriftbild ausgewählt werden.
- **Variation:** wie Übung 11

Hilfensystem „Synthese“

siehe ▸ Tab. 8.8

Tab. 8.8 Hilfensystem „Synthese“.

Hilfenstufe	therapeutische Interventionen	Hilfentyp
0	keine Hilfe; Die Übung wird bereits beim 1. Versuch beherrscht.	
1	„Das stimmt nicht, bitte noch einmal überlegen.“	unspezifischer Hinweis
2	„Das stimmt nicht ganz. Bitte noch einmal gut zuhören.“	spezifischer Hinweis durch Wiederholung der Aufgabenitems
3	„Das stimmt nicht. Wie heißt das Wort/die Silbe, wenn die Laute richtig zusammengesetzt werden?“	spezifischer Hinweis durch Wiederholung der Aufgabenstellung
4	„Das stimmt nicht. Bitte noch einmal gut zuhören und sagen, wie das Wort/die Silbe heißt, wenn die Laute richtig zusammengesetzt werden.“ (Aufgabenstellung wird wiederholt und das (die) Aufgabenitem(s) noch einmal vorgegeben.)	direkte Handlungsaufforderung
5	„Das stimmt auch nicht ganz. Bitte mal herschauen und gut zuhören. Wie heißt das Wort/die Silbe, wenn die Laute richtig zusammengesetzt werden? – Es heißt richtig: ....“	gemeinsames Erarbeiten der Lösung (mit visueller Unterstützung); ggf. kleinschrittige Erarbeitung notwendig

8.3.3 Ergänzung

Logopädische Therapie

Übung 1 – Ergänzung

- **Ziel:** Ergänzung eines Lautes im Wort
- **Material:** Komposita, in denen jeweils 1 Laut ausgelassen wird
- **Durchführung:** Der*die Therapeut*in spricht ein Kompositum vor, in dem 1 Laut ausgelassen wird. Das Wort soll entsprechend ergänzt werden (Bsp.: Telefo/hörer = Telefonhörer).
- **Variation:** mit/ohne Mundbild; mit/ohne Bildunterstützung (z. B. mehrere Bilder zur Auswahl)

Logopädische Therapie

Übung 2 – Ergänzung

- **Ziel:** Ergänzung zweier Laute im Wort
- **Material:** Komposita, in denen jeweils 1 Laut ausgelassen wird
- **Durchführung:** Der*die Therapeut*in spricht ein Kompositum vor, in dem 2 Laute ausgelassen werden. Das Wort soll entsprechend ergänzt werden (Bsp.: B/umen/opf = Blumentopf).
- **Variation:** wie Übung 1

Logopädische Therapie

Übung 3 – Ergänzung

- **Ziel:** Ergänzung eines Lautes im Wort
- **Material:** Wörter, in denen jeweils 1 Laut ausgelassen wird
- **Durchführung:** Der*die Therapeut*in spricht ein Wort vor, in dem 1 Laut ausgelassen wird. Das Wort soll entsprechend ergänzt werden (Bsp.: B/ume = Blume).
- **Variation:** wie Übung 1

Logopädische Therapie

Übung 4 – Ergänzung

- **Ziel:** Ergänzung zweier Laute im Wort
- **Material:** Wörter, in denen jeweils 2 Laute ausgelassen werden
- **Durchführung:** Der*die Therapeut*in spricht ein Wort vor, in dem 2 Laute ausgelassen werden. Das Wort soll entsprechend ergänzt werden (Bsp.: /elefo/ = Telefon).
- **Variation:** wie Übung 1

Logopädische Therapie

Übung 5 – Ergänzung

- **Ziel:** Ergänzung einer Silbe im Wort
- **Material:** Komposita, in denen jeweils 1 Silbe ausgelassen wird
- **Durchführung:** Der*die Therapeut*in spricht ein Kompositum vor, in dem 1 Silbe ausgelassen wird. Das Wort soll entsprechend ergänzt werden (Bsp.: /scheklammer = Wäscheklammer).
- **Variation:** wie Übung 1

Logopädische Therapie

Übung 6 – Ergänzung

- **Ziel:** Ergänzung 1 Silbe im Wort
- **Material:** Wörter, in denen jeweils 1 Silbe ausgelassen wird
- **Durchführung:** Der*die Therapeut*in spricht ein Wort vor, in dem 1 Silbe ausgelassen wird. Das Kind das Wort soll entsprechend ergänzt werden (Bsp.: Blu/ = Blume).
- **Variation:** wie Übung 1

Logopädische Therapie

Übung 7 – Ergänzung

- **Ziel:** Wortreihen ergänzen
- **Material:** Wortreihen aus verschiedenen semantischen Feldern
- **Durchführung:** Der*die Therapeut*in spricht 1 Wortreihe vor, zu der 1 weiteres passendes Wort ergänzt werden soll (Bsp.: Hund – Katze – Maus – ...).
- **Variation:** mit/ohne Mundbild; mit/ohne Bildunterstützung; Rollentausch

Logopädische Therapie

Übung 8 – Ergänzung

- **Ziel:** Sätze ergänzen
- **Material:** Wortreihen aus verschiedenen semantischen Feldern
- **Durchführung:** Der*die Therapeut*in spricht einen Lückensatz vor, der mit einem oder mehreren Wörtern sinnvoll ergänzt werden soll (Bsp.: „Der Opa liest Zeitung und ...“).
- **Variation:** wie Übung 1

Logopädische Therapie

Übung 9 – Ergänzung

- **Ziel:** Sätze ergänzen
- **Material:** Lückensätze, bei denen das einzusetzende Wort einen engen semantischen Bezug zum Satz hat
- **Durchführung:** Der*die Therapeut*in spricht einen Lückensatz vor, der sinnvoll ergänzt werden soll (Bsp.: „Der kleine Junge geht am Abend früh ins ...“).
- **Variation:** wie Übung 1

Logopädische Therapie

Übung 10 – Ergänzung

- **Ziel:** Geschichten ergänzen
- **Material:** kurze Geschichten
- **Durchführung:** Der*die Therapeut*in erzählt eine kurze Geschichte, bei der das Ende offen bleibt. Die Geschichte soll von dem*der Patienten*in nach eigenen Vorstellungen zu Ende erzählt werden.
- **Variation:** Rollentausch

Hilfensystem „Ergänzung“

siehe ▶ Tab. 8.9

Tab. 8.9 Hilfensystem „Ergänzung“.

Hilfenstufe	therapeutische Interventionen	Hilfentyp
0	keine Hilfe; Die Übung wird bereits beim 1. Versuch beherrscht.	
1	„Das stimmt nicht, bitte noch einmal überlegen.“	unspezifischer Hinweis
2	„Das stimmt nicht ganz. Bitte noch einmal gut zuhören.“	spezifischer Hinweis durch Wiederholung des/der Aufgabenitems
3	„Das stimmt nicht. Wie geht das, was ich vorgesagt habe, weiter? Wie heißt es richtig?“	spezifischer Hinweis durch Wiederholung der Aufgabenstellung
4	„Das stimmt nicht. Bitte noch einmal gut zuhören und sagen, wie das, was ich vorgesagt habe, richtig weitergeht.“ (Aufgabenstellung wird wiederholt und das (die) Aufgabenitem(s) noch einmal vorgegeben.)	direkte Handlungsaufforderung
5	„Das stimmt auch nicht ganz. Bitte mal herschauen und gut zuhören. Wie geht das, was ich vorgesagt habe, richtig weiter? – Es heißt richtig: ... .“	gemeinsames Erarbeiten der Lösung (mit visueller Unterstützung); ggf. kleinschrittige Erarbeitung notwendig

8.4 Praktische Übungsvorschläge

Die Auswahl der Übungen erfolgt in Abhängigkeit von den Interessen und dem Alter der Patient*innen. In den folgenden Beispielen finden sich sowohl Übungsvorschläge für jüngere Kinder, Kinder ab dem Grundschulalter, Jugendliche und Erwachsene.

8.4.1 Aufmerksamkeit und Speicherung/Sequenz

Aufmerksamkeit

Allgemein

- mit einem Stethoskop hören
- Fingerspiele
- „Ich hab´ gefischt, ich hab´ gefischt, ich hab die ganze Nacht gefischt und – k/einen Fisch erwischt“: Die Hände des Kindes sind die „Fische“ und liegen auf dem Tisch, die Therapeutin ist der Fischer und sagt den Spruch, bei „und“ darf sie versuchen, einen „Fisch“ zu schnappen.
- Lauschen außerhalb/innerhalb eines Raums/im Freien, alles benennen, was gehört wird
- Flüsterspiele, Klatschspiele
- mit alltäglichen Gegenständen Geräusche erzeugen (z. B. Kugelschreiber klicken, Papier zerknüllen, Dose mit Büroklammern schütteln)
- „Alle Vögel fliegen hoch“: Bei allen fliegenden Objekten werden die Arme hochgehoben, bei Objekten, die nicht fliegen können, dürfen sie nicht gehoben werden.
- Ton-/Videoaufnahmen von freier Rede/Gesprächen aufnehmen und im Anschluss anhören/absehen und auswerten
- Kommando „Pimperle“ (mit den Zeigefingern abwechselnd auf den Tisch klopfen und bei entsprechenden Kommandos – z. B. Kommando Faust, Kommando Daumen – mit dem entsprechenden Körperteil weiterklopfen)
- „Ratz-Fatz“ (Haba-Spiel)
- Der*die Therapeut*in liest einen Text vor. Wird ein vorher vereinbartes Signalwort gesprochen, soll dies per Handzeichen angegeben werden.
- geteilte Aufmerksamkeit: Teile aus dem „Blinde-Kuh“-Spiel ertasten lassen/ein Bild ausmalen lassen, ein Muster aus Stäbchen legen lassen o. ä. Der*die Therapeut*in spielt dabei mit einem Instrument einen hohen und einen tiefen Ton in einer bestimmten Reihenfolge (z. B. hoch – hoch – tief); wird die Reihenfolge gewechselt, soll dies per Handzeichen angegeben werden.

Silbenebene

- Spiel mit Handpuppen, die in einer vorher verabredeten Geheimsprache (Silbensprache) sprechen
- Silbenkombinationen werden Farbstiften (z. B. malu = blau; pinu = gelb) zugeordnet und angesagt. „Nach Diktat“ werden bunte Striche gemalt.

Wortebene

- Stille Post (Wörter werden flüsternd an andere Personen weitergegeben)
- „Feuer-Wasser-Blitz“: Bei verabredeten Wörtern sind festgelegte Handlungen durchzuführen.

Satzebene

- „Simon sagt:“ Es wird eine Reihe von Aufforderungen genannt, wobei einer Aufforderung nur Folge geleistet werden darf, wenn vor dem Stellen der Aufgabe „Simon sagt:“ gesagt wurde.
- Sätze mit Widersprüchen vorlesen, die erkannt werden sollen
- Sprichwörter beenden lassen
- zu vorgesprochenen Wörtern Gegenteile finden

Textebene

- Es wird eine Geschichte vorgelesen, bei deren Unterbrechung sofort eine festgelegte Handlung durchgeführt werden muss.
- Geschichte vorlesen: Bei einem verabredeten Wort soll geklatscht werden oder ein Gegenstand vom Tisch genommen werden, wenn dieser in der Geschichte genannt wird (Spiel: „Ratz-Fatz“).
- eine Geschichte/Zeitungsartikel vorlesen, zu der/dem Fragen beantwortet werden sollen
- „Radio Eriwan“: Der*die Therapeut*in ist das „Radio“. Das Kind sucht einen „Sender“; immer wenn ein Wort zu hören ist, sagt das Kind „Stopp“ und wiederholt das entsprechende Wort; Vorgehen: schnell aneinandergereihte Laute/Silben vorsprechen (z. B. reblotrolibralodosch*Mond*salitrolidalimali*Ball*...).

- „Tabu" als Gruppenspiel – bestimmte Wörter dürfen nicht verwendet werden (auf diese achten).

Speicherung und Sequenz

Allgemein

- Lieder, Klatsch- und Fingerspiele, Reime
- Rhythmen nachklatschen
- Handlungsabläufe verbalisieren
- eine Reihe von Geräuschen mit Alltagsgegenständen/Instrumenten machen und diese vom anderen wiederholen lassen

Silbenebene

- Zauberinsel: Kind steht mit einem Bein auf einer Zauberinsel (mehrfach zusammengefalteten Zeitung), die sich nur vergrößert, wenn Zaubersprüche (Silbenfolgen) korrekt nachgesprochen werden; mit jedem korrekt wiederholten Zauberspruch verdoppelt sich die Fläche der Zauberinsel und am Ende „spuckt" die Insel noch ein Gummibärchen aus.
- Zauberkiste: Bei korrekt nachgesprochenem Zauberspruch lässt sich die Zauberkiste von der Therapeutin öffnen und das Kind kann 1 Puzzlestein entnehmen, bei falschem Zauberspruch lässt sich die Kiste nicht öffnen.
- Zaubertuch: Das Kind spricht bei geschlossenen Augen einen Zauberspruch nach und bei korrektem Nachsprechen findet es etwas unter dem Zaubertuch, das vor der Therapeutin liegt.
- Zauberweg: Bei korrekt nachgesprochenem Zauberspruch darf das Kind einen Schritt auf dem Weg weitergehen, bis es z. B. an ein Schloss gelangt.
- Zaubergarten: Nach Nennung eines korrekten Lösungswortes darf jeweils ein Tier am Wärter vorbei in den Garten.
- Das Kind soll nach Anweisung auf Silbenkarten (liegen auf dem Boden) in entsprechender Reihenfolge springen.
- vorgesprochene Pseudowörter nachsprechen, auf Silben-/Wortkarten zeigen lassen, aufschreiben lassen
- Silbendiktat

Wortebene

Nomen

- Kaufladen: vorgegebene Gegenstände in entsprechender Reihenfolge einkaufen
- Puppe oder Bär in vorgegebener Reihenfolge anziehen
- Fahrzeuge beladen: Schiff, Lastwagen, Zug mit vorgegebener Menge von Waren, Tieren, Puppen, … beladen
- Tiere füttern: vorgegebene Reihe von Tieren entsprechend füttern
- Kühlschrank einräumen: Die Therapeutin nennt Lebensmittel, die das Kind in der genannten Reihenfolge in einen „Kühlschrank" packen soll.
- Geschirr spülen: Spielzeuggeschirr soll in einer genannten Reihenfolge gespült werden.
- Puppe verarzten: Eine Puppe soll in einer genannten Reihenfolge untersucht und versorgt werden.
- „Koffer packen": mit Realgegenständen oder Bildern, die in einen Koffer gepackt bzw. verdeckt auf den Tisch gelegt werden
- Ball zuwerfen und Wort des Vorgängers jeweils wiederholen (Wortreihen oder Sätze; ggf. Wörter aus einem semantischen Feld).
- „Dalli Dalli": Zu einem Oberbegriff (z. B. Lebensmittel, Getränke, Namen, Kleidungsstücke, Automarken, Städte, Länder, Berufe, Sportarten, Tiere, Schulfach, Interessensgebiet) sollen so schnell wie möglich abwechselnd Wörter gefunden werden, wobei die vorher genannten Wörter immer wiederholt werden müssen.
- Pizza backen: Pizza in bestimmter Reihenfolge mit Zutaten belegen
- Hamburger belegen: Hamburger nach vorgegebener Reihenfolge mit Zutaten belegen
- Stille Post: Wörter werden durch Flüstern an andere Personen weitergegeben.
- mehrere verbal vorgegebene Begriffe in einem Spiel/auf einem Bild suchen lassen
- Gegenstände in eine Dose verpacken und diese einander zurollen; bevor die Dose geöffnet werden darf, muss gesagt werden, was sich darin befindet (ggf. auch mit Sequenz)
- gegenübersitzend, eine Sichtblende befindet sich in der Mitte des Tischs, das Material ist doppelt vorhanden (z. B. Teile aus dem „Blinde-Kuh"-Spiel oder Karten aus einem Memory-Spiel,

Lego-Steine); eine bestimmte Anzahl von Teilen wird in eine Reihenfolge/Form gelegt, die der*die andere nachlegen soll; am Ende wird die Sichtblende entfernt und das Ergebnis verglichen

Verben und Adjektive

- Tiere nach vorgegebener Reihenfolge bestimmte Handlungen ausführen lassen
- Wohnung/Puppenhaus einrichten: bestimmte Möbel in vorgegebener Reihenfolge einräumen, dabei auch „widersinnige" Anweisungen geben (z. B. Badewanne ins Wohnzimmer)
- Kette nach vorgegebener Farbenreihe erstellen
- mit langen Strohhalmen Schmetterlinge ansaugen, die zu einer vorher „benannten" Blume (Farbadjektiv) fliegen
- Verben aus bestimmten semantischen Feldern vorsprechen und nachsprechen lassen

Zahlen

- Bauklötze mit Zahlen versehen und Turm nach vorgegebener Reihenfolge bauen
- Zahlenkarten in vorgesagte Reihenfolge legen
- Patient*in und Therapeut*in haben einen Taschenrechner, ein Smartphone oder Tablet, sprechen sich gegenseitig Zahlenfolgen vor und vergleichen die eingetippten Zahlenreihen.
- Postleitzahlenspiel: Karten mit Postleitzahlen und zugehörigen Städten liegen aus; Der*die Therapeut*in nennt eine Zahlenfolge, diese soll wiederholt und die zugehörige Stadt benannt werden.
- Telefonnummern lernen und „wählen"
- Tresor, der mit Nummerncode geöffnet wird
- Briefkastenspiel: Eine Zahlenfolge wird vorgelesen und die Karte in einen Briefkasten gesteckt; das Kind muss über Hindernisse zu dem Briefkasten gelangen, die Folge wiederholen und darf bei korrekter Wiederholung die Karte behalten.
- Zahlen in bestimmtem Rhythmus sprechen oder singen

Satz- und Textebene

- einen Satz beginnen, der Wort für Wort abwechselnd fortgeführt wird, wobei der Satzbeginn immer wiederholt werden muss
- Echospiel mit Fahnen: bei richtiger Wiederholung des Echos weiße Fahne, bei falscher Wiederholung rote Fahne
- gemeinsame Geschichte ausdenken, indem jeweils abwechselnd nach der Wiederholung der vorangegangenen Sätze ein Satz dazu erfunden wird (frei oder anhand vorgegebener Einzelwörter oder Bildkarten)
- Geschichte von einem Zoobesuch (einem Einkauf, einer Weltreise) vorlesen, an deren Ende die genannten Tiere (Lebensmittel, Länder) benannt werden sollen
- Handlungsanweisungen geben, befolgt werden sollen; diese können immer komplexer werden
- Kriminalgeschichte: Es wird eine spannende Geschichte (z. B. über einen Raubüberfall) erzählt, bei der gut aufgepasst werden soll. Später sollen als „Augenzeuge" die Inhalte einem „Polizisten" erzählt werden sollen.

Gedächtnisstrategien

Rehearsal

- Echotrick: Wörter, die behalten werden sollen, mehrmals wiederholen

Chaining

- eine vorgegebene Menge an Wörtern lernen, indem sie in eine Geschichte „verpackt" werden

Musikalisches Chaining

- Zahlen- oder Wortreihen in bestimmtem Rhythmus sprechen oder singen

Loci-Technik

- eine vorgegebene Menge an Nomen lernen, indem sie mit bestimmten Orten eines bekannten Wegs (Weg zum Kindergarten/zur Schule/zur Arbeit, Räume in der Wohnung/im Haus) in Verbindung gebracht werden; zu jedem genannten Begriff soll sich vorgestellt werden, wo sich das Objekt befindet

Kategorisieren

- Wortduell: zu einem genannten Adjektiv das Gegenteil finden
- zu genannten Wörtern den jeweils passenden Oberbegriff nennen

Elaboration

- sich die zu lernenden Items bildhaft vorstellen (z. B. sich Zahlen als Tiere vorstellen – 2 sieht aus wie „Schwanenhals")

8.4.2 Lokalisation

- Gegenstände, die Geräusche von sich geben, im Raum verstecken und suchen lassen
- Der*die Therapeut*in bewegt sich leise im Raum und spricht ein Wort. Es muss in die Richtung gezeigt werden, aus der das Wort gehört wurde.
- mehrere Lautsprecher im Raum aufstellen und auditive Stimuli lokalisieren lassen
- Lauschen außerhalb/innerhalb des Raums und herausfinden, aus welcher Richtung bestimmte auditive Stimuli kommen
- Der*die Therapeut*in spricht (erst laut, dann immer leiser) und geht dabei leise durch den Raum. Der*die Patient*in soll mit geschlossenen/verbundenen Augen folgen.

Gruppenübungen

- „Lutz, der Knochen ist weg": Die Kinder sitzen in einem Kreis. Ein Kind sitzt mit verbundenen Augen in der Mitte und „bewacht" den Knochen (z. B. Gummibärchen), eines der Kinder schleicht sich an und soll den Knochen stehlen. Das in der Mitte befindliche Kind soll lauschen, aus welcher Richtung das Kind kommt, und muss es im Sitzen „fangen".
- „Jakob, wo bist du?": Die Kinder sitzen im Kreis. Ein Kind sitzt in der Mitte. Die Kinder müssen zu gezogenen Tierkarten die entsprechenden Tiergeräusche nachahmen. Das Kind in der Mitte muss zeigen, wo ein Geräusch produziert wird.
- Gruppenübung „Hänschen piep einmal": Die Kinder haben die Augen verbunden. Ein Kind („Hänschen") hat die Augen nicht verbunden und soll gefangen werden. Auf Aufforderung hin sagt das zu fangende Kind „piep".

8.4.3 Diskrimination

- Echospiel: Der*die Therapeut*in spricht gleiche oder verschiedene Wörter (bis hin zu Minimalpaaren) vor, bei denen entschieden werden soll, ob das Echo richtig (gleich) war oder ob der Bergtroll das Echo verzaubert hat (verschieden). Bei jeder erkannten Verzauberung erhält das Kind einen farbigen Stein vom Bergtroll, bis dieser besiegt ist.
- Zur Verdeutlichung der einzelnen Laute kann zu jedem Laut z. B. eine kleine Geschichte erzählt werden.
- Es werden Laut-, Silben-, Wort- oder Satzpaare vorgelesen, bei denen beurteilt werden soll, ob sie gleich oder verschieden sind.

8.4.4 Selektion

- verschiedene Instrumente gleichzeitig spielen und ein Instrument heraushören
- Verschiedene auditive Stimuli werden gleichzeitig angeboten (z. B. Sprachgewirr). Ein bestimmtes Item (Laut, Silbe, Wort, Satz) soll herausgehört werden.
- Während das Kind durch den Raum geht, erklingt eine Trommel als Störgeräusch; bei einem Signalwort soll das Kind eine zuvor vereinbarte Handlung ausführen.
- Bahnhof spielen: Das Kind soll beim Spielen Geräusche (z. B. Motorengeräusche, Hufklappern, Lieder singen, Tiergeräusche) produzieren und auf Lautsprecherdurchsagen achten (Therapeut*in spricht in unregelmäßigen Abständen einzelne, kurze Wörter).
- Regenmacherröhre als Störgeräusch einsetzen und währenddessen produzierte Signallaute, -silben, -wörter heraushören lassen

8.4.5 Dichotische Diskrimination

- Zwei Kinder flüstern einem 3. Kind gleichzeitig ein unterschiedliches Wort ins rechte bzw. linke Ohr. Eines der beiden Wörter oder ggf. beide Wörter muss das zuhörende Kind wiedergeben.
- PC mit entsprechenden Programmen und Kopfhörer nutzen
- Unterhaltung im Störgeräusch führen
- Diktat bei Störgeräusch üben
- 2 Radiobeiträge, Podcasts oder Hörbücher gleichzeitig hören und die Inhalte wiedergeben

8.4.6 Analyse

Satz- und Textebene

- Geschichte vorlesen und bestimmte Satzteile oder Wörter, evtl. auch Fehler heraushören
- Sätze/Gedichte vorlesen und Wörter eines Satzes bzw. einer Zeile zählen lassen
- Zweizeiler vorlesen und das Reimwort ergänzen lassen. Als Hilfe kann das zu ergänzende Item als Bild oder Objekt in einer Auswahlmenge vor dem Kind liegen (z. B. „Ratz-Fatz").

Wortebene

- Wortreihe vorlesen und ein bestimmtes Wort heraushören
- Gedichte vorlesen und die Wörter herausfinden, die sich reimen

Silbenebene

- Wörter in Silben zerlegen: pro Silbe Schritte gehen, klatschen, Striche malen, Bauklötze stapeln, farbige Steine sammeln usw.

Lautebene

- Wörterschlange: Einer nennt ein Wort und der andere muss ein Wort finden, das mit dem letzten Laut des vorhergehenden Wortes beginnt (ggf. Wörter aus einem bestimmten semantischen Feld).
- Wörter raten: Der*die Therapeut*in gibt einen Oberbegriff vor oder dieser wird gemeinsam festgelegt. Jeder denkt sich dazu ein oder mehrere Wörter aus, zu denen der Anlaut genannt wird. Der andere muss raten, welches Wort gemeint sein könnte.
- Position eines Lautes im Wort bestimmen lassen (erst An- und Auslaut, dann Inlaut; erst länger klingende Laute wie Frikative, dann kürzer klingende Laute wie Plosive)
- Laute im Wort nach vorgegebener Position suchen lassen: Der*die Therapeut*in liest ein Wort vor und es soll der 1., 2., 3., ..., letzte Laut genannt werden.
- Wörter vergleichen: Bei einem vorgesprochenen Wortpaar soll entschieden werden, ob diese mit dem gleichen Laut beginnen.
- Nachbarlaute finden: Der*die Therapeut*in liest ein Wort vor und es sollen die Laute genannt werden, die direkt vor/hinter einem bestimmten Laut stehen (Bsp.: /f/ in Elefant – Nachbarlaute /e/ und /a/).
- Laute zählen: Der*die Therapeut*in nennt ein Wort und es soll die Anzahl der Laute genannt werden, aus denen das Wort besteht.
- Der*die Therapeut*in spricht ein Wort vor, das lautierend gesprochen werden soll. Für jeden Laut gibt es einen Puzzlestein o. ä.
- Aus einer Menge an Bildern sollen diejenigen herausgefunden werden, die mit dem gleichen vorgegebenen Laut beginnen oder enden.
- Echospiel: Der*die Therapeutin gibt Wörter vor, deren Anlaut weggelassen werden soll, sodass ein neues Wort entsteht (Bsp.: Reis – Eis, Traum – Raum).
- Anfangslaute verändern, sodass sich immer wieder neue Wörter ergeben (Bsp.: Tanne – Kanne – Panne)
- „Stadt – Land – Fluss": Zu einem bestimmten Buchstaben müssen zu vorgegebenen Oberbegriffen Wörter gefunden werden.
- „Post verschicken": Der*die Therapeut*in nennt zu „Briefen" Namen, die nach Anlaut „sortiert" werden sollen.
- Buchstaben ersetzen: Bei einem Wort muss ein Buchstabe an einer vorgegebenen Position durch einen anderen Buchstaben ersetzt werden, das Wort ist dann als Ganzes zu nennen (z. B. Tasse: /s/ durch /sch/ ersetzen = „Tasche").
- Angelspiel: Wörter angeln und zuvor vereinbarten Laut identifizieren oder dessen Position im geangelten Wort bestimmen lassen

8.4.7 Synthese

Wortebene

- Nomina, Komposita: Die Wörter werden einzeln vorgesprochen und sollen synthetisiert werden; das richtige Wort ist aus einer Reihe von Bildkarten oder einem Suchbild herauszusuchen (auch als fortlaufende Wörterschlange möglich: „Haustür – Türschloss – Schlossturm" usw.).

Silbenebene

- Wörter werden in Silben zerlegt vorgesprochen und es soll das richtige Wort benannt werden, eine passende Bildkarte dazu herausgesucht, der Begriff auf einem Suchbild gefunden werden usw.
- Mädchen-/Jungennamen in Silben zerlegt vorsprechen und raten lassen
- „Piratenruf“: Einzelne Silben werden in 2 Pappröhren gesprochen, die das Kind zusammensetzen und als ganzes Wort sprechen soll.
- Silbenklappbuch: Durch Umklappen von einzelnen Silben entstehen sinnvolle und sinnfreie Wörter.

Lautebene

- Wörter reparieren: Nomen werden in Einzellaute zerlegt vorgesprochen; als Steigerung des Schwierigkeitsgrades mit Verben und Adjektiven durchführbar.
- Wörter rückwärts sprechen: kurze Wörter vorsprechen, die dann rückwärts nachgesprochen werden sollen; ggf. mit Wörtern, die auch rückwärts Sinn ergeben
- Lastwagen/Lokomotive transportiert Buchstaben, die zusammengesetzt werden müssen.
- Übergang zur Ergänzung: „Wer rät das Wort am schnellsten?“: Einzellaute eines Wortes stückweise vorsprechen und zusammensetzen bzw. ergänzen lassen (z. B. F? – F-i? – F-i-sch?)
- Ein Tresor öffnet sich bei einem bestimmten Codewort, das in Laute zerlegt vorgesprochen wird.
- Robotersprache: Bilder in Briefumschlägen werden im Zimmer an verschiedenen Stellen verteilt. Das Kind muss wie ein Roboter zu je einem Bild laufen und dieses dem*r Therapeuten*in bringen. Der*die Therapeut*in buchstabiert das jeweilige Wort in Robotersprache und das Kind soll das Wort synthetisieren.
- Einkaufen: Der*die Therapeut*in buchstabiert, was eingekauft wird und das Kind soll das Wort zusammengesetzt sprechen, bevor es das Objekt aus dem Kaufladen holt.
- Koffer packen: Der*die Therapeutin buchstabiert Gegenstände, die das Kind identifizieren, zusammengesetzt benennen und einpacken soll.

8.4.8 Ergänzung

- Nomina, Komposita oder Sätze ergänzen lassen (freie oder enge Auswahlmöglichkeiten zulassen)
- Wörter reparieren: Wörter vorlesen, in denen ein oder mehrere Laute fehlen, die vervollständigt („repariert“) werden sollen.
- wie vorher, aber zusätzlich fehlenden Laut nennen lassen; als Hilfe ggf. passende Bildkarte dazu heraussuchen lassen
- Übergang aus Synthese: „Wer rät das Wort am schnellsten?“: Einzellaute eines Wortes stückweise vorsprechen und zusammensetzen bzw. ergänzen lassen (z. B. F? – F-i? – F-i-sch?)
- Reimwörter suchen lassen, die z. B. ein bestimmtes Wortende haben (-ose: Rose, Dose, Hose, …)
- Wörter zu einem bestimmten Anlaut suchen lassen
- Der*die Therapeut*in geht beim Kind einkaufen und lässt beim Bestellen Laute weg. Das Kind soll das Bestellte in den Einkaufskorb legen und das Wort korrekt benennen sowie ggf. den ergänzten Laut nennen.
- Der*die Therapeut*in spricht über eine Handpuppe mit dem Kind, die in einem Bilderbuch Objekte benennt und dabei Laute auslässt. Das Kind soll die Objekte suchen, richtig benennen und ggf. den ergänzten Laut nennen.

8.5 Materialien zur Therapie

Es gibt verschiedene Materialsammlungen und Kopiervorlagen, die bei auditiven Verarbeitungsstörungen und Störungen der phonologischen Bewusstheit eingesetzt werden können. Diese wurden bereits in Kap. 7.2 vorgestellt (▶ Tab. 7.2). Daneben gibt es verschiedene Spiele und weitere Materialien, die für die Umsetzung des auditiven Trainings und des Trainings von Aufmerksamkeit, Merkspanne und höheren kognitiven Funktionen genutzt werden können. Diese sind ▶ Tab. 8.10 aufgeführt.

Tab. 8.10 Auswahl von Spielen und Materialien für die Therapie von AVS und Störungen der phonologischen Bewusstheit.

Hersteller/Verlag	Spiel/Material
DJECO	Memo MEUH Memory mit Tierlauten
HABA	Ratz-Fatz Ratz-Fatz „Ratzolino" Silbenrallye
Hase und Igel Verlag GmbH	Galonska Hörboxen 1–3. Lernspiele zur Förderung der Hörverarbeitung und der phonologischen Bewusstheit
IQ Spiele	Hört! Hört Ristorante Pronto Pronto
K2-Verlag	Max Lernkarten Phonologische Bewusstheit
Lingoplay	Kartenspiele zur Phonologischen Bewusstheit, z. B. • Haus-Maus-Laus • Initialo • L wie Löwe • Plosivo • Reimschmiede • Silbendetektive • Silbolo • Merkspiele: Merkmal, Merkwürdig, Merkbar CopyMap. Übungsmaterialien zur Förderung der phonologischen Bewusstheit (Reihe)
Logopädix Verlag	LocaBahn. Ein Spiel zur Lokalisation von Lauten Über kurz oder lang. Ein Spiel zur Unterscheidung von langen und kurzen Vokalen
Trialogo	Quasselstrippe Phonologische Bewusstheit
Persen	Auditive Wahrnehmung Auditive Wahrnehmung Textebene Ganz einfache Hörspurgeschichten: Krimi Hörverstehen einfach trainieren
Piatnik	Hör genau Kro-ko-dil-Spiel Wörterzüge
ProLog	Merkspielpuzzle Minimix Reimspiele Silben-/Lautspiele PhonoFit VokalFit WortFit Duo Diff usw.
Ravensburger	Schloss Silbenstein Die freche Sprechhexe
Verlag an der Ruhr	Alltagsgeräusche als Orientierungshilfe. Geräusche-CD mit Bildkarten (ab Kindergartenalter)
SINNRICH	Spiel RowHouse
Nikalog nikamundus	Lautezauber richtig hören-richtig sprechen

8.6 Screening 1 – Untersuchungsbögen für 5;0–6;11-Jährige

Name des Kindes: ....

Untersucher/in: ....

geb. am: ....

Datum der Untersuchung: ....

8.6.1 Einflussfaktoren

Aufmerksamkeit (5–6 Jahre)

Material

Kuhbild (▶ Abb. 8.1)

Durchführung

Das Kuhbild wird vorgelegt. Der*die Untersucher*in liest in einem Abstand von 1–2 Sekunden die Silben bei verdecktem Mundbild und gleichbleibender Prosodie vor. Das Kind soll bei jeder mu-Silbe auf das Kuhbild zeigen. Der*die Untersucher*in notiert die Reaktion des Kindes: + richtige Reaktion, – falsche Reaktion.

Instruktion

„Ich spreche dir etwas vor. Immer wenn ich [mu:] sage, dann zeige auf das Bild von der Kuh."

Übungsitems

siehe ▶ Tab. 8.11 und ▶ Tab. 8.12

Tab. 8.11 Übungsitems A und B.

Nr.	Item	+/–
A	pa	
B	**mu**	

Tab. 8.12 Übungsitems 1–15.

Nr.	Item	+/–	Nr.	Item	+/–
1	ki		16	**mu**	
2	ta		17	ta	
3	**mu**		18	pe	
4	pa		19	ti	
5	ti		20	**mu**	
6	ke		21	ka	
7	**mu**		22	**mu**	
8	**mu**		23	pe	
9	pi		24	ta	
10	ka		25	**mu**	
11	**mu**		26	pe	
12	te		27	ki	
13	pa		28	**mu**	
14	**mu**		29	te	
15	ki		30	pa	

Auswertung

☐ % korrekt

Könnerschaft ab 24 von 30 Items (= mind. 80 %)

Da sich für Kinder ab 7 Jahren zeigt, dass die Leistungen deutlich über diesem Niveau liegen, sollte auch bei jüngeren Kindern erst bei mindestens 26 der 30 Items eine Könnerschaft angenommen werden.

Speicherung und Sequenz (5–6 Jahre)

Material

Bilder: Kuh (muh), Vogel (piep), Hund (wau), Junge (Tom), Mädchen (Ann)
(► Abb. 8.2)

Durchführung

Die 5 Bilder werden in zufälliger Reihenfolge vorgelegt. Der*die Untersucher*in spricht anschließend die Silbenfolgen bei verdecktem Mundbild und gleichbleibender Prosodie vor, wobei zwischen den einzelnen Silben ein Abstand von ca. 1 Sekunde einzuhalten ist. Das Kind soll in der erinnerten Reihenfolge auf die genannten Bilder zeigen. Der*die Untersucher*in notiert die Reaktion des Kindes. Werden die richtigen Bilder in falscher Abfolge gezeigt, wird die Speicherung als korrekt (+), die Sequenz als falsch (–) eingetragen. Gelingt das Zeigen der richtigen Auswahl von Items in der richtigen Reihenfolge, wird auch die Sequenz als korrekt bewertet.

Instruktion

„Ich sage dir jetzt immer eine Reihe von Namen und Tierlauten vor, die zu den Bildern passen. Zeige bitte nacheinander in der richtigen Reihenfolge auf die genannten Bilder."

Übungsitems (alle 5 Bilder)

siehe ► Tab. 8.13 und ► Tab. 8.14

Tab. 8.13 Übungsitems A und B.

Nr.	Silbenfolgen	Speicherung +/–	Sequenz +/–
A	mu -Tom		
B	piep -wau		

Tab. 8.14 Übungsitems 1–10.

Nr.	Silbenfolgen	Speicherung +/–	Sequenz +/–
1	Tom -piep		
2	wau -mu		
3	Ann -piep -Tom		
4	mu -Ann -piep		
5	Tom -wau -Ann		
6	piep -mu -Tom -wau		
7	Ann -wau -Tom -piep		
8	Tom -mu -Ann -wau		
9	piep -Ann -mu -wau -Tom		
10	wau -mu -Ann -Tom -piep		

Auswertung „Speicherung"

☐ % korrekt

Könnerschaft ab 9 von 10 Items (= mind. 90 %)

Auswertung „Sequenz"

☐ % korrekt

Könnerschaft ab 9 von 10 Items (= mind. 90 %)

8.6.2 Auditive Verarbeitung Lokalisation (5–6 Jahre)

Material

AudioLog, 4 Lautsprecher

Durchführung

Für die Durchführung sind das Programm AudioLog sowie 4 Lautsprecher nötig (Positionen: rechts-vorne, rechts-hinten, links-vorne, links-hinten). Im Programm werden folgende Einstellungen vorgenommen:

- Bereich: Wörter
- Aufgabe: Richtungshören
- Objektliste: Einsilber
- Übungseinheiten: 12 (die ersten beiden Einheiten sind die Übungsitems)

Das Kind soll den Lautsprecher anklicken, aus dem das Wort zu hören war. Bei Kindern, denen es schwerfällt, die Lautsprecher auf dem Bildschirm den Lautsprechern im Raum zuzuordnen, kann der*die Untersucher*in das Anklicken auf dem Bildschirm für das Kind übernehmen. Alternativ kann die Lokalisation getestet werden, indem das Kind die Augen verbunden bekommt und der*die Untersucher*in über Fingerschnipsen die o. g. Richtungen prüft. In die untenstehende Tabelle sind die getesteten Richtungen und deren Angabe einzutragen.

Instruktion

„Du hörst jetzt immer ein Wort und sollst auf dem Bildschirm den Lautsprecher anklicken, aus dem das Wort zu hören war.“ Die alternative Instruktion lautet: „Du hörst jetzt immer ein Wort und sollst auf den Lautsprecher zeigen, aus dem das Wort zu hören war.“

Bei Testung über Fingerschnipsen: „Ich schnipse jetzt mit dem Finger. Bitte zeige mir, aus welcher Richtung du das Fingerschnipsen gehört hast.“

Übungsitems

siehe ▸ Tab. 8.15 und ▸ Tab. 8.16

Tab. 8.15 Übungsitems A und B.

Nr.	Richtungen rv = rechts-vorne, lv = links-vorne, rh = rechts-hinten, lh = links hinten	+/–
A		
B		

Tab. 8.16 Übungsitems 1–10.

Nr.	Richtungen rv = rechts-vorne, lv = links-vorne, rh = rechts-hinten, lh = links hinten	+/–
1		
2		
3		
4		
5		
6		
7		
8		
9		
10		

Auswertung

☐ % korrekt

Könnerschaft ab 9 von 10 Items (= mind. 90 %)

Kinder, bei denen die Aufgabe mittels Lautsprecher statt Schnipsen durchgeführt wird, erhalten einen Korrekturpunkt (d. h. 8 von 10 Items = 80 % reichen zur Könnerschaft aus).

Diskrimination (5–6 Jahre)

Material

Bildmaterial zur Diskrimination (gleich – verschieden) (▸ Abb. 8.3)

Durchführung

Zur Durchführung dieses Untertests bei 5–6-jährigen Kindern wird das Bildmaterial (gleich – verschieden) verwendet. Vor Testdurchführung wird dem Kind das Konzept erklärt. Anschließend liest der*die Untersucher*in 2 Silben in einem Abstand von jeweils 1 Sekunde bei verdecktem Mundbild und gleichbleibender Prosodie vor. Das Kind soll jeweils beurteilen, ob es sich um 2 gleiche (g) oder verschiedene (v) Silben handelt, indem es auf das passende Bild zeigt. Der*die Untersucher*in notiert die Reaktion des Kindes.

Instruktion

„Ich lese dir jetzt immer 2 Silben/Quatschwörter vor. Sage mir, ob sie sich gleich oder verschieden anhören."

Übungsitems

siehe ▸ Tab. 8.17 und ▸ Tab. 8.18

Tab. 8.17 Übungsitems A und B.

Nr.	Minimalpaarsilben		+/–
A	mo -mo	g	
B	fi -ti	v	

Tab. 8.18 Übungsitems 1–10.

Nr.	Minimalpaarsilben		+/–
1	ka -ta	v	
2	to -to	g	
3	si -schi	v	
4	mu -nu	v	
5	lo -lo	g	
6	ga -ga	g	
7	de -ge	v	
8	pu -pu	g	
9	chi -si	v	
10	lo -ro	v	

Auswertung

☐ % korrekt

Könnerschaft ab 9 von 10 Items (= mind. 90 %)

Selektion (5–6 Jahre)

Material

AudioLog, Kopfhörer

Durchführung

Im Programm AudioLog werden folgende Programmeinstellungen vorgenommen:

- Bereich: Wörter
- Aufgabe: Signal-Rausch-Wahrnehmung
- Objektliste: Themenliste: Tiere
- Auswahlmenge: 4 Items
- Störgeräusch: Schulhof
- Audioeinstellungen: Dämpfung Signal 0 dB, Dämpfung Rauschen −10 dB
- Übungseinheiten: 12

Das Kind bekommt den Kopfhörer aufgesetzt und soll das Bild zu dem Wort anklicken, das im Störgeräusch genannt wurde.

Instruktion

„Du hörst jetzt im Hintergrund Lärm wie von einem Schulhof. Ab und zu nennt jemand ein Tier. Pass gut auf, welches Tier du hörst und klicke dann auf das Bild, das dazu passt."

Übungsitems

siehe ▶ Tab. 8.19 und ▶ Tab. 8.20

Tab. 8.19 Übungsitems A und B.

Nr.	Wort im Störgeräusch	+/–
A		
B		

Tab. 8.20 Übungsitems 1–10.

Nr.	Wort im Störgeräusch	+/–
1		
2		
3		
4		
5		
6		
7		
8		
9		
10		

Auswertung

☐ % korrekt

Könnerschaft ab 9 von 10 Items (= mind. 90 %)

Dichotische Diskrimination (5–6 Jahre)

Material

AudioLog, Kopfhörer

Durchführung

Im Programm AudioLog werden folgende Programmeinstellungen vorgenommen:

- Bereich: Wörter
- Aufgabe: dichotisches Gehör
- Objektliste: Themenliste: Tiere
- Auswahlmenge: 4 Items
- Übungseinheiten: 12

Das Kind bekommt den Kopfhörer aufgesetzt und soll die beiden Bilder zu den Wörtern anklicken, die gleichzeitig präsentiert werden.

Instruktion

„Du hörst jetzt 2 Wörter. Beide bezeichnen Tiere. Das eine Wort hörst du im rechten Ohr, das andere zur gleichen Zeit im linken Ohr. Merke dir beide Tiere und klicke die beiden passenden Bilder auf dem Bildschirm an."

Übungsitems

Siehe ▶ Tab. 8.21 und ▶ Tab. 8.22

Tab. 8.21 Übungsitems A und B.

Nr.	Wörter dichotisch	+/–
A		
B		

Tab. 8.22 Übungsitems 1–10.

Nr.	Wörter dichotisch	+/–
1		
2		
3		
4		
5		
6		
7		
8		
9		
10		

Auswertung

☐ % korrekt

Könnerschaft ab 9 von 10 Items (= mind. 90 %)

8.6.3 Klassifikationsprozesse Analyse (5–6 Jahre)

Material

Bild „Floh“ (▶ Abb. 8.4), farbige Steine

Durchführung

Das Kind erhält das Bild eines Flohs. Der*die Untersucher*in liest zunächst die Items zur Lautidentifikation vor und fordert das Kind auf, jedes Mal, wenn der Laut [f] im Wort enthalten ist, einen farbigen Stein auf den Floh zu legen. Bei der Positionsbestimmung soll der Muggelstein, je nachdem ob der Laut im An- oder Auslaut war, vorne oder hinten auf den Floh gelegt werden. Der*die Untersucher*in notiert die Reaktion des Kindes.

Instruktion

Lautidentifikation

„Ich spreche dir jetzt Wörter vor. Wenn in dem Wort, das ich sage, ein [f] vorkommt, dann lege 1 Muggelstein auf den Floh. Ist kein [f] im Wort, dann wird kein Stein dazugelegt.“

Positionsbestimmung

„Ich spreche dir jetzt Wörter vor, in denen immer ein [f] vorkommt. Wenn du das [f] am Anfang des Wortes hörst, dann lege 1 Muggelstein vorne auf den Floh. Ist das [f] am Ende des Wortes zu hören, lege 1 Muggelstein hinten auf den Floh.“

Übungsitems

siehe ▶ Tab. 8.23 und ▶ Tab. 8.24

Tab. 8.23 Übungsitems A und B.

Lautidentifikation				**Positionsbestimmung**		
Nr.	**Items**	**+/–**		**Nr.**	**Items**	**+/–**
A	Baum			A	Fell	
B	Fett			B	Reif	

Tab. 8.24 Übungsitems 1–10.

Lautidentifikation				**Positionsbestimmung**		
Nr.	**Items**	**+/–**		**Nr.**	**Items**	**+/–**
1	Mann			1	Hof	
2	Feld			2	Faul	
3	Ball			3	Fön	
4	Fee			4	Tief	
5	Lauf			5	Fall	
6	Mehl			6	Ruf	
7	Lok			7	Lief	
8	Huf			8	Fang	
9	Fell			9	Rauf	
10	Hund			10	Fink	

Auswertung „Lautidentifikation“

☐ % korrekt

Könnerschaft ab 9 von 10 Items (= mind. 90 %)

Auswertung „Positionsbestimmung“

☐ % korrekt

Könnerschaft ab 9 von 10 Items (= mind. 90 %)

Synthese (5–6 Jahre)

Material

ggf. Bildmaterial (▶ Abb. 8.5) zu den zu testenden Items

Durchführung

Zur Durchführung dieses Untertests kann bei 5-Jährigen ggf. Bildmaterial verwendet werden, das die zu synthetisierenden Items darstellt. Der*die Untersucher*in liest die Wörter lautierend mit verdecktem Mundbild vor, wobei zwischen den einzelnen Lauten ein kurzer Abstand (ca. 0,5 Sekunden) einzuhalten ist. Das Kind soll das Wort als Ganzes wiederholen. Der*die Untersucher*in notiert die Reaktion des Kindes.

Instruktion

„Ich spreche dir jetzt einzelne Laute vor, die zusammengesetzt immer ein Wort ergeben (Bsp.: [ʃ]-[iː] = Schi). Sage mir bitte, welches Wort jeweils gemeint ist."

Übungsitems

siehe ▶ Tab. 8.25 und ▶ Tab. 8.26

Tab. 8.25 Übungsitem A.

Nr.	Items	+/–
A	Sch -i	

Tab. 8.26 Übungsitems 1–10.

Nr.	Items	+/–
1	R-eh	
2	B-all	
3	M-ann	
4	B-oo-t	
5	T-i-sch	
6	W-a-l	
7	L-o-k	
8	B-u-s	
9	F-o-t-o	
10	C-o-l-a	

Auswertung

☐ % korrekt

Könnerschaft ab 9 von 10 Items (= mind. 90 %)

Ergänzung (5–6 Jahre)

Material

keines

Durchführung

Zur Durchführung dieses Untertests wird kein Bildmaterial benötigt. Der*die Untersucher*in liest die Wörter mit verdecktem Mundbild vor, bei denen einzelne Laute fehlen. Das Kind soll das Wort als Ganzes wiederholen. Der*die Untersucher*in notiert die Reaktion des Kindes. Teilweise gibt es mehrere Möglichkeiten zur Ergänzung.

Instruktion

„Ich spreche dir jetzt Wörter vor, die sich ganz komisch anhören, weil einzelne Laute/Buchstaben darin fehlen (Bsp.: Fla/e = Flasche). Sage mir bitte, wie das Wort richtig heißt."

Übungsitems

siehe ▶ Tab. 8.27 und ▶ Tab. 8.28

Tab. 8.27 Übungsitem A.

Nr.	Items	+/−
A	Fla / e (Flasche)	

Tab. 8.28 Übungsitems 1–10.

Nr.	Items	+/−
1	Regenbo / en (Regenbogen)	
2	Ku / elschreiber (Kugelschreiber)	
3	Blu / entopf (Blumentopf)	
4	Schneckenhau / (Schneckenhaus)	
5	To / ate (Tomate)	
6	Fens / er (Fenster)	
7	So / a (Sofa)	
8	Nebe / (Nebel)	
9	Bil / (Bild)	
10	/ abel (Gabel)	

Auswertung

☐ % korrekt

Könnerschaft ab 9 von 10 Items (= mind. 90 %)

8.7 Screening 2 – Untersuchungsbögen für 7;0–8;11-Jährige

Name des Kindes: ....

Untersucher/in: ....

geb. am: ....

Datum der Untersuchung: ....

8.7.1 Einflussfaktoren

Aufmerksamkeit (7–8 Jahre)

Material

Blatt, Stift

Durchführung

Der*die Untersucher*in liest in einem Abstand von 1–2 Sekunden die Silben bei verdecktem Mundbild und gleichbleibender Prosodie vor. Das Kind soll bei jeder mu-Silbe einen Strich auf das Blatt malen. Der*die Untersucher*in notiert die Reaktion des Kindes (+ richtige Reaktion, – falsche Reaktion).

Instruktion

„Ich spreche dir etwas vor. Immer wenn ich [mu:] sage, dann male einen Strich auf das Blatt."

Übungsitems

siehe ▶ Tab. 8.29 und ▶ Tab. 8.30

Tab. 8.29 Übungsitems A und B.

Nr.	Item	+/–
A	pa	
B	**mu**	

Tab. 8.30 Übungsitems 1–14.

Nr.	Item	+/–	Nr.	Item	+/–	Nr.	Item	+/–
1	ki		15	ki		29	ta	
2	ta		16	to		30	ka	
3	**mu**		17	pe		31	**mu**	
4	pa		18	ka		32	po	
5	to		19	ti		33	ki	
6	ke		20	**mu**		34	**mu**	
7	**mu**		21	to		35	**mu**	
8	ko		22	pe		36	pa	
9	pi		23	ti		37	ko	
10	ka		24	**mu**		38	te	
11	te		25	pa		39	ka	
12	**mu**		26	ti		40	**mu**	
13	po		27	ke				
14	**mu**		28	po				

Auswertung

☐ % korrekt

Könnerschaft ab 39 von 40 Items (= mind. 97,5 %)

Speicherung und Sequenz (7–8 Jahre)

Material

keines

Durchführung

Der*die Untersucher*in spricht die Silbenfolgen bei verdecktem Mundbild und Betonung auf der vorletzten Silbe. Das Kind soll die Silbenfolgen wiederholen. Die Äußerung des Kindes wird notiert. Werden die Silbenfolgen in falscher Abfolge wiedergegeben, wird die Speicherung als korrekt (+), die Sequenz als falsch (–) eingetragen. Gelingt das Wiederholen der richtigen Auswahl von Items in der richtigen Reihenfolge, wird auch die Sequenz als korrekt bewertet.

Instruktion

„Ich sage dir jetzt immer eine Silbenfolge/ein Quatschwort. Sprich jede Silbenfolge/jedes Quatschwort bitte genau so nach, wie ich es dir vorgesprochen habe."

Übungsitems

siehe ▶ Tab. 8.31 und ▶ Tab. 8.32

Tab. 8.31 Übungsitems A und B.

Nr.	Silbenfolgen	Speicherung +/–	Sequenz +/–
A	scha -li		
B	te -pa		

Tab. 8.32 Übungsitems 1–10.

Nr.	Silbenfolgen	Speicherung +/–	Sequenz +/–
1	ta -le -mi		
2	so -ki -ra		
3	fe -li -ga -to		
4	du -wi -re -na		
5	po -ka -di -fu		
6	wi -mo -ni -ra -ke		
7	ke -sa -bu -ne -gi		
8	bu -fi -da -ro -ma -ne		
9	se -ga -to -wi -fa -do		
10	ro -fi -nu -ka -le -ma		

Auswertung „Speicherung"

☐ % korrekt

Könnerschaft ab 9 von 10 Items (= mind. 90 %)

Auswertung „Sequenz"

☐ % korrekt

Könnerschaft ab 9 von 10 Items (= mind. 90 %)

8.7.2 Auditive Verarbeitung Lokalisation (7–8 Jahre)

Material

AudioLog, 4 Lautsprecher

Durchführung

Es werden das Programm AudioLog und 4 Lautsprecher nötig (Positionen: rechts-vorne, rechts-hinten, links-vorne, links-hinten). Im Programm werden folgende Einstellungen vorgenommen:

- Bereich: Silben
- Aufgabe: Richtungshören
- Objektliste: Konsonant + A
- Übungseinheiten: 22 (die ersten beiden Einheiten sind die Übungsitems)

Das Kind soll den Lautsprecher anklicken, aus dem das Wort zu hören war. Alternativ kann die Lokalisation getestet werden, indem das Kind die Augen verbunden bekommt und der*die Untersucher*in über Fingerschnipsen die o. g. Richtungen prüft. In die Tabelle werden die getesteten Richtungen und deren Angabe eingetragen.

Instruktion

„Du hörst jetzt immer ein Wort und sollst auf dem Bildschirm den Lautsprecher anklicken, aus dem das Wort zu hören war.“ Bei Testung über Fingerschnipsen: „Ich schnipse jetzt mit dem Finger. Bitte zeige mir, aus welcher Richtung du das Fingerschnipsen gehört hast.“

Übungsitems

siehe ▸ Tab. 8.33 und ▸ Tab. 8.34

Tab. 8.33 Übungsitems A und B.

Nr.	Richtungen rv = rechts-vorne, lv = links-vorne, rh = rechts-hinten, lh = links hinten	+/–
A		
B		

Tab. 8.34 Übungsitems 1–20.

Nr.	Richtungen rv = rechts-vorne, lv = links-vorne, rh = rechts-hinten, lh = links hinten	+/–
1		
2		
3		
4		
5		
6		
7		
8		
9		
10		
11		
12		
13		
14		
15		
16		
17		
18		
19		
20		

Auswertung

☐ % korrekt

Könnerschaft ab 15 von 20 Items (= mind. 75 %)

Kinder, bei denen die Aufgabe mittels Lautsprecher statt Schnipsen durchgeführt wird, erhalten einen Korrekturpunkt (d. h. 14 von 20 Items (= 70 %) reichen zur Könnerschaft aus).

Diskrimination (7–8 Jahre)

Material

keines

Durchführung

Der*die Untersucher*in liest in einem Abstand von 1 Sekunde jeweils 2 Silben bei verdecktem Mundbild und gleichbleibender Prosodie vor und notiert die Reaktion des Kindes. Das Kind soll jeweils beurteilen, ob es sich um 2 gleiche (g) oder verschiedene (v) Silben handelt.

Instruktion

„Ich lese dir jetzt immer 2 Silben/Quatschwörter vor. Sage mir immer, ob sie sich gleich oder verschieden anhören."

Übungsitems

siehe ▶ Tab. 8.35 und ▶ Tab. 8.36

Tab. 8.35 Übungsitems A und B.

Nr.	Minimalpaarsilben		+/–
A	mo -mo	g	
B	fi -ti	v	

Tab. 8.36 Übungsitems 1–20.

Nr.	Minimalpaarsilben		+/–
1	ka -ta	v	
2	lu -lu	g	
3	si -schi	v	
4	mu -nu	v	
5	to -to	g	
6	ga -ga	g	
7	de -ge	v	
8	pu -pu	g	
9	chi -si	v	
10	lo -ro	v	
11	fo -fu	v	
12	che -che	g	
13	ke -ki	v	
14	na -na	g	
15	sche -che	v	
16	no -no	g	
17	bi -bi	g	
18	re -re	g	
19	pu -bu	v	
20	go -go	g	

Auswertung

☐ % korrekt

Könnerschaft ab 15 von 20 Items (= mind. 75 %)

Selektion (7–8 Jahre)

Material

AudioLog, Kopfhörer

Durchführung

Im Programm AudioLog werden folgende Programmeinstellungen vorgenommen:

- Bereich: Wörter
- Aufgabe: Signal-Rausch-Wahrnehmung
- Objektliste: Wortlänge: Einsilber
- Auswahlmenge: 6 Items
- Störgeräusch: Cocktailparty
- Audioeinstellungen: Dämpfung Signal 0 dB, Dämpfung Rauschen –5 dB
- Übungseinheiten: 12

Das Kind bekommt den Kopfhörer aufgesetzt und soll das Bild zu dem Wort anklicken, das im Störgeräusch genannt wurde.

Instruktion

„Du hörst jetzt im Hintergrund Lärm wie von einer Feier. Ab und zu sagt jemand ein Wort. Pass gut auf, welches Wort du hörst und klicke dann auf das Bild, das dazu passt."

Übungsitems

siehe ▶ Tab. 8.37 und ▶ Tab. 8.38

Tab. 8.37 Übungsitems A und B.

Nr.	Wort im Störgeräusch	+/–
A		
B		

Tab. 8.38 Übungsitems 1–10.

Nr.	Wort im Störgeräusch	+/–
1		
2		
3		
4		
5		
6		
7		
8		
9		
10		

Auswertung

☐ % korrekt

Könnerschaft ab 9 von 10 Items (= mind. 90 %)

Dichotische Diskrimination

Material

AudioLog, Kopfhörer

Durchführung

Im Program AudioLog werden folgende Programmeinstellungen vorgenommen:

- Bereich: Wörter
- Aufgabe: dichotisches Gehör
- Objektliste: Wortlänge: Zweisilber
- Auswahlmenge: 6 Items
- Übungseinheiten: 12

Das Kind bekommt den Kopfhörer aufgesetzt und soll die beiden Bilder zu den Wörtern anklicken, die gleichzeitig präsentiert werden.

Instruktion

„Du hörst jetzt 2 Wörter. Das eine Wort hörst du im rechten Ohr, das andere zur gleichen Zeit im linken Ohr. Merke dir beide Wörter und klicke die beiden passenden Bilder auf dem Bildschirm an."

Übungsitems

siehe ▶ Tab. 8.39 und ▶ Tab. 8.40

Tab. 8.39 Übungsitems A und B.

Nr.	Wörter dichotisch	+/–
A		
B		

Tab. 8.40 Übungsitems 1–10.

Nr.	Wörter dichotisch	+/–
1		
2		
3		
4		
5		
6		
7		
8		
9		
10		

Auswertung

☐ % korrekt

Könnerschaft ab 9 von 10 Items (= mind. 90 %)

8.7.3 Klassifikationsprozesse

Analyse (7–8 Jahre)

Material

Lokomotive mit 2 Wagen (▶ Abb. 8.6), Muggelsteine

Durchführung

Das Kind erhält das Bild einer Lokomotive mit 2 Wagen sowie Muggelsteine. Der*die Untersucher*in liest zunächst die Items zur Lautidentifikation vor und fordert das Kind auf, jedes Mal, wenn der Laut [ʃ] im Wort enthalten ist, 1 Muggelstein auf die Lokomotive zu legen. Bei der Positionsbestimmung soll der Muggelstein, je nachdem ob der Laut im An-, In- oder Auslaut war, auf die Lokomotive, den 1. oder 2. Wagen gelegt werden. Der*die Untersucher*in notiert die Reaktion des Kindes.

Instruktion

Lautidentifikation

„Ich spreche dir jetzt Wörter vor. Wenn in dem Wort, das ich sage, ein [ʃ] vorkommt, dann lege 1 Muggelstein auf die Lokomotive. Ist kein [ʃ] im Wort, dann wird kein Stein dazugelegt."

Positionsbestimmung

„Ich spreche dir jetzt Wörter vor, in denen immer ein [ʃ] vorkommt. Wenn du das [ʃ] am Anfang des Wortes hörst, lege 1 Muggelstein auf die Lokomotive. Ist das [ʃ] am Ende des Wortes, lege 1 Muggelstein auf den hinteren Wagen. Hörst du ein [ʃ] in der Mitte des Wortes, lege 1 Muggelstein auf den Wagen in der Mitte."

Übungsitems

siehe ▶ Tab. 8.41 und ▶ Tab. 8.42

Tab. 8.41 Übungsitems A und B.

Lautidentifikation:				Positionsbestimmung:		
Nr.	**Items**	**+/–**		**Nr.**	**Items**	**+/–**
A	Gebüsch			A	Schale	
B	Foto			B	Tasche	

Tab. 8.42 Übungsitems 1–10.

Nr.	Items	+/–		Nr.	Items	+/–
1	Schere			1	Schiene	
2	Rasen			2	Geschenk	
3	Feder			3	Schule	
4	Tasche			4	Hackfleisch	
5	Goldfisch			5	Waschraum	
6	Becher			6	Haifisch	
7	Scholle			7	Schulter	
8	Bereich			8	Geräusch	
9	Gemisch			9	Lasche	
10	Sofa			10	Scherbe	

Auswertung „Lautidentifikation"

☐ % korrekt

Könnerschaft ab 9 von 10 Items (= mind. 90 %)

Auswertung „Positionsbestimmung"

☐ % korrekt

Könnerschaft ab 9 von 10 Items (= mind. 90 %)

Synthese (7–8 Jahre)

Material

keines

Durchführung

Der*die Untersucher*in liest die Wörter lautierend mit verdecktem Mundbild vor, wobei zwischen den einzelnen Lauten ein kurzer Abstand (ca. 0,5 Sekunden) einzuhalten ist. Das Kind soll das Wort als Ganzes wiederholen. Die Äußerung des Kindes wird notiert.

Instruktion

„Ich spreche dir jetzt einzelne Laute vor, die zusammengesetzt immer ein Wort ergeben (Bsp.: [t]-[ɪ]-[ʃ] = Tisch). Sage mir bitte, welches Wort jeweils gemeint ist."

Bei 8-jährigen Kindern zusätzlich: „Jetzt sage ich dir einzelne Laute vor, die zusammengesetzt ein Quatschwort ergeben, das keine Bedeutung hat. Versuche die Laute so zusammenzusetzen, wie du sie nacheinander gehört hast."

Übungsitems

siehe ▶ Tab. 8.43 und ▶ Tab. 8.44

Tab. 8.43 Übungsitems A und B.

Nr.	Items	+/–		Nr.	Items ab (8)–9 J.	+/–
A	T-i-sch			B	o:-l	

Tab. 8.44 Übungsitems 1–10.

Nr.	Items	+/–		Nr.	Items ab (8)–9 J.	+/–
1	B-a-ll			11	p-e:-k	
2	M-a-nn			12	v-o:-p	
3	K-u-ss			13	l-ɛ-m	
4	C-o-l-a			14	b-u:-l-o	
5	K-i-n-o			15	t-o:-p-i	
6	S-o-f-a			16	g-u:-b-o	
7	D-o-s-e			17	p-a:-f-i	
8	M-u-s-i-k			18	n-e:-l-ʊ-p	
9	P-i-l-o-t			19	d-u:-k-ɔ-n	
10	W-a-g-e-n			20	l-a:-p-ʊ-k	

Auswertung „Wörter"

☐ % korrekt

Könnerschaft ab 9 von 10 Items (= mind. 90 %)

Auswertung „Pseudowörter"

☐ % korrekt

Könnerschaft ab 9 von 10 Items (= mind. 90 %)

Ergänzung (7–8 Jahre)

Material

keines

Durchführung

Der*die Untersucher*in liest Wörter bzw. Pseudowörter, bei denen einzelne Laute fehlen, mit verdecktem Mundbild vor. Das Kind soll das Wort bzw. Pseudowort als Ganzes wiederholen. Der*die Untersucher*in notiert die Reaktion des Kindes. Bei 8-Jährigen kann zusätzlich das Benennen der/s fehlenden Laute/s gefordert werden. Teilweise gibt es mehrere Möglichkeiten zur Ergänzung.

Instruktion

„Ich spreche dir jetzt Wörter vor, die sich ganz komisch anhören, weil einzelne Laute/Buchstaben darin fehlen (Bsp.: Fla / e = Flasche). Sage mir bitte, wie das Wort richtig heißt." Bei 8-Jährigen zusätzlich: „Sage mir bitte auch, welcher Laut/Buchstabe in dem Wort gefehlt hat."

Übungsitems

siehe ▶ Tab. 8.45 und ▶ Tab. 8.46

Tab. 8.45 Übungsitem A.

Nr.	Items	+/–	Benennen der/s fehlenden Laute/s	+/–
A	Fla / e (Flasche)		sch	

Tab. 8.46 Übungsitems 1–10.

Nr.	Items	+/–	Benennen der/s fehlenden Laute/s	+/–
1	Re / enschirm (Regenschirm)		g	
2	To / ate (Tomate)		m	
3	Kra / atte / (Krawatte)		w	
4	Fens / er (Fenster)		t	
5	Spiege / (Spiegel)		l	
6	Pilo / (Pilot)		t	
7	/ adeanzug (Badeanzug)		b	
8	/ ullover (Pullover		p	
9	Se / el / oot (Segelboot)		g + b	
10	/ adier / ummi (Radiergummi)		r + g	

Auswertung „Ergänzung"

☐ % korrekt

Könnerschaft ab 9 von 10 Items (= mind. 90 %)

Auswertung „Benennen der/s fehlenden Laute/s"

☐ % korrekt

Könnerschaft ab 9 von 10 Items (= mind. 90 %)

8.8 Bildmaterial Screening 1 + 2

8.8.1 Bildmaterial Screening 1

Untertest Aufmerksamkeit

▶ Abb. 8.1

Untertest Speicherung und Sequenz

▶ Abb. 8.2

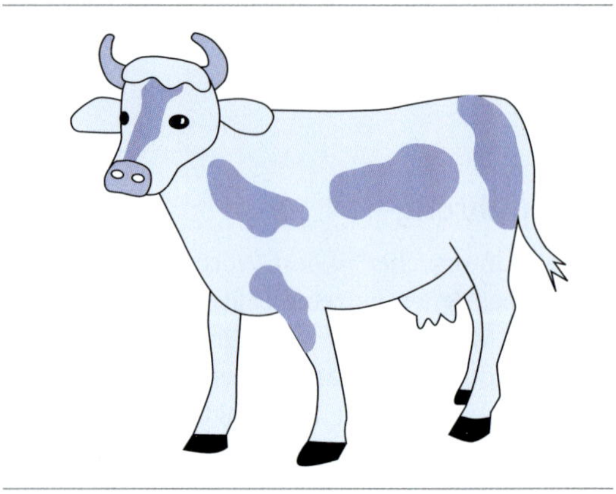

Abb. 8.1 Bildmaterial Aufmerksamkeit.

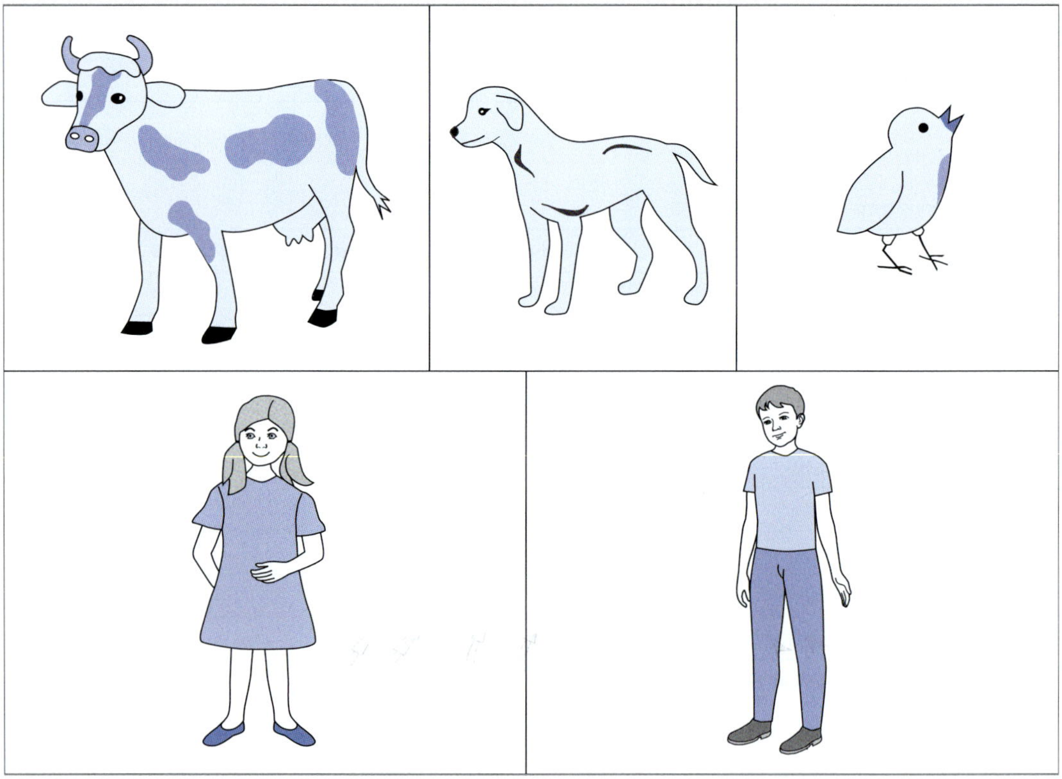

Abb. 8.2 Bildmaterial Speicherung und Sequenz.

Untertest Diskrimination (5–6-jährige Kinder)

▶ Abb. 8.3

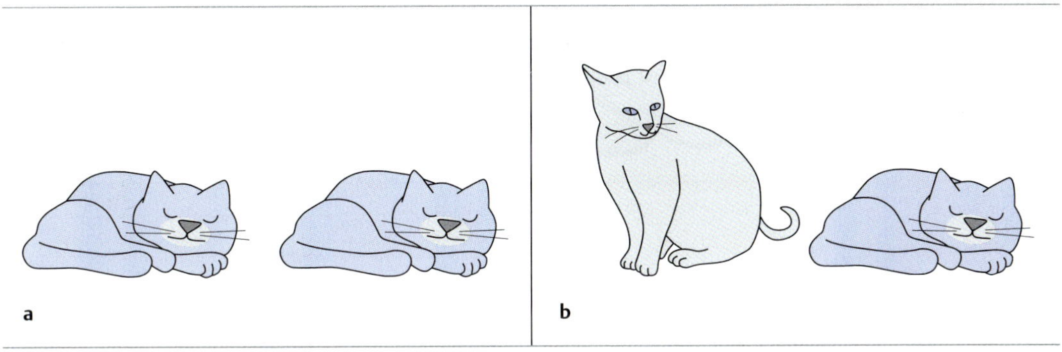

Abb. 8.3 Bildmaterial Diskrimination.
a Gleich.
b Verschieden.

Untertest Analyse

▶ Abb. 8.4

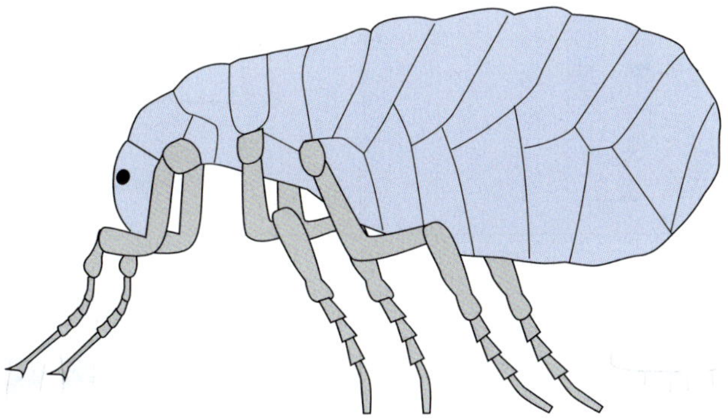

Abb. 8.4 Bildmaterial Analyse.

Untertest Synthese (5-jährige Kinder)

► Abb. 8.5

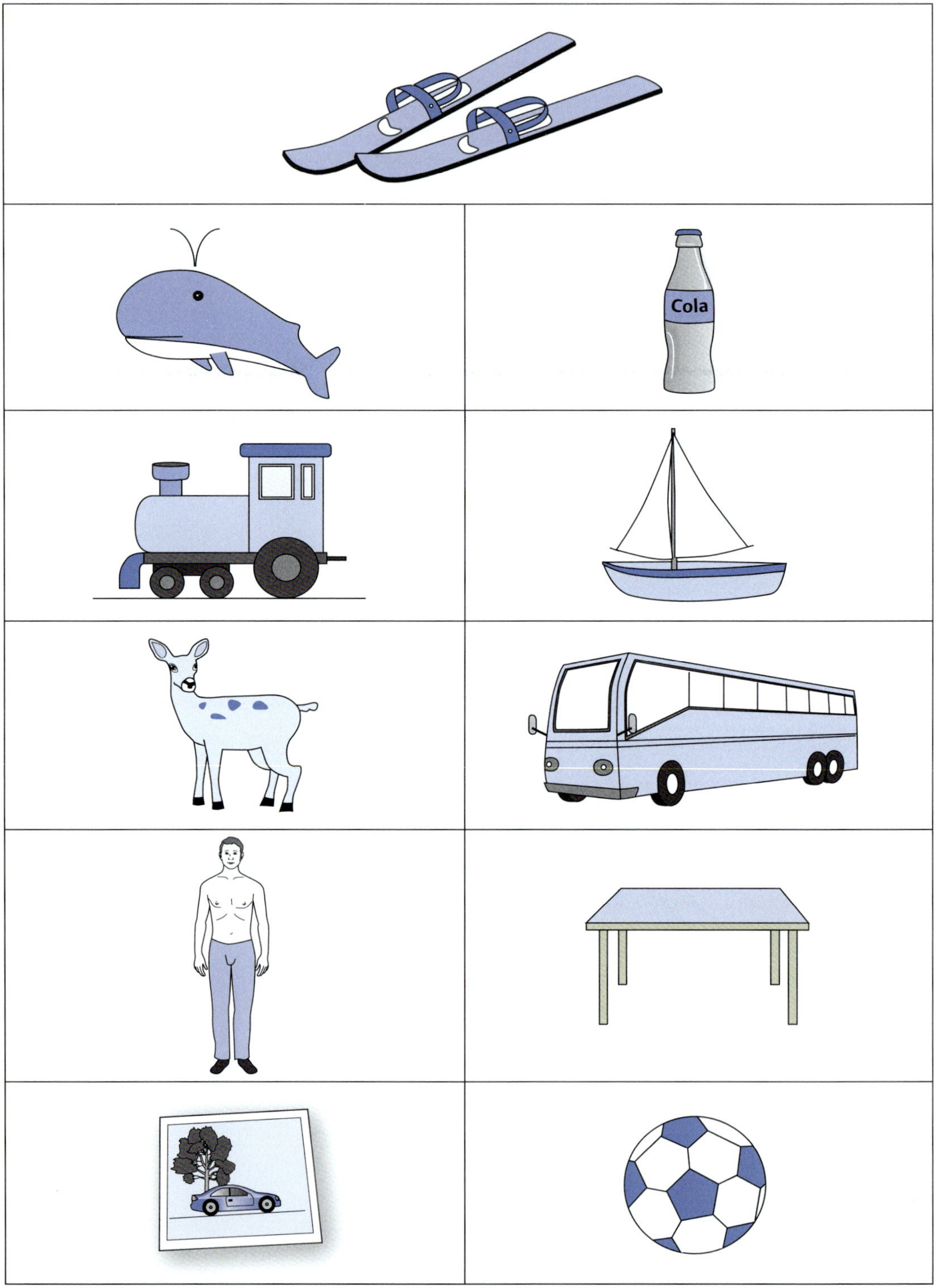

Abb. 8.5 Bildmaterial Synthese.

8.8.2 Bildmaterial Screening 2

Untertest Analyse

► Abb. 8.6

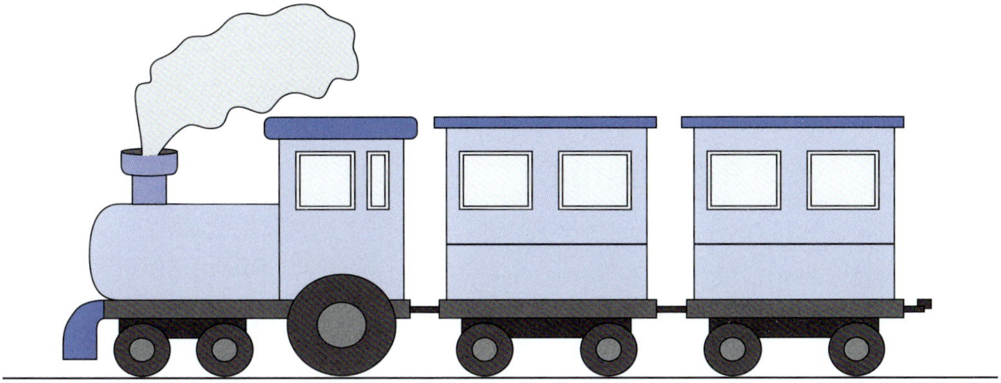

Abb. 8.6 Bildmaterial Analyse.

9 Literatur

9 Literatur

[1] AAA (American Academy of Audiology), Musiek FE, Baran JA et al. Clinical Practice Guidelines. Diagnosis, Treatment and Management of Children and Adults with Central Auditory Processing Disorder (08/2019). https://www.audiology.org/practice-/clinical-practice-guidelines-diagnosis-treatment-and-management-of-children-and-adults-with-central-auditory-processing-disorder/; Stand: 27.11.2024

[2] Acoustic Pioneer Ltd., Hrsg. Insane Earplane. Four Elms -B (Stand 08.08.2024)

[3] Acoustic Pioneer Ltd., Hrsg. Zoo Caper Skyscraper. Four Elms -A (Stand 08.08.2024)

[4] Agnew JA, Dorn C, Eden GF. Effect of intensive training on auditory processing and reading skills. Brain Lang 2004; 88: 21–25

[5] Agrawal D, Dritsakis G, Mahon M et al. Experiences of Patients With Auditory Processing Disorder in Getting Support in Health, Education, and Work Settings: Findings From an Online Survey. Front Neurol Sec Neuro-Otology 2021; 12. https://doi.org/10.3 389/fneur.2 021 607 907

[6] Alonso R, Schochat E. The efficacy of formal auditory training in children with (central) auditory processing disorder: behavioral and electrophysiological evaluation. Braz J Otorhinolaryngol 2009; 75: 726–732

[7] Anderson JR. Kognitive Psychologie. Heidelberg: Spektrum; 1996

[8] Angermaier M. Psycholinguistischer Entwicklungstest (PET). Weinheim: Beltz; 1977

[9] Arbeitsgruppe Leipziger Sprachinstrumentarium. Leipziger Sprachinstrumentarium Jugend (LSI.J) (Version 2.4.1) [Android]. Leipzig; 2024

[10] Arbeitsgruppe Leipziger Sprachinstrumentarium. LSI.J – Durchführungshandbuch. Leipzig; 2024. https://lsij.de/Durchf-Handbuch.pdf; Stand: 27.11.2024

[11] Arends M. Holta di Polta. Förderung der phonologischen Bewusstheit. Offenburg: Mildenberger; 2005

[12] Arnold EM, Goldston DB, Walsh AK et al. Severity of emotional and behavioral problems among poor and typical readers. J Abnorm Child Psychol 2005; 33: 205–217

[13] ASHA (American Speech-Language-Hearing Association). (Central) Auditory processing disorders. Technical Report (2005). http://www.ak-aw.de/sites/default/files/2016-12/ASHA_CAPD_2005.pdf; Stand: 27.11.2024

[14] ASHA (American Speech-Language-Hearing Association). Auditory Processing Disorders: Identification, Intervention, and Management with School-Age Children. Scottsdale, AZ: Conference; 2003

[15] ASHA (American Speech-Language-Hearing Association). Guidelines for fitting and monitoring FM Systems. American Speech-Language-Hearing Association (ASHA; 2002). https://www.asha.org/policy/gl2002-00 010//; Stand: 27.11.2024

[16] AWMF (Arbeitsgemeinschaft der Wissenschaftlichen Medizinischen Fachgesellschalten). LL_Register (2023). https://www.awmf.org/regelwerk; Stand: 27.11.2024

[17] Bamiou D, Musiek F, Luxon L. Aetiology and clinical presentations of auditory processing disorder _ review. Arch Dis Child 2001; 85: 361

[18] Banai K, Kraus N. Neurobiology of (central) auditory processing disorders and language-based learning disability. In: Chermak GD, Musiek FE. Handbook of Central Auditory Processing Disorder: Volume I: Auditory Neuroscience and Diagnosis. San Diego: Plural Publishing Inc; 2006: 89–116

[19] Barker MD, Bellis TJ. Effectiveness of a Novel Computer/Tablet-Based Auditory Training Program in Improving Dichotic Listening Skills in Children. Journal of Speech Pathology & Therapy. Bd. 3; 2018

[20] Bartel-Friedrich S. Therapeutische Ansätze bei auditiver Verarbeitungs- und Wahrnehmungsstörung. HNO 2010; 58: 672–673

[21] Barth K, Steinbüchel von N, Wittmann M et al. Zeitliche Verarbeitungsprozesse, „phonologische Bewusstheit“ und Lese-Rechtschreibkompetenz. Forum Logopädie 2000; 5: 7–16

[22] Baumgarten T. Geschichten mit Lauthäufung. Material für Therapeuten und Lehrer für das Hörtraining mit Vorschul- und Grundschulkindern. Dortmund: Verlag modernes Lernen; 2015

[23] Bee-Göttsche P. Neue Wege in der Prävention und Therapie von LRS. Heilpädagogische Forschung 1992; XVIII: 83–89

[24] Bellis TJ, Chermak GD, Weihing J, Musiek FE. Efficacy of auditory interventions for central auditory processing disorder: a response to Fey et al. Lang Speech Hear Serv Sch 2012; 43: 381–386

[25] Bellis TJ. Assessment and management of central processing disorders in the educational setting. From science to practice. San Diego: Singular; 1996

[26] Bellis TJ. Developing Deficit-Specific Intervention Plans for Individuals with Auditory Processing Disorders. Seminars in Hearing 2002; 23, 4: 287–295

[27] Bellis TJ. Vortrag auf dem 4. AVWS-Fachtag am Berufsbildungswerk für Hör- und Sprachgeschädigte. Leipzig; 2016

[28] Bellis, TJ, Bellis JD. Central auditory processing disorders in children and adults. Handbook of clinical neurology 2015; 129: 537–556. DOI: 10.1016/B978-0-444-62630-1.00030-5

[29] Berard G. Hearing Equals Behavior. Updated and Expanded. Leicestershire: ShiresPress; 2011

[30] Berendes K, Schnitzler CD, Willmes K et al. Die Bedeutung von Phonembewusstheit und semantisch-lexikalischen Fähigkeiten für Schriftsprachleistungen in der Grundschule. Sprache- Stimme Gehör 2010; 34: 165–172

[31] Berufsbildungswerk Leipzig gGmbH, Hrsg. AVWS-Pädagogik für Jugendliche- Überlegungen und Impulse. Leipzig: Berufsbildungswerk Leipzig- AVWS-Projekt ZASS (2014). https://www.bbw-leipzig.de/fileadmin/user_upload/bbw-leipzig-gruppe/Forschung/Dateien/Broschuere_AVWS-Paedagogik.pdf; Stand: 27.11.2024

[32] Berwanger D, Suchodoletz von W. Erprobung eines Zeitverarbeitungstrainings bei Kindern mit Lese-Rechtschreibschwierigkeiten. Z Kinder Jugendpsychiatr 2004; 32: 77–84

[33] Berwanger D, Wittmann M, Steinbüchel von N, Suchodoletz von W. Analyse der zeitlichen Strukturen bei Kindern mit einer Sprachentwicklungsstörungen. Vortrag auf der Interdisziplinären Tagung über Sprachentwicklungsstörungen 16.–17. Juni, München; 2000

[34] Beushausen U. Evidenzbasierte Praxis in der Lehre. Forum Logopädie 2009; 5: 28–33

[35] BfArm (Bundesinstitut f. Arzneimittel und Medizinprodukte. ICF. International Classification of Functioning, Disability and Health. World Health Organization; 2005

[36] BfArm (Bundesinstitut f. Arzneimittel und Medizinprodukte) ICD-10-GM. Internationale statistische Klassifikation der Krankheiten und verwandter Gesundheitsprobleme. 10. Revision – German Modification; 2024

[37] Biedermann R, Biedermann F, Hrsg. Schallquelle. Ulm (Stand 08.08.2024)

[38] Bilda K, Mühlhaus J, Ritterfeld U. Neue Technologien in der Sprachtherapie. Stuttgart: Thieme; 2017

[39] Birbaumer NP, Schmidt RF. Biologische Psychologie. Mit 48 Tabellen. 5., vollst. überarb. und erg. Aufl. Berlin, Heidelberg: Springer; 2003

[40] Bird J, Bishop D. Perception and awareness of phonemes in phonologically impaired children. Eur J Disord Communication 1992; 27: 289–311

[41] Bischof J, Gratzka V, Strehlow U et al. Reliabilität, Trainierbarkeit und Stabilität auditiv diskriminativer Leistungen bei zwei computergestützten Mess- und Trainingsverfahren. Kinder Jugendpsychiatr 2002; 30: 261–270

[42] Bishop DV. Using mismatch negativity to study central auditory processing in developmental language and literacy impairments: where are we, and where should we be going? Psychol Bull 2007; 133, 4: 651–672

[43] Blässer B. Die Bedeutung der phonologischen Bewusstheit für das frühe Lesen und Schreiben [Dissertation]. Würzburg: Universität Würzburg; 1994

[44] Boenninghaus HG, Lenarz T. Hals-Nasen-Ohren-Heilkunde. Jetzt neu mit Fallquiz. 13. Aufl. Heidelberg: Springer; 2007

[45] Boersma P, Weenik D. Praat Version 6.4.13.Software; 2024. https://www.fon.hum.uva.nl/praat/; Stand: 27.11.2024

[46] Bogner B, Drach M, Ernst M et al. Bundesarbeitskreis Pädagogische Audiologie. BDH-Grundsatzpapier Pädagogisch-audiologische AVWS-Überprüfungen. Kassel; 2018. https://www.b-d-h.de/images/pdf/BDH%20Grundsatzpapier%20AVWS%207.2018.PDF; Stand: 27.11.2024

[47] Böhme G, Welzl-Müller K. Audiometrie: Hörprüfungen im Erwachsenen- und Kindesalter. 5. Aufl. Bern: Huber; 2005

[48] Borgetto B. Gesundheitsbezogene gemeinschaftliche Selbsthilfe – eine soziale Bewegung? In: Deutsche Arbeitsgemeinschaft Selbsthilfegruppen e. V., Hrsg. selbsthilfegruppenjahrbuch 2013. Gießen; 2013. https://www.dag-shg.de/data// Fachpublikationen/2013/DAGSHG-Jahrbuch-13.pdf; Stand: 27.11.2024

[49] Brandes R, Lang, F, Schmidt RF, Hrsg. Physiologie des Menschen. Mit Pathophysiologie. 32. Aufl. Berlin, Heidelberg: Springer; 2019

[50] Brandt CHCH. Prospektive Studie zum Effekt eines Hörtrainings auf die binaurale Erstversorgung von Probanden mit einer Schallempfindungsschwerhörigkeit. Hochschulschrift. Jena; 2018

[51] Braun S. Langzeiteffekte der Versorgung mit FM-Anlagen im Schulunterricht bei Kindern mit Auditiven Verarbeitungs- und Wahrnehmungsstörungen (AVWS) und Subtyp „Auditive Selektionsstörung". Dissertation. Universität Lübeck; 2014

[52] Braun V, Biedermann N. LEGA LUDO ASG. Auditive Sprachlaut-Gedächtnisspiele mit vielen Spielanleitungen und Kopiervorlagen. Berlin: K2-Verlag; 2012

[53] Bregman AS. Auditory scene analysis. Cambridge, MA: MIT Press; 1994

[54] Breuer H, Weuffen M. Lernschwierigkeiten am Schulanfang. Früherkennung und Frühförderung. 2. Aufl. Weinheim: Beltz; 1994

[55] Brühl B, Döpfner M, Lehmkuhl G. Der Fremdbeurteilungsbogen für hyperkinetische Störungen (FBB-HKS) – Prävalenz hyperkinetischer Störungen im Elternurteil und psychometrische Kriterien. Kindheit und Entwicklung 2000; 9: 115–125

[56] Brunner M, Dierks A, Seibert A. Heidelberger Lautdifferenzierungstest (H-LAD). Göttingen: Hogrefe; 2002

[57] Brunner M, Hornberger C. Auditive Verarbeitungs- und Wahrnehmungsstörungen (AVWS). Drei Thesen zu Diagnosestellung und Therapie. HNO 2007, 55: 331–332

[58] Brunner M, Schöler H. Heidelberger Auditives Screening in der Einschuldiagnostik (HASE). Göttingen: Hogrefe; 2008

[59] Brunner M, Troost J, Pfeiffer C et al. Heidelberger Vorschulscreening zur auditiv kinästhetischen Wahrnehmung und Sprachverarbeitung (HVS). Göttingen: Hogrefe; 2001

[60] Brunner M, Waibel C. Sprachspiele zur auditiven Wahrnehmung und Sprachverarbeitung im Vorschulalter. Idstein: Schulz-Kirchner; 2011

[61] Brunner M. „Schuster, bleib bei Deinem Leisten". HNO 2007; 55: 241–244

[62] BSA (British Society of Audiology). Auditory Processing Disorder Steering Committee Interim Position Statement on APD. Reading: British Society of Audiology; 2007

[63] BSA (British Society of Audiology). Position Statement. Auditory Processing Disorder (APD). Reading: British Society of Audiology (2018). https://www.thebsa.org.uk/wp-content/uploads/2023/10/Position-Statement-and-Practice-Guidance-APD-2018.pdf; Stand: 27.11.2024

[64] Buller N, Ptok M. Gibt es einen Zusammenhang zwischen der basalen auditorischen Verarbeitung und der phonologischen Bewusstheit bei Kindern im Vorschulalter? HNO 2006; 54: 715–720

[65] Burger-Gartner J, Heber D. Auditive Verarbeitungs- und Wahrnehmungsleistungen bei Vorschulkindern. Dortmund: verlag modernes lernen; 2017

[66] Burger-Gartner J, Heber D. Lautwahrnehmungstraining für Kinder Schulkinder im Alter von 6 bis 12 Jahren. Dortmund; verlag modernes lernen; 2014

[67] Cameron S, Dillon H. Development and evaluation of the LiSN & learn auditory training software for deficit-specific remediation of binaural processing deficits in children: preliminary findings. J Am Acad Audiol 2011; 10: 678–696

[68] Cameron S, Dillon H. LISN & Learn Auditory Training Software (Version 1.1.0) [Computer software] Sydney (NSW): National Acoustic Laboratories; 2010

[69] Chermak D, Musiek FE. Neurological Substrate of central auditory processing disorder. In: Chermak GD, Musiek FE, Hrsg. Handbook of Central Auditory Processing Disorder. Comprehensive Intervention, Volume 2, Bd. 1. 2nd ed. San Diego: Plural Publishing Inc. 2013; 89–111

[70] Chermak GD, Hall JW, Musiek FE. Differential diagnosis and management of central auditory processing disorder and attention deficit hyperactivity disorder. J Am Acad Audiol 1999; 10, 6: 289–303

[71] Chermak GD, Musiek FE. Central auditory processing disorders: new perspectives. San Diego: Singular; 1997

[72] Chermak GD, Somers EK, Seikel JA. Behavioral signs of central auditory processing disorder and attention deficit hyperactivity disorder. J Am Acad Audiol 1998; 9: 78–84

[73] Chermak GD. Deciphering auditory processing disorders in children. Otolaryngol Clin North Am 2002; 35: 733–749

[74] Christiansen C. Förderung der phonologischen Bewusstheit zur Vorbeugung von Lese-Rechtschreib-Schwierigkeiten: Übungskatalog für den Kindergarten und den Schulanfang. 4. Auflage.Kiel: Ministerium für Bildung, Wissenschaft, Forschung und Kultur des Landes Schleswig-Holstein; 2019

[75] Christiansen C. WUPPis Abenteuer-Reise durch die phonologische Bewusstheit. 2. Auflage Oberursel: Finken; 2009

[76] CISG. The Canadian Interorganizational Steering Group for Speech-language Pathology and Audiology. Canadian guidelines on auditory processing disorder in children and adults: assesment and intervention (2012). https://www.ooaq.qc.ca/media/qf4ar4jk/canadian_guidelines_en.pdf; Stand: 27.11.2024

[77] Cohen W, Hodson A, O'Hare A et al. Effects of computer-based intervention through acoustically modified speech (Fast ForWord) in severe mixed receptive-expressive language impairment: Outcomes from a randomized controlled trial. J Speech Lang Hear Res 2005; 48: 715–729

[78] Coninx F, Stumpf P. Hören-Sehen-Lernen (HSL). Die Solinger Sprachspiele zur phonologischen Bewusstheit und Laut-Buchstaben-Zuordnung. Göttingen: Vandenhoeck & Ruprecht; 2007

[79] Cook JR, Mausbach T, Burd L etal. A preliminary study of the relationship between central auditory processing disorder and attention deficit disorder. J Psych Neurosci 1993; 18: 130–137

[80] Corbett BA, Shickman K, Ferrer E. Brief report: The effects of Tomatis sound therapy on language in children with autism. J Autism Dev Disord 2007; 38: 562–566

[81] Cramer B. Verhaltenstherapeutisches Trainingsprogramm für fehlhörige Kinder. Anweisungs- und Arbeitsbuch. Tübingen: Deutsche Gesellschaft für Verhaltenstherapie; 1990

[82] Dammeyer H. Die Laut-Buchstaben-Zuordnung sicher testen. Praxiserprobte Test- und Fördermaterialien 2./3. Klasse. Friedberg: Brigg Verlag C. Büchler; 2012

[83] Davidson A. Souza P. Relationships Between Auditory Processing and Cognitive Abilities in Adults: A Systematic Review. JSLHR 67: 296–345. https://doi.org/10.1044/2023_jslhr-22-00716

[84] Dawes P, Bishop D. Auditory processing disorder in relation to developmental disorders of language, communication and attention: A review and critique. Int J Pediatr Otorhinolaryngol 2009; 44: 440–465

[85] Dawes P, Bishop D. Psychometrie profile of children with auditory processing disorder and children with dyslexia. Arch Dis Child 2010; 95: 432–436

[86] Dawes P, Bishop DVM, Sirimanna T et al. Profile and aetiology of children diagnosed with auditory processing disorder (APO). Int J Pediatr Otorhinolaryngol 2008; 72: 483–489

[87] DeCurtis L, Ferrer D. Toddlers and technology: Teaching the techniques. The ASHA Leader 2016; 16. https://doi.org/10.1044/leader.FTR5 161 12 011.np

[88] DeHa-Software GmbH, Hrsg. LogoSearch. Naila (Stand 08.08.2024)

[89] Dermody P, Mackie K, Katsch R. Dichotic listening in good and poor readers. J Speech Hear Res 1983; 26: 341–348

[90] Deutsches Institut für Normung: DIN 18041:2016–03 Hörsamkeit in Räumen - Anforderungen, Empfehlungen und Hinweise für die Planung. Berlin: Beuth; 2016

[91] DGKJP. S3-Leitlinie ADHS bei Kindern, Jugendlichen und Erwachsenen (2017). https://register.awmf.org/de/leitlinien/detail/028–045; Stand: 27.11.2024

[92] DGPP. Leitlinie Auditive Verarbeitungs- und Wahrnehmungsstörungen (AVWS) der Deutschen Gesellschaft für Phoniatrie und Pädaudiologie (2019). Reg.-Nr. 049–012. https://register.awmf.org/de/leitlinien/detail/049–012; Stand: 27.11.2024

[93] Di Pietro M, Lagarno M, Leemann B et al. Receptive amusia: temporal auditory processing deficit in a professional musician following a left temporo-parietal lesion, Neuropsychologia 2004; 42: 868–877. https://doi.org/10.1016/j.neuropsychologia.2003.12.004

[94] Diesburg D. Reliabilität & Validität des Screenings für Auditive Verarbeitungsstörungen nach Lauer für 7-jährige Kinder. Unveröffentlichte Masterarbeit, RWTH Aachen; 2017

[95] Dollaghan C. The handbook for evidenced-based practice in communication disorders. Baltimore: Paul H. Books; 2007

[96] Eargym Ltd., Hrsg. eargym. London (Stand 08.08.2024)

[97] Eggermont JJ, Ponton CW. Auditory-evoked potential studies of cortical maturation in normal hearing and implanted children: Correlations with changes in structure and speech perception. Acta Otolaryngol 2003; 123: 249–252

[98] Eiermann ND, Ritterfeld U. Die neu erschienene Arbeitsgedächtnisbatterie (AGTB): (Differenzial-)Diagnostische Relevanz und Praktikabilität. Logos 2013; 2: 142–147

[99] Eikerling MR, Bloder TS, Frey N et al. Einheitliche Vorgehensweise bei diverser Zielgruppe? Anwendung und Durchführung des Mottier-Tests (Teil 1). Logos 2024; 32: 4–14

[100] Engelien A. Auditive Agnosien. In: Karnath HO, Thier P, Hrsg. Neuropsychologie. Berlin/Heidelberg: Springer; 2006: 145–150

[101] Esser G, Anderski C, Birken A et al. Auditive Wahrnehmungsstörungen und Fehlhörigkeit bei Kindern im Schulalter. Sprache Stimme Gehör 1987; 11: 10–16

[102] Esser G, Wurm-Dinse U. Kinder mit zentraler Fehlhörigkeit. Logos Interdisziplinär 1997; 5: 28–35

[103] Esser G, Wyschkon A. P-ITPA. Potsdam-Illinois Test für Psycholinguistische Fähigkeiten. Göttingen: Hogrefe; 2010

[104] EUHA. Europäische Union der Hörgeräteakustiker. Drahtlose akustische Übertragungsanlagen – Einstellung, Überprüfung und messtechnischer Nachweis des individuellen Nutzens. Leitlinie 2017, Leitlinie 04–06- Version 1.0 (2017). https://www.euha.org/content/uploads/2020/09/euha-leitlinie-04–06-de.pdf; Stand: 27.11.2024

[105] Feldmann H. Dichotischer Diskriminationstest, eine neue Methode zur Diagnostik zentraler Hörstörungen. Arch Ohren-, Nasen- und Kehlkopfheilkd 1965; 184: 294–329

[106] Feldmann H. Zur Diagnostik zentraler Hörstörungen. DMW 1967; 92: 377–383

[107] Ferguson MA, Hall RL, Riley A et al. Communication, Listening, Cognitive and Speech Perception Skills in Children with Auditory Processing Disorder (APD) or Specific Language Impairment (SLI). J Speech Lang Hear Res 2011; 54: 211–227

[108] Fey ME, Richard GJ, Geffner D et al. Auditory Processing Disorder and Auditory/Language Interventions: An Evidence-Based Systematic Review. Lang Speech Hear Serv Sch 2011; 42: 246–264

[109] Fischer K, Jakob K. Der Mottier-Test: Beeinflusst eine unterschiedliche Vorgabe der Testitems die Nachsprechleistung 5-jähriger Kinder? Eine Pilotstudie zu prosodischen Unterschieden bei der Itemvorgabe. Bachelorarbeit im Studiengang Logopädie. Idstein: Hochschule Fresenius; 2010

[110] Flexoft. AudioLog 4. Computerprogramm zur Förderung der auditiven Funktionen. Berlin: Softwareentwicklung und -vertrieb für Therapie und Sonderpädagogik; 2018

[111] Fox A. Kindliche Aussprachestörungen. Idstein: Schultz-Kirchner; 2004

[112] Fox-Boyer AV. TROG-D. Test zur Überprüfung des Grammatikverständnisses. 9. Aufl. Idstein: Schulz-Kirchner-Verlag; 2023

[113] Fricke S, Stackhouse J, Wells B. Phonologische Bewusstheitsfähigkeiten deutschsprachiger Vorschulkinder - eine Pilotstudie. Forum Logopädie 2007, 21, 3: 14–19

[114] Fricke S, Schäfer B. Test für Phonologische Bewusstheitsfähigkeiten (TPB). Idstein: Schulz Kirchner; 2011

[115] Friederici A. The brain basis of language processing: from structure to function, Physiol Rev 2011; 91: 1357–1392. DOI: 10.1152/physrev.00 006 2011

[116] Frith U. Psychologische Aspekte des orthographischen Wissens: Entwicklung und Entwicklungsstörung. In: Günther KB, Günther H. Schrift, Schreiben, Schriftlichkeit. Arbeit zur Funktion und Entwicklung schriftlicher Sprache. Tübingen: Niemeyer; 1983

[117] Fritze C. Die Förderung der auditiven Wahrnehmung bei schulschwachen Schülern im Primarbereich. Theoretische und experimentelle Untersuchung. Regensburg: Gustav Bosse; 1979

[118] Gamper H, Keller U, Messerli N, Moser M, Wüst J. Normen für den Mottier-Test bei 4- bis 12-jährigen Kindern. Praxis Forschung der Erziehungsberatung des Kantons Bern (2012). https://docplayer.org/25 529 012-Normen-fuer-den-mottier-test.html; Stand: 27.11.2024

[119] Gathercole SE, Alloway TP. Practitioner Review: Short-term and working memory impairments in neurodevelopmental disorders: diagnosis and remedial support. J Child Psychol Psychiatry 2006; 47: 4–15

[120] Gathercole SE. Cognitive approaches to the development of short-term memory. Trends in Cognitive Science 1999; 3: 410–419

[121] Geissler K. Kritische Anmerkungen zum Würzburger Trainingsprogramm. Forum Logopädie 2003; 2: 26–30

[122] Gemeinsamer Bundesausschuss, G-BA. Richtlinie über die Verordnung von Hilfsmitteln in der vertragsärztlichen Versorgung (2021) https://www.g-ba.de/downloads/62-492-2467/HilfsM-RL_2021-03-18_iK-2021-04-01.pdf; Stand: 27.11.2024

[123] Gemeinsamer Bundesausschuss, G-BA. Richtlinie über die Verordnung von Heilmitteln in der vertragsärztlichen Versorgung (2024). https://www.g-ba.de/downloads/62-492-3 616/HeilM-RL_2024-04-18_2024-05-16_iK-2024-10-01.pdf; Stand: 27.11.2024

[124] Given BK, Wasserman JD, Chari SA et al. A randomized, controlled study of computer-based intervention in middle school struggling readers. Brain Lang 2008; 106: 83–97

[125] Glass E, Sachse S, Suchodoletz W. v. Development of auditory sensory memory from 2 to 6 years. An MMN study. Journal of Neural Transmisssion 2008; 115: 1221–1229

[126] Glauser DA. Hörware. Ein Trainingsprogramm zur Förderung von auditiven Wahrnehmungs- und Verarbeitungsprozessen. Bern: Sinnrich.ch; n.d.

[127] Glück CW, Hrsg. Idstein: Sprache professionell fördern. Kompetent-vernetzt-innovativ; 2014

[128] Goldman R, Fristoe M, Woodcock R. Test of auditory discrimination. Pines, MA: American Guidance Service Circle; 1970

[129] Gratzka V. Therapiestudie zu einem computerunterstützten adaptiven Training mittels sprachlicher Reize zur Förderung der temporalen auditiven Wahrnehmungs- und Verarbeitungsfähigkeit bei Kindern mit einer spezifischen Lese- und Rechtschreibschwäche [Dissertation]. Heidelberg: Medizinischen Fakultät; 2002

[130] Gray S. Diagnostic accuracy and test-retest reliability of nonword repetition and digit span tasks administered to preschool children with specific language impairment. J Commun Disord 2003; 36: 129–151

[131] Grimm H, Schöler H. Heidelberger Sprachentwicklungstest (HSET). Braunschweig: Westermann; 1991

[132] Grissemann H. Zürcher Lesetest (ZLT). Förderdiagnostik bei gestörtem Schriftspracherwerb. Handanweisung. 5. überarbeitete und ergänzte Auflage. Bern: Hans Huber; 1991

[133] Grob A, Hagmann von Arx P. Intelligence and Development Scales-2. Intelligenz- und Entwicklungsskalen für Kinder und Jugendliche (IDS-2). Göttingen: Hogrefe; 2018

[134] Grob A, Meyer CS, Hagmann-von Arx P. Intelligence and Development Scales Intelligenz- und Entwicklungsskalen für Kinder von 5–10 Jahren (IDS). Göttingen: Hogrefe; 2009

[135] Gross M, Berger R, Schönweiler R et al. Auditive Verarbeitungs- und Wahrnehmungsstörungen - Diagnostik. Leitlinien der Deutschen Gesellschaft für Phoniatrie und Pädaudiologie. HNO 2010; 58: 1124–1128

[136] Gruner E, Zeller M, Fleck Ch. Phonematischer Gedächtnistest Testverfahren zur Überprüfung der phonematischen Gedächtnisleistung bei Kindern, Jugendlichen und Erwachsenen nach Gruner. Mannheim: Huber; 2013

[137] Günther H, Günther W. Auditive Dysfunktionen und Sprachentwicklungsstörungen - Theoretische Überlegungen und empirische Daten zu einem verborgenen Problemzusammenhang. Sprache Stimme Gehör 1991; 15: 12–18

[138] Günther H, Günther W. Auditive Wahrnehmung und Sprachentwicklung. Ein Operationalisierungsversuch anhand des neuropsychologischen Konzepts der funktionalen Systeme. Hörgeschädigten Pädagogik 1989; 43: 123–133

[139] Günther H, Günther W. Diagnose auditiver Störungen bei Sprachauffälligkeiten und Lese Rechtschreibschwierigkeiten im Primarbereich. Sprachheilarbeit 1992; 37: 5–19

[140] Guthke J, Wolschke P, Willmes K et al. Leipziger lerntest - Diagnostisches Programm zum begriffsanalogen Klassifizieren (DP-BAK). Aufbau und Konstruktionseigenschaften. Heilpädagogische Forschung 1992; XVIII: 153–161

[141] Gyawali BR, Kharel S, Giri S et al. Impact of Otitis Media With Effusion in Early Age on Auditory Processing Abilities in Children: A Systematic Review and Meta-Analysis. Ear, Nose & Throat J 2024. DOI: 10.1177/014 556 13 241 241 868

[142] Haesecke-Seeberg H. Handbuch Qualitätsmanagement im Krankenhaus: Strategien, Analysen, Konzepte. Stuttgart: Kohlhammer; 2001

[143] Hammann C. AVWS - Auditive Verarbeitungs- und Wahrnehmungsstörungen bei Schulkindern. Ein Ratgeber für Lehrer, Betreuer, Angehörige und Betroffene. 4. Auflage Idstein: Schulz-Kirchner; 2021

[144] Hanschmann H, Wiehe S, Müller-Mazzotta J et al. Sprachverständnis im Störgeräusch mit und ohne Frequenzmodulationsanlage. HNO 58. Berlin: Springer Medizin Verlag; 2010

[145] Hasselhorn M, Gold A. Pädagogische Psychologie. Erfolgreiches Lernen und Lehren. 2. Aufl. In: Hasselhorn M, Heuer H, Rösler F, Hrsg. Stuttgart: Kohlhammer; 2009

[146] Hasselhorn M, Grube D. Das Arbeitsgedächtnis: Funktionsweise, Entwicklung und Bedeutung für kognitive Leistungsstörungen. Stimme Sprache Gehör 2003, 27: 31–37

[147] Hasselhorn M, Schumann-Hengsteler R, Gronauer J, Grube D, Mähler C, Schmid I, Seitz-Stein K, Zoelch C. AGTB 5–12, Arbeitsgedächtnisbatterie für Kinder von 5–12 Jahren. Göttingen: Hogrefe; 2013

[148] Hatcher PJ, Hulme C, Snowling MJ. Explicit phoneme training combined with phonic reading instructions helps young children at risk of reading failure. J Child Psychol Psychiatry 2004; 45, 338–358

[149] Heine C, O'Halloran R. Central Auditory Processing Disorder: a systematic search and evaluation of clinical practice guidelines. Journal of evaluation in clinical practice 2015; 21: 988–994. DOI: 10.1111/jep.12 494

[150] Hellbrück J, Ellermeier W. Physiologie des Hörens. In: Stefan Weinzierl, Hrsg. Handbuch der Audiotechnik. Berlin, Heidelberg: Springer Vieweg; 2020: 1–9

[151] Hellbrügge T, Wimpffen JH. Die ersten 365 Tage im Leben eines Kindes. Die Entwicklung des Säuglings. München: Droemersche Verlagsanstalt; 1973

[152] Helms U. Die Rolle der Selbsthilfe im Gesundheitswesen. Fachzeitschrift Schnecke. Leben mit Cochlea Implantat und Hörgerät 2016; 93: 17–18

[153] Helmstaedter C, Lendt M, Lux S. Verbaler Lern- und Merkfähigkeitstest (VLMT). Göttingen: Hogrefe; 2001

[154] Henger EB. Evaluation von Testverfahren zur Diagnostik auditiver Verarbeitungs- und Wahrnehmungsstörungen (AVWS) mit Schwerpunkt auf der Sprachwahrnehmung. München: Institut und Poliklinik für Kinder- und Jugendpsychiatrie und Psychotherapie. Klinikum der Ludwig-Maximilians Universität; 2003

[155] Hesse G, Nelting M, Brehmer D et al. Benefit-, Effektivitäts- und Effizienznachweis therapeutischer Verfahren bei zentral-auditiven Verarbeitungs- und Wahrnehmungsstörungen. Sprache Stimme Gehör 1998; 22: 194–198

[156] Hesse G, Nelting M, Mohrmann B et al. Die stationäre Intensivtherapie bei auditiven Verarbeitungs- und Wahrnehmungsstörungen im Kindesalter. HNO 2001; 49: 636–641

[157] Hickok, Gregory; Poeppel, David (2007): The cortical organization of speech processing. Nature reviews Neuroscience 8: 393–402. DOI: 10.1038/nrn2113

[158] Hirler S. Sprachförderung durch Rhythmik und Musik. Freiburg i. Breisgau: Herder; 2015

[159] Hoffman-Lawless K, Keith RW, Cotton RT. Auditory processing abilities in children with previous middle ear effusion. Ann Otol Rhinol Laryngol 1981; 90: 543–545

[160] Holtz A. Hören und Horchen. Die Bedeutung der auditiven Aufmerksamkeit für die Sprachentwicklung und ihre Förderung. LOGOS Interdisziplinär 1994; 2: 44–52

[161] Horsch U, Ding H. Sensomotorisches Vorschulprogramm für behinderte Kinder. Heidelberg: Julius Groos; 1978

[162] Hurford DP, Sanders RE. Assessment and remediation of a phonemic discrimination deficit in reading disabled second and fourth graders. J ExpChild Psychol 1990; 50: 396–415

[163] Huttenlocher PR, Dabholkar AS. Regional differences in synaptogenesis in human cerebral cortex. J Comp Neurol 1997; 387: 167–178

[164] Iliadou VV, Bamiou DE, Kaprinis S et al. Auditory processing disorders in children suspected of learning disabilities - a need for screening? Int J Pediatr Otorhinolaryngol 2009; 73: 1029–1034

[165] Iliadou VV, Ptok M, Grech H et al. A European Perspective on Auditory Processing Disorder-Current Knowledge and Future Research Focus. Frontiers in neurology 2017; 8: 622. DOI: 10.3 389/fneur.2 017 00 622

[166] Iliadou VV, Chermak GD, Bamiou DE et al. Letter to the Editor: An Affront to Scientific Inquiry Re: Moore, D. R. Editorial: Auditory Processing Disorder. Ear Hear 2018; 39: 617–620. DOI: 10.1097/AUD.000 000 0000 000 644

[167] Iliadou VV, Bamiou DE, Keith W et al. It is time to change the way we think about hearing evaluation. European archives of oto-rhino-laryngology : official journal of the European Federation of Oto-Rhino-Laryngological Societies (EUFOS): affiliated with the German Society for Oto-Rhino-Laryngology - Head and Neck Surgery 2024; 281: 3 261–3 264. DOI: 10.1007/s00 405–024–08 620–1

[168] Ise E, Engel RR, Schulte-Körne G. Was hilft bei der Lese-Rechtschreibstörung? Ergebnisse einer Metaanalyse zur Wirksamkeit deutschsprachiger Förderansätze. Kindheit und Entwicklung 2012; 21: 122–136

[169] Jacobsen A. Klassenraumgestaltung für die integrative Beschulung hörgeschädigter Kinder. Hörgeschädigte Kinder 2003; 2 Suppl: 2–4

[170] Jäger RS, Sebastian D. Test zur Erfassung von Konzentration und Aufmerksamkeit im Kindergartenalter (TEA-Ch-K). Göttingen: Hogrefe; 2013

[171] Jahn T. Phonologische Störungen bei Kindern. Stuttgart: Thieme; 2000

[172] Jansen H, Mannhaupt G, Marx H, Skowronek H. Das Bielefelder Screening zur Früherkennung von Lese-Rechtschreibschwierigkeiten (BISC). Göttingen: Hogrefe; 2002

[173] Jansen H, Marx H. Phonologische Bewusstheit und ihre Bedeutung für den Schriftspracherwerb. Forum Logopädie 1999; 2: 7–16

[174] Jirsa RE, Clontz KB. Long latency auditory event-related potentials from children with auditory processing disorders. Ear & Hearing 1990; 11: 222–232

[175] Jirsa RE. The clinical utility of the P3 AERP in children with auditory processing disorders. J Speech Hear Res 1992; 35: 903–912

[176] Jochim J. Hörtraining bei hörgeschädigten Kindern und Erwachsenen – Stand der Wissenschaft. Ein systematischer Review. Hochschulschrift. Aalen; 2014

[177] Johannson B, Wedenberg E, Westin B. Fetal heart rate response to acoustic stimulation in relation to fetal development and hearing impairment. Acta Obstet Gynecol Scand 1992; 71: 610–615

[178] Johnson EP, Pennington BF, Lee NR et al. Directional effects between rapid auditory processing and phonological awareness in children. J Child Psychol Psychiatry 2009; 50: 902–910

[179] Johnston KN, John AB, Kreisman NV et al. Multiple benefits of personal FM system use by children with auditory processing disorder (APD). Int J Audiol 2009; 48: 371–383

[180] Karch D. Hörtraining nach Tomatis und „Klangtherapie". Stellungnahme der Gesellschaft für Neuropädiatrie, der ADANO der Deutschen Gesellschaft für HNO-Heilkunde, Kopf- und Halschirurgie und der Deutschen Gesellschaft für Phoniatrie und Pädaudiologie. Kinderärztliche Praxis 2000; 8: 533–536

[181] Katusic SK, Colligan RC, Barbaresi WJ et al. Incidence of reading disability in a population-based birth cohort, 1976–1982, Rochester. Minn Mayo Clin Proc 2001; 76: 1081–1092

[182] Kaufman AS, Kaufman NL, Melchers P, Preuß U. Kaufman Assessment Battery for Children Second Edition (K-ABC II), Deutsche Bearbeitung. Hrsg.: Melchers P, Melchers M. Göttingen: Hogrefe; 2015

[183] Kauschke C, Dörfler T, Sachse St et al. Patholinguistische Diagnostik bei Sprachentwicklungsstörungen (PDSS) 3. Auflage; Amsterdam: Elsevier; 2022

[184] Keilmann A, Freude C, Schöler H. Gedächtnisleistungen bei Kindern mit schweren Sprachentwicklungsstörungen unbekannter Ätiologie. Bielefeld: Vortrag auf der Jahrestagung des Deutschen Bundesverbandes für Logopädie; 2004

[185] Keilmann A, Wintermeyer M. Einfluss der Förderung der phonologischen Bewusstheit auf Kinder mit Teilleistungsschwächen. Vortrag auf der Tagung des Deutschen Bundesverbandes für Logopädie, Mai; 2005

[186] Keller WD, Tillery KL. Reliable differential diagnosis and effective management of auditory processing and attention deficit hyperactivity disorders. Seminars in Hearing 2002; 23: 337–347

[187] Kershner JR et al. Two-year evaluation of the Tomatis Listening Training Program with learning disabled children. Learn Dis Quart 1990; 13: 43–53

[188] Kiese-Himmel C. Teilleistungsschwächen/Teilleistungsstörungen bei Kindern. Sprache Stimme Gehör 1996; 20: 196–208

[189] Kiese-Himmel C, Kruse E. Kritische Analyse einer Kinderklientel mit Verdacht auf auditive Verarbeitungs- und Wahrnehmungsstörung. Laryngorhinootologie 2006; 85: 738–745

[190] Kiese-Himmel C. Subtest Zahlennachsprechen der K-ABC für Kinder mit auditiver Verarbeitungs und Wahrnehmungsstörung. Kriterienbezogene Validität. HNO 2007; 55: 972–980

[191] Kiese-Himmel C, Reeh M. Phonologische Verarbeitung von Nicht-Wörtern - Ein Beitrag zur Retest-Reliabilität des Mottier-Tests. Heilpäd Forsch 2007; XXXIII: 192–200

[192] Kiese-Himmel C. Auditive Verarbeitungs- und Wahrnehmungsstörungen im Kindesalter - eine Schimäre oder fehlen uns klinisch-nützliche Verfahren zur Diagnosesicherung? Laryngorhinootologie 2008; 87: 791–795

[193] Kiese-Himmel C, Reeh M. Sequenzielle Informationsverarbeitung bei Kindern mit und ohne auditive Verarbeitungs- und Wahrnehmungsstörungen. HNO 2009; 57: 1285–1290

[194] Kiese C, Henze KH. Auditive Perzeption - ein Beitrag aus klinisch-psychologischer Sichtweise. In: Henze KH, Kiese C, Schulze H. Grundlagen und Klinik ausgewählter Kommunikationsstörungen. Ulm: Phoniatrische Ambulanz der Universität; 1990

[195] Kiese-Himmel C, Risse T. Normen für den Mottier-Test bei 4- bis 6-jährigen Kindern. HNO 2009; 57: 9

[196] Kiese-Himmel C, Reeh M. Hör-Gedächtnisspanne für mehrsilbige Wortfolgen im Kindesalter: Ein Gruppenvergleich. Sprache Stimme Gehör 2010; 34: e10–e15

[197] Kiese-Himmel C. Auditive Verarbeitungs- und Wahrnehmungsstörungen (AVWS) im Kindesalter. Kindheit und Entwicklung 2011; 20: 31–39

[198] Kiese-Himmel C. Therapeutische Interventionen - Wirken übende auditive Maßnahmen in der Therapie von Schulkindern? Sprache Stimme Gehör 2012; 36: 52

[199] Kiese-Himmel C, Nickisch, A. Sind AVWS mit und ohne Sprachentwicklungsstörung testdiagnostisch trennbar? Laryngo-rhino-otologie 2014; 93: 30–34. DOI: 10.1055/s-0033-1347244

[200] Kiese-Himmel C. Das Konzept „Auditive Verarbeitungs- und Wahrnehmungsstörung (AVWS)". Sprache · Stimme · Gehör 2018; 42: 104–106. DOI: 10.1055/a-0659-1998

[201] Kießling J, Kollmeier B, Baumann U. Versorgung mit Hörgeräten und Hörimplantaten. Stuttgart: Thieme; 2018

[202] King AJ, Walker, KMM. Listening in complex acoustic scenes. Current opinion in physiology 2020; 18: 63–72. DOI: 10.1016/j.cophys.2020.09.001

[203] Klatte M, Steinbrink C, Bergström K, Lachmann T. „Lautarium" – ein computerbasiertes Trainingsprogramm für Grundschulkinder mit Lese-Rechtschreibschwierigkeiten. Göttingen: Hogrefe; 2017

[204] Klatte M, Steinbrink C, Bergström K, Lachmann T. „Lautarium" – ein computerbasiertes Trainingsprogramm für Grundschulkinder mit Lese-Rechtschreibschwierigkeiten. In Hasselhorn M, Schneider W, Hrsg. Förderprogramme für Vor- und Grundschule. 115 - 141. Göttingen: Hogrefe; 2016

[205] Klauer KJ. Kriteriumsorientierte Tests. Göttingen: Hogrefe; 1987

[206] Klicpera C, Gasteiger-Klicpera B, Schabmann A. Wieweit unterscheiden sich durchschnittliche Leser mit Rechtschreibschwierigkeiten von Kindern mit Lese- und Rechtschreibschwierigkeiten? Verlauf, Art der Rechtschreibfehler und Lernvoraussetzungen. Kinder Jugendpsychiatr 1994; 22: 87–96

[207] Klicpera C, Gasteiger-Klicpera B. Auswirkungen einer Schulung des zentralen Hörvermögens nach edu-kinesiologischen Konzepten auf Kinder mit Lese- und Rechtschreibschwierigkeiten. Heilpädagogische Forschung 1996; 22: 57–64

[208] Klinke R. Hören lernen - die Bedeutung der ersten Lebensjahre. Sprache Stimme Gehör 2007; 32: 6–11

[209] Koch S, Hrsg. Sprachköchin. Braunschweig (Stand 08.08.2024)

[210] Koelsch S. Toward a neural basis of music perception - a review and updated model. Frontiers in psychology 2011; 2: 110. DOI: 10.3389/fpsyg.2011 00110

[211] Kohl-Verlag, Hrsg. HÖR MAL! Hörverstehen trainieren. 7.–9. Schuljahr. Reihe. Kerpen: Kohl-Verlag; 2015

[212] Kohl-Verlag, Hrsg. Ohren auf! Hörverstehen trainieren. 7.–9. Schuljahr. Reihe. Kerpen: Kohl-Verlag; 2017

[213] Konerding M, Bergström K, Lachmann T et al. Effects of computerized grapho-phonological training on literacy acquisition and vocabulary knowledge in children with an immigrant background learning German as L2. Journal of Cultural Cognitive Science 2020; 4: 367–383

[214] Konerding M, Bergström K, Lachmann T et al. Schulische Förderung bei Lese-Rechtschreibschwierigkeiten mit Lautarium. Randomisierte Evaluationsstudie und Lehrkräftebefragung. Lernen und Lernstörungen 2023; 12: 27–41

[215] Konerding M. Das grapho-phonologische Trainingsprogramm Lautarium- Effekte in der Intervention und Prävention. Dissertation, Technische Universität Kaiserslautern; 2021

[216] Krafft A. Zur Entwicklung metasprachlicher Fähigkeiten bei Kindern mit ein- und mehrsprachigem Hintergrund. 1st ed. Bielefeld: wbv Media GmbH & Co. KG (Thema Sprache – Wissenschaft für den Unterricht); 2022

[217] Krause CD, Pino D. Sprachdiagnostik im Jugendalter. Welche Möglichkeiten gibt es im deutschsprachigen Raum? Leipziger Sprachinstrumentarium Jugend (LSI.J) und Clinical Evaluation of Language Fundamentals (CELF-5) im Vergleich. Forum Logopädie 36 (5). Idstein: Schulz-Kirchner Verlag; 2022

[218] Krause CD, Wagner S, Holzgrefe-Lang J et al. Diagnostik des auditiven Sprachverstehens bei Jugendlichen – die App »Leipziger Sprach-Instrumentarium Jugend« (LSI.J). In: Fritzsche T, Breitenstein S, Wunderlich H, Ferchland L, Krug R, Hrsg. Spektrum Patholinguistik 13. S. 87–98. Potsdam: Universitätsverlag Potsdam; 2020

[219] Kreisman NV, John AB, Kreisman BM et al. Psychosocial status of children with auditory processing disorder. J Am Acad Audiol 2012; 23: 222–233

[220] Krimm-von Fischer C. Rhythmik und Sprachanbahnung zur Förderung des entwicklungsgestörten und des behinderten Kindes. Ravensburg: Maier; 1979

[221] Krishnamurti S, Forrester J, Rutledge C et al. A case study of the changes in the speech-evoked auditory brainstem response associated with auditory training in children with auditory processing disorders. Int J Pediatr Otorhinolaryngol 2013; 77: 594–604

[222] Kühn-Inacker H, Weinmann S. Training der Ordnungsschwelle - Ein Ansatz zur Förderung der Sprachwahrnehmung bei Kindern mit einer Zentral Auditiven Verarbeitungsstörung (ZAVS)? Sprache Stimme Gehör 2000; 24: 119–125

[223] Kühnle S, Fuchs M, Meuret S et al. Die Entwicklung der auditiven Lokalisation bei gesunden sechs- bis zwölfjährigen Kindern: Untersuchungen zu Normwertbereichen des kleinsten wahrnehmbaren Winkelunterschiedes (Minimal Audible Angle). Vortrag auf der 25. Jahrestagung der DGPP in Düsseldorf; 2008

[224] Kumar AU, Sangamanatha AV. Temporal processing abilities across different age groups. Journal of the American Academy of Audiology 2011; 22: 5–12. DOI: 10.3 766/jaaa.22.1.2

[225] Küntzel-Hansen M. Musik und Sprache als Therapie. 27 Stunden mit sprachgestörten Kindern. Wolfenbüttel: Kallmeyer; 1978

[226] Kupferberg A. Besser verstehen durch umfassendes Training für Ohren und Hirn. Spektrum Hören 2021; 3: 13–14

[227] Küspert P, Roth E, Schneider W. Multimedia-Spiele aus dem Würzburger Trainingsprogramm zur phonologischen Bewusstheit. Sonderausgabe. Dielheim: Laier und Becker Psychologie & Multimedia; 2001

[228] Küspert P, Schneider W. Hören, lauschen, lernen. Sprachspiele für Kinder im Vorschulalter. Würzburger Trainingsprogramm zur Vorbereitung auf den Erwerb der Schriftsprache. 7. Komplett überarbeitete Auflage. Göttingen: Vandenhoeck & Ruprecht; 2018

[229] Landesförderzentrum Hören und Kommunikation, Schleswig (Hrsg.). Auditive Verarbeitungs- und Wahrnehmungsstörungen (AVWS). Eine Informationsbroschüre. Schleswig: 2024

[230] Larsen MN. Evaluation eines Elternfragebogens zur „Auditiven Verarbeitungs- und Wahrnehmungsstörung" [Dissertation]. Hamburg: Medizinische Fakultät der Universität Hamburg; 2007

[231] Lauer N. Die logopädische Behandlung zentral-auditiver Wahrnehmungsstörungen im Kindesalter [Diplomarbeit im Fach Lehr- und Forschungslogopädie]. RWTH Aachen; 1995

[232] Lauer N. Ein neues Modell zur zentral-auditiven Verarbeitung. Forum Logopädie 1999; 3: 1–3

[233] Lauer N. Zentral-auditive Verarbeitungsstörungen im Kindesalter. 1. Aufl. Stuttgart: Thieme; 1998

[234] Lazarus H, Sust CA, Steckei R et al. Akustische Grundlagen sprachlicher Kommunikation. Heidelberg: Springer; 2007

[235] Lepach AC, Heubrock D, Muth D, Petermann F. Training für Kinder mit Gedächtnisstörungen. Das neuropsychologische Einzeltraining REMINDER. Göttingen: Hogrefe; 2003

[236] Lepach AC, Petermann F. Wirksamkeit neuropsychologischer Therapie bei Kindern mit Merkfähigkeitsstörungen. Kindheit und Entwicklung 2009; 18: 105–110

[237] Leurpendeur A, Weikert M, Fuhrmann J et al. Diagnostik der Auditiven Verarbeitungs- und Wahrnehmungsstörung. LOGOS. Interdisziplinär 2006; 14: 113–121

[238] Limedix GmbH, Hrsg. neolexon Artikulationsstörungen. München (Stand 08.08.2024)

[239] Lindauer M. Was brauchen Kinder mit AVWS? Spektrum Hören 2009; 2: 14–17

[240] Lof GL. Science-based practice and speech-language pathologists. Int J Speech Lang Path 2011; 13: 189–196

[241] Loo JHY, Rosen St, Bamiou, DE. Auditory Training Effects on the Listening Skills of Children With Auditory Processing Disorder. Ear and Hearing 2016; 37

[242] Loo JHY, Bamiou DE, Campbell N et al. Computer-based auditory training (CBAT) benefits for children with language- and reading-related learning difficulties. Dev Med Child Neurol 2010; 52: 708– 717

[243] Ludlow CL. Children's language disorders: recent research advances. Ann Neurol 1980; 7: 497–507

[244] Ludwig A. Psychoakustische und elektrophysiologische Untersuchungen zu zentral-auditiven Verarbeitungsstörungen während der Kindesentwicklung. Leipzig: Leipziger Universitätsverlag GmbH; 2009

[245] Lundberg I. Reading difficulties can be predicted and prevented. In: Hulme C, Snowling M, Hrsg. Reading development and dyslexia. London: Whurr; 1994: 180–199

[246] Luo H, Poeppel D. Phase patterns of neuronal responses reliably discriminate speech in human auditory cortex. Neuron 2007; 54: 1001–1010

[247] Lupberger N. Auditive Verarbeitungs- und Wahrnehmungsstörung im Kindesalter: Ein Ratgeber für Betroffene, Eltern, Angehörige und Pädagog*innen. Idstein: Schulz-Kirchner; 2022

[248] Lurija AR. Das Gehirn in Aktion. Einführung in die Neuropsychologie. Reinbek bei Hamburg: Rowohlt; 2001

[249] Magnusson E, Naucler K. Can preschool data predict language disordered children's reading and spelling at school? Folia Phoniatr Logop 1990; 42: 277–282

[250] Manly T, Robertson IH, Anderson V et al. Test of Everyday Attention for Children – Deutsche Adaption (TEACH-Ch). 3., korrigierte Auflage; Frankfurt a. Main: Pearson; 2013

[251] Mannhard A, Scheib K. Was Erzieherinnen über Sprachstörungen wissen müssen. München: Reinhardt; 2005

[252] Marx H. Knuspels Leseaufgaben (KNUSPEL-L). Göttingen: Hogrefe; 1998

[253] Matjugin IJ, Rybnikova IK. Zahlengedächtnis. Dortmund: Borgmann; 1998

[254] Matulat P, Bersenbrügge H, Lamprecht-Dinnesen A. Diagnose zentraler Hörverarbeitungsstörungen und auditiver Wahrnehmungsstörungen - eine retrospektive Erhebung. Z Audiol 1999; II: 112–114

[255] Matulat P, Riebandt M, Lamprecht-Dinnesen A. Zentral-auditive Verarbeitungsstörungen bei Lese und Rechtschreibschwäche - Ergebnisse einer retrospektiven Erhebung. Otorhino-laryngologia Nova 1999; 9: 115–119

[256] Mayer A. Test zur Erfassung der Phonologischen Bewusstheit und der Benennungsgeschwindigkeit (TEPHOBE). Köln: Prolog; 2011

[257] Mayer A. Test zur Erfassung der phonologischen Bewusstheit und der Benennungsgeschwindigkeit (TEPHOBE-R). 5., überarbeitete, erweiterte und neu normierte Auflage; München: Ernst Reinhardt; 2023

[258] McAdams S, Bigand E. Thinking in sound. The cognitive psychology of human audition. Oxford: Clarendon; 1993

[259] McAleer Hamaguchi P. A metacognitive program for treating auditory processing disorders. Austin: Pro. Ed.; 2002

[260] McAleer Hamaguchi P. It's time to listen. Austin: Pro. Ed.; 2002

[261] McArthur GM. Auditory processing disorders: Can they be treated? Curr Opin Neurol 2009; 22, 137–143

[262] McNamara DS, Scott JL. Working memory capacity and strategy use. Memory and Cognition 2001; 29: 10–17

[263] McNealy K, Mazziotta JC, Dapretto M. Cracking the language code: Neural mechanisms underlying speech parsing. J Neurosci 2006; 26: 7 629–7 639

[264] Meditech. Produktflyer. Wedemark: Meditech (2020). https://www.meditech.de/slides/slide/brain-boy-flyer-468; Stand: 27.11.2024

[265] Meier S. Rosch E. Schölla H. Die Wirksamkeit des Warnke®-Verfahrens zur Förderung bei Lernproblemen – Eine empirische Studie bei Jugendlichen in der Berufsausbildung; 2006

[266] Meiland St, Rinneberg-Schmidt L, Wagner S et al. AVWS – Eine lebensweltliche Herausforderung für Jugendliche und Erwachsene. HÖRPÄD 2019; 4: 200–211

[267] Meister H, Klüser H, Ernst S et al. Auditive Ordnungsschwellen normalhörender Versuchspersonen. Sprache Stimme Gehör 2000; 24: 65–70

[268] Menn KH, Männel C, Meyer L. Phonological acquisition depends on the timing of speech sounds: Deconvolution EEG modeling across the first five years. Science advances 2023; 9: eadh2560. DOI: 10.1126/sciadv.adh2560

[269] Merzenich M, Jenkins W, Johnston P et al. Temporal processing deficits of language-learning impaired children ameliorated by training. Science 1996; 217: 77–81

[270] Metz D, Fröhlich LP, Petermann F. Schulbasierte Förderung der phonologischen Bewusstheit und sprachlicher Kompetenzen. Das Lobo-Schulprogramm. Göttingen: Hogrefe; 2010

[271] Miller CA. Auditory Processing Theories of Language Disorders: Past, Present, and Future. Lang Speech Hear Serv Sch 2011; 42: 309–319

[272] Minaschek NS, Pollex D, Mürbe D et al. Heterogene klinische Profile bei Kindern mit Auditiven Verarbeitungs- und Wahrnehmungsstörungen: Eine retrospektive Studie. 40. Wissenschaftliche Jahrestagung der Deutschen Gesellschaft für Phoniatrie und Pädaudiologie (DGPP). Berlin, 12.–15.09. 2024. Düsseldorf: German Medical Science GMS Publishing House; DocP17 (2024). https://www.egms.de/static/en/meetings/dgpp2024/24dgpp51.shtml; Stand: 27.11.2024

[273] Ministerium für Bildung des Landes Sachsen-Anhalt. Nachteilsausgleich richtig anwenden. Richtlinien-Grundsätze-Anregungen. 2. Aufl. Magdeburg; 2020

[274] Moav R, Nevo N, Banai K. Central auditory processing development in adolescents with and without learning abilities. J Basic Clin Physiol Pharmacol 2009; 20: 207–217

[275] Moore DR, Ferguson MA, Edmondson-Jones AM et al. Natures of auditory processing disorder in children. Pediatrics 2010; 126: e382–390

[276] Moore DR. The diagnosis and management of auditory processing disorder. Lang Speech Hear Serv Sch 2011; 42: 303–308

[277] Moore DR. Editorial: Auditory Processing Disorder. Ear and hearing 2018; 39: 617–620. DOI: 10.1097/AUD.0000000000000582

[278] Moss WL, Sheiffele WA. Can we differentially diagnose an attention deficit disorder without hyperactivity from a central auditory processing problem? Child Psychiatry & Human Development 1994; 25: 85–96

[279] Mottier G. Über Untersuchungen der Sprache lesegestörter Kinder. Folia Phoniatrica 1951; 3: 170–177

[280] Mühlhaus J, Vorwerk W, Kröger BJ. Zur Diagnostik der Auditiven Verarbeitungs- und Wahrnehmungsstörungen (AVWS) - zwei Verfahren zur Identifikation und Diskrimination ambivalenter akustischer Stimuli im Vergleich. Die Sprachheilarbeit 2007; 52: 205–212

[281] Mühlhaus J, Wagner S, Kubitz K. Möglichkeiten und Grenzen der sprachtherapeutischen Intervention bei Kindern und jungen Erwachsenen mit AVWS. Sprachförderung und Sprachtherapie in Schule und Praxis 2016; 5: 160–167

[282] Murphy CFB, Schochat E. Effect of Nonlinguistic Auditory Training on Phonological and Reading Skills. Folia Phoniatr Logop 2011; 63: 147–153

[283] Nguyen-Dalinger D, Brauner U. Asklepios Hörtraining. Heidberg (Stand 08.08.2024)

[284] Nickisch A, Biesalski P. Ein Hörtest mit zeitkomprimierter Sprache für Kinder. Sprache Stimme Gehör 1984; 8: 31–34

[285] Nickisch A. Diagnostik zentraler Hörstörungen im Kindesalter. Laryngorhinootologie 1988; 67: 312–315

[286] Nickisch A, Heuckmann C, Burger T. Münchner Auditiver Screeningtest für Verarbeitungs- und Wahrnehmungsstörungen (MAUS). Göttingen: Hogrefe; 2004

[287] Nickisch A, Heber D, Burger-Gartner J. Auditive Verarbeitungs- und Wahrnehmungsstörungen bei Schulkindern. Dortmund: verlag modernes lernen; 2016

[288] Nickisch A, Massinger C. Bedeutung sprachfreier Verfahren bei auditiven Verarbeitungs- und Wahrnehmungsstörungen. In Gross M, Kruse E, Hrsg. Aktuelle phoniatrisch-pädaudiologische Aspekte. Band 13, S. 309–313. Niebüll: Medicombooks Verlag Videel; 2005

[289] Nickisch A, Groß M, Schönweiler R, Uttenweiler V, Dinnesen AG, Berger R, Radü HJ, Ptok M. Auditive Verarbeitungs- und Wahrnehmungsstörungen. Konsensus-Statement. überarbeitete und aktualisierte Version 2006. https://www.dgpp.de/Profi/Sources/cons avws.pdf; Stand: 27.11.2024

[290] Nickisch A, Gross M, Schönweiler R et al. Auditive Verarbeitungs- und Wahrnehmungsstörungen. Konsensus-Statement der Deutschen Gesellschaft für Phoniatrie und Pädaudiologie. HNO 2007; 55: 61–72

[291] Nickisch A, Kiese-Himmel C. Auditive Verarbeitungs- und Wahrnehmungsleistungen 8- bis 10- Jähriger: Welche Tests trennen auffällige von unauffälligen Kindern? Laryngorhinootologie 2009; 88: 469–476

[292] Nickisch A, Kiese-Himmel C, Wiesner T, Schönweiler R. Leitlinie „Auditive Verarbeitungs- und Wahrnehmungsstörungen": Differenzialdiagnose. In: DGPP. S 1-Leitlinie Auditive Verarbeitungs- und Wahrnehmungsstörungen (AVWS); 2019: 31–42

[293] Nicolay L. Auditive Informationsverarbeitung von sprachgestörten Vorschulkindern. Eine vergleichende Untersuchung zur auditiven Merkfähigkeit und phonematischen Differenzierungsfähigkeit. Sprachheilpädagoge 1994; 26: 62–75

[294] Niebuhr- Siebert S, Wenger K. Eltern beraten. In: Niebuhr-Siebert S, Wiecha U, Hrsg. Kindliche Sprach-, Sprech-, Stimm- und Schluckstörungen. Gezielte Elternberatung. München: Elsevier Urban & Fischer; 2012

[295] Niemeyer W. Bremer Lautdiskriminationstest (BLDT). In: Bremer Hilfen für lese rechtschreibschwache Kinder. 2. Aufl. Bremen: Herbig; 1976

[296] Niemeyer W. Kleines Praktikum der Audiometrie für medizinische Assistenzberufe. Stuttgart: Thieme; 1978

[297] Niewenhuys R, Voogd J, Van Huijzen C. Das Zentralnervensystem des Menschen: ein Atlas mit Begleittext. Berlin: Springer; 1991

[298] Nürk M, Hornberger C, Plinkert PK, Brunner M. Entwicklung der auditiven Merkspanne bei Kindern mit auffälligem Zahlenfolgegedächtnis. Sprache Stimme Gehör 2018; 42: 40–45

[299] New Zealand Audiological Society, Keith WJ, Purdy SC, Baily MR et al. New Zealand Guidelines on Auditory Processing Disorder. New Zealand Audiological Society (2019). https://audiology.org.nz/assets/Uploads/APD/NZ-APD-GUIDELINES-2019.pdf; Stand: 27.11.2024

[300] Obleser J, Immermann J, van Meter J et al. Multiple Stages of Auditory Speech Perception Reflected in Event-Related fMRI. Cerebra! Cortex 2007; 17: 2251–2257

[301] Oelze V. Lärm in Bildungseinrichtungen- Zustandsbeschreibung und Lösungsversuche. Sprachförderung und Sprachtherapie. 2016; 3: 141–146

[302] Oerlemans M, Dodd B. Development of spelling ability and letter- sound orientation in primary school children. Eur J Disord Communic 1993; 28: 349–367

[303] Oerter R, Dreher E. Jugendalter. In Oerter R, Montada L. Entwicklungspsychologie. Weinheim: Psychologie Verlags Union; 1995

[304] Ojemann GA. Cortical organization of language. J Neurosci 1991; 11: 2281–2287

[305] Olakunbi D, Bamiou DE, Stewart Letal. Evaluation of musical skills in children with a diagnosis of an auditory processing disorder. Int J Pediatr Otorhinolaryngol 2010; 74: 633–636

[306] Olbrich I. Auditive Wahrnehmung und Sprache. Dortmund: verlag modernes lernen; 2002

[307] Osisanya A, Adewunmi AT. Evidence-based interventions of dichotic listening training, compensatory strategies and combined therapies in managing pupils with auditory processing disorders. International journal of audiology 2018; 57: 115–123. DOI: 10.1080/14992027.20171386331

[308] Petermann F, Petermann U. Hamburg-Wechsler Intelligenztest für Kinder - IV (HAWIK-IV). Göttingen: Hogrefe; 2010

[309] Petermann F. SET 5-10. Sprachstandserhebungstest für Kinder im Alter zwischen 5 und 10 Jahren. 3., aktualisierte und teilweise neu normierte Auflage. Göttingen: Hogrefe; 2018

[310] PhonoLo GbR, Hrsg. PhonoLo. Rotenburg a.d. Fulda (Stand 08.08.2024)

[311] Pinkerton F, Watson DR, McClelland RJ. A neurophysiological study of children with reading, writing and spelling difficulties. Dev Med Child Neurol 1989; 31: 569–581

[312] Plume E, Schneider W. Hören, lauschen, lernen 2. Würzburger Buchstaben-Laut-Training. Göttingen: Vandenhoeck & Ruprecht; 2004

[313] Preclik M, Rosanowski F, Döllinger M et al. Anamnesebogen für auditive Verarbeitungs- und Wahrnehmungsstörungen. Psychometrische Korrelate im Vorschulalter. HNO 2008; 56: 638–644

[314] Printzen R. Die Sprach-Farbbild-Transformation in der kommunikativen Erziehung hörgeschädigter Vorschulkinder. Frankfurt a. Main. Bern. New York. Paris: Peter Lang GmbH. Internationaler Verlag der Wissenschaften; 1991

[315] Ptok M. Temporäre Hörgeräteversorgung bei zentraler Schwerhörigkeit. Sprache Stimme Gehör 2000; 24: 126–128

[316] Ptok M, Berger R, Deuster CV et al. Auditive Verarbeitungs- und Wahrnehmungsstörungen. Sprache Stimme Gehör 2000; 24: 90–94

[317] Ptok M, Buller N, Schwemmle C et al. Auditive Verarbeitungs- und Wahrnehmungsstörungen versus Aufmerksamkeitsstörungen mit/ohne Hyperaktivität. Ein Komplex mit verschiedenen Ausprägungen oder verschiedene Entitäten? HNO 2005; 54: 405–441

[318] Ptok M. Auditive Verarbeitungs- und Wahrnehmungsstörungen - Erläuterungen zum „Technical report“ der ASHA. HNO 2006; 54: 6–8

[319] Ptok M, Meisen R. Basale auditorische Verarbeitung und Rechtschreibleistungen bei Schülerinnen und Schülern der 3. und 4. Jahrgangsstufe: Kann die „rapid auditory deficit“ - These bestätigt werden? Klinische Pädiatrie 2008; 220: 77–80

[320] Ptok M, Schwemmle C. Zur Hörgeräteversorgung bei Kindern mit auditiven Verarbeitungs- und Wahrnehmungsstörungen. Sprache Stimme Gehör 2009; 33: 146–152

[321] Ptok M, am Zehnhoff-Dinnesen A, Nickisch A. Auditive Verarbeitungs- und Wahrnehmungsstörungen - Definition Leitlinien der Deutschen Gesellschaft für Phoniatrie und Pädaudiologie. HNO 2010; 58: 617–620

[322] Ptok M, Kiese-Himmel C, Nickisch A. Leitlinie „Auditive Verarbeitungs- und Wahrnehmungsstörungen“: Definition S 1-Leitlinie der Deutschen Gesellschaft für Phoniatrie und Pädaudiologie. HNO 2019; 67: 8–14

[323] Putter-Katz H, Kishon-Rabin L, Sachartov E et al. Cortical activity of children with dyslexia during natural speech processing: evidence of auditory processing deficiency. J Basic Clin Physiol Pharmacol 2005; 16: 157–171

[324] Putter-Katz H, Adi-Bensaid L, Feldman I et al. Effects of speech in noise and dichotic listening intervention programs on central auditory processing disorders. J Basic Clin Physiol Pharmacol 2008; 19: 301–316

[325] Reed MA. Speech perception and the discrimination of brief auditory cues in reading disabled children. J Exp Child Psychol 1989; 48: 270–292

[326] Renner G, Rothermel C, Krampen G. Befunde zur Reliabilität und Validität des Mottier-Tests in einer klinisch-sozialpädiatrischen Stichprobe. Sprache Stimme Gehör 2008; 32: 30–35

[327] Riccio CA, Hynd GW, Cohen MJ et al. Comorbidity of central auditory processing disorders and attention-deficit hyperactivity disorder. J Am Acad Child Adolescent Psychiatry 1994; 33: 849–857

[328] Riccio CA, Hynd GW. Relationship between ADHD and Central Auditory Processing Disorder: A Review of the Literature. School Psych Int 1996; 17: 235–252

[329] Roberts JE, Rosenfeld RM, Zeisel SA. Otitis media and speech and language: A meta-analysis of prospective studies. Pediatrics 2004; 113: e238–e248

[330] Robey RR. Levels of Evidence. The ASHA Leader (2004). https://leader.pubs.asha.org/doi/full/10.1044/leader.FTR2 09072004.5; Stand: 27.11.2024

[331] Rocha-Muniz CN, Befi-Lopez DM, Schochat E. Investigation of auditory processing disorder and language impairment using the speech-evoked auditory brainstem response. Hear Res 2012; 294: 143–152

[332] Rosanowski F, Leonhardt A. Auditive Verarbeitungs- und Wahrnehmungsstörungen AVWS. Sonderpädagogische Förderung heute 2023; 1: 38–48

[333] Rosen 5, Cohen M, Vanniasegaram I. Auditory and cognitive abilities of children suspected of auditory processing disorder (APD). Int J Pediatr Otorhinolaryngol 2010; 74: 594–600

[334] Rosendahl J, Rosendahl T. Auditives Wahrnehmungstraining. Differenzierte Hör- und Leseübungen mit Audiomaterial. Hamburg: Persen; 2022

[335] Ross AO, Petermann F. Verhaltenstherapie mit Kindern und Jugendlichen. Methoden und Anwendungsgebiete. Stuttgart: Hippokrates; 1987

[336] Ruben, R.J. A time frame of critical/sensitive periods of language development. IJO & HNS 1999; 51: 85–89. https://doi.org/10.1007/BF02 996 542

[337] Rückert EM, Kunze 5, Schillert M et al. Prävention von Lese-Rechtschreibschwierigkeiten - Effekte eines Eltern-Kind-Programms zur Vorbereitung auf den Schriftspracherwerb. Kindheit und Entwicklung 2010; 19: 81–89

[338] Ruhe C. Klassenraumgestaltung für die integrative Beschulung hörgeschädigter Kinder. Hörgeschädigte Kinder 2003; 2 Suppl: 5–12

[339] Ruhe C. Nachhallzeiten von Klassenräumen, eine bundesweite Erhebung. Hörgeschädigten Pädagogik 2023; 2: 95–104

[340] Russo NM, Nicola TG, Zeckerc SG et al. Auditory training improves neural timing in the human brainstem. Behav Brain Res 2005; 156: 95–103

[341] Sächsisches Bildungsinstitut. Gestaltung von schulischen Lehr- und Lernbedingungen für Schülerinnen und Schüler mit dem Förderschwerpunkt Hören. Handreichung für Lehrkräfte an allgemeinbildenden Schulen im Freistaat Sachsen. Radebeul; 2014

[342] Salber E. Mompitzig die auditive Wahrnehmung trainieren. Monstermäßige Übungen zur Förderung der auditiven Fähigkeiten 1./2. Klasse. Hamburg: Persen; 2022

[343] Samara M, Thai-Van H, Ptok M et al. A systematic review and metanalysis of questionnaires used for auditory processing screening and evaluation. Frontiers in neurology 2023; 14: 1 243 170

[344] Schäfer H. Die Bildwortserie. Zur Lautagnosieprüfung und zur Schulung des phonematischen Gehörs. Weinheim: Beltz; 1986

[345] Scharff Rethfeldt W. Kindliche Mehrsprachigkeit. Grundlagen und Praxis der sprachtherapeutischen Intervention. 2., vollständig überarbeitete und erweiterte Auflage. Stuttgart: Thieme; 2023

[346] Scheerer-Neumann G, Schnitzler C. Cafe der Tiere: Das Buchstabenbuch für Vorschulkinder und Schulanfänger. Donauwörth: Auer; 2010

[347] Schmidt RF, Thews G, Lang F. Physiologie des Menschen. 28. Aufl. Berlin: Springer; 2000

[348] Schmidt RF. Grundriss der Sinnesphysiologie. Berlin: Springer; 1977

[349] Schmidt RF. Physiologie kompakt. Berlin: Springer; 2001

[350] Schmidt S. Hören will gelernt sein. Auditive Verarbeitungs- und Wahrnehmungsstörungen für Kinder zwischen 7 und 12 Jahren (Teile 1–3). Heftreihe. Golling an der Salzach: Memo Lehrmittel; 2018

[351] Schneider W, Küspert P, Roth E et al. Short-and long-term effects of training phonological awareness in kindergarten: Evidence from two German studies. J Exp Child Psychol 1998; 66: 311–340

[352] Schneider W, Ennemoser M, Roth E et al. Kindergarten prevention of dyslexia: Does training in phonological awareness work for everybody? J Learn Dis 1999; 32: 429–436

[353] Schnitzler C. Phonologische Bewusstheit und Schriftspracherwerb. Stuttgart: Thieme; 2008

[354] Schöler H, Fromm W, Kany W. Spezifische Sprachentwicklungsstörung und Sprachlernen: Erscheinungsformen, Verlauf, Folgerungen für Diagnostik und Therapie. Heidelberg: Edition Schindele im Universitätsverlag C. Winter; 1998

[355] Schöler H, Schakib-Ekbatan K. Sprachentwicklungsstörungen im Kontext gestörter Verarbeitungs- und Lernprozesse. Arbeitsbericht aus dem Forschungsprojekt „Differentialdiagnostik". Heidelberg: Pädagogische Hochschule; 2001

[356] Schorn K. Diagnostische Verfahren zur Erfassung der zentralen Fehlhörigkeit. Vortrag auf dem 5. Münchner kinder- und jugendpsychiatrischen Frühjahrssymposium über Entwicklungsstörungen, München; 1999

[357] Schum DJ. Intelligibility of clear and conversational speech of young and elderly talkers. J Am Adad Audiol 1996; 7: 212–218

[358] Schwenck C. Gedächtnisentwicklung im Vor- und Grundschulalter - Eine mikrogenetische Studie zur Untersuchung semantischer Organisationsstrategien [Dissertation]. Würzburg: 2005

[359] Serniclaes W, Sprenger-Carolles L, Carre R et al. Perceptual discrimination of speech sounds in developmental dyslexia. J Speech Lang Hear Res 2001; 44: 384–399

[360] Sharma M, Purdy SC, Kelly AS. A randomized control trial of interventions in school-aged children with auditory processing disorders. Int J Audiol 2012; 51: 506–518

[361] Sharma M, Purdy SC, Kelly AS. Comorbidity of auditory processing, language, and reading disorders. J Speech Lang Hear Res 2009; 52: 706–722

[362] Silman S, Silverman CA, Emmer MB. Central auditory processing disorders and reduced motivation: three case studies. J Am Acad Audiol 2000; 11: 57–63

[363] Sinha Y, Silove N, Hayen A et al. Auditory integration training and other sound therapies for autism spectrum disorders (ASD). Cochrane Database Syst Rev 2011; 12: CD003 681

[364] Skowronek H, Marx H. Die Bielefelder Längsschnittstudie zur Früherkennung der Lese Rechtschreibschwäche: Theoretischer Hintergrund und erste Befunde. Heilpädagogische Forschung 1989; 15: 38–49

[365] Sloan C. Treating auditory processing difficulties in children. San Diego: Singular; 1986

[366] Smiley One. Software. Pforzheim: Ingenieurbüro IND Dr.-Ing. Peer Dahl Pforzheim

[367] Smoski WJ, Brunt MA, Tannahil JC. Children's Auditory Performance Scale (CHAPS) (1998) https://www.usf.edu/cbcs/csd/documents/chaps-for-each-teacher.pdf; Stand: 27.11.2024

[368] Spitzenverband Bund der Krankenkassen (GKV Spitzenverband). Hilfsmittelverzeichnis (2022). https://hilfsmittel.gkv-spitzenverband.de/home/verzeichnis/e913a98b-164b-4763-b68217c59b3fcab3; Stand: 27.11.2024

[369] Spreer M. Diagnostik von Sprach- und Kommunikationsstörungen im Kindesalter. Methoden und Verfahren. München: Ernst Reinhardt; 2018

[370] Stackhouse J, Wells B. Children's speech and literacy difficulties. London: Whurr; 1997

[371] Stadie N, Schöppe D. Phonologie modellorientiert für Kinder vom Vorschulalter bis zum dritten Schuljahr (PhoMo-Kids). Köln: ProLog Therapie und Lernmittel; 2013

[372] Starke A, Mühlhaus J. App-Einsatz in der Sprachtherapie - Die Nutzung evidenzbasierter und ethisch orientierter Strategien für die Auswahl von Applikationen. Forum Logopädie 2018; 2: 22–26

[373] Starke A, Mühlhaus J. Evidenzanspruch in der Anwendung von Applikationen in der Sprachtherapie. In: Bilda K, Mühlhaus J, Ritterfeld U. Neue Technologien in der Sprachtherapie. Stuttgart: Thieme; 2017: 110–116

[374] Steinbrink C, Schwanda S, Klatte M et al. Sagen Wahrnehmungsleistungen zu Beginn der Schulzeit den Lese-Rechtschreiberfolg in Klasse 1 und 2 voraus? - Zur prognostischen Validität der Differenzierungsproben nach Breuer und Weuffen. Zeitschrift für Entwicklungspsychologie und Pädagogische Psychologie 2010; 42: 188–200

[375] Stock C, Marx P, Schneider W. Basiskompetenzen für Lese-Rechtschreibleistungen (BAKO 1–4). 2. Auflage Göttingen: Hogrefe; 2017

[376] Stock C, Schneider W. PHONIT. Ein Trainingsprogramm zur Verbesserung der phonologischen Bewusstheit und Rechtschreibleistung im Grundschulalter. Göttingen: Hogrefe; 2011

[377] Strehlow U, Haffner J, Bischof J, Gratzka V, Parzer P, Resch F. Lässt sich durch ein Training an Defiziten basaler kognitiver Leistungen die Lese-Rechtschreibleistung verbessern? In: Lehmkuhl U, Hrsg. Seelische Krankheit im Kindes- und Jugendalter - Wege zur Heilung. (127–128). Göttingen: Vandenhoeck & Ruprecht; 2002

[378] Strehlow U, Haffner J, Bischof J et al. Does successful training of temporal processing of sound and phoneme stimuli improve reading and spelling? Eur Child Adolesc Psychiatry 2006; 15: 19–29

[379] Strong GK, Torgerson CJ, Torgerson D et al. A systematic meta-analytic review of evidence for the effectiveness of the 'Fast ForWord' language intervention program. J Child Psychol Psychiatry 2011. 52: 224–235

[380] Stropahl M, Raffael S, Schneider A. Hörgeräteversorgung bei Kindern mit AVWS. 40. Wissenschaftliche Jahrestagung der Deutschen Gesellschaft für Phoniatrie und Pädaudiologie (DGPP). Berlin, 12. -15.09.2024. Düsseldorf: German Medical Science GMS Publishing House (2024). https://www.egms.de/static/de/meetings/dgpp2024/24dgpp55.shtml; Stand: 27.11.2024

[381] Sturm W. Aufmerksamkeitsstörungen. In: Poeck K. Klinische Neuropsychologie. 5. Aufl. Stuttgart: Thieme; 2002

[382] Suchodoletz von W, Berwanger D, Mayer H. Die Bedeutung auditiver Wahrnehmungsschwächen für die Pathogenese der Lese-Rechtschreibstörung. Z Kinder Jugendpsychiatr 2004; 32: 19–27

[383] Suchodoletz von W. Behandlung auditiver Wahrnehmungsstörungen: Methoden und ihre Wirksamkeit. Forum Logopädie 2003; 6: 6–11

[384] Suchodoletz von W. Empirische Untersuchung zur klinischen Relevanz auditiver Wahrnehmungsstörungen. In Homburg G, Iven C, Maihack V. Zentral-auditive Wahrnehmungsstörungen - therapierelevantes Phänomen oder Phantom? Köln: Prolog; 2002

[385] Suchodoletz von W. Neue Studien zeigen: Training auditiver Funktionen für sprachgestörte Kinder ohne Nutzen. Forum Logopädie 2006; 5: 18–23

[386] Suchodoletz von W. Prävention von Entwicklungsstörungen. Göttingen: Hogrefe; 2007

[387] Tallal P, Miller SL, Bedi G et al. Language comprehension in language learning impaired children improved with acoustically modified speech. Science 1996; 271: 81–84

[388] Tallal P, Stark RE, Mellits D. The relationship between auditory temporal analysis and receptive language development: Evidence from studies of developmental language disorder. Neuropsychologia 1985; 23: 527–534

[389] Tallal P, Stark RE. Speech perception of language delayed children. In: Yeni-Komshian G, Kavanagh J, Ferguson C. Child phonology. Vol. 2: Perception. New York: Academic Press; 1980

[390] Tallal P. Auditory temporal perception, phonetics, and reading disabilities in children. Brain Lang 1980; 9: 182–198

[391] Tellegen PJ, Laros JA, Petermann F. Snijders-Oomen Non-verbaler Intelligenztest R 2–8 (SON-R 2–8). Göttingen: Hogrefe; 2018

[392] Tellegen PJ, Laros JA, Petermann F. Snijders-Oomen Non-verbaler Intelligenztest R 6–40 (SON-R 6–40). Göttingen: Hogrefe; 2012

[393] Tenhagen A, Diesburg D, Fimm B et al. Normwerterhebung und Testgütekriterien des Screenings für Auditive Verarbeitungsstörungen nach Lauer bei siebenjährigen Kindern. Regensburg: OTH Regensburg; 2021. https://doi.org/10.35096/othr/pub-1462

[394] Tenhagen A. Normierung des Screenings für Auditive Verarbeitungsstörungen nach Lauer für 7-Jährige. Unveröffentlichte Masterarbeit, RWTH Aachen; 2018

[395] Tepe V, Guillory L, Boudin-George A. Central Auditory Processing Dysfunction in Service Members and Veterans: Treatment Considerations and Strategies. JSLHR 2023; 66: 2922–2949. DOI: 10.1044/2023_JSLHR-23-00095

[396] Tewes U, Steffen S, Warnke F. Automatisierungsstörungen als Ursache von Lernproblemen. Forum Logopädie 2003; 17: 24–30

[397] Thiel W, NAKOS. NAKOS Studien. Selbsthilfe im Überblick 2. Zahlen und Fakten 2008.Themen 4.1. Nationale Kontakt- und Informationsstelle zur Anregung und Unterstützung von Selbsthilfegruppen. Berlin (2008). https://www.nakos.de/data/Fachpublikationen/2010/NAKOS-Studien-02.pdf; Stand: 27.11.2024

[398] Thüler U. Hören und Verstehen. Aufgaben für das Hörverstehen. Braunschweig: Schubi Lernmedien; 2009

[399] Tillery KL, Katz J, Keller WD. Effects of methylphenidate (Ritalin) on auditory performance in children with attention and auditory processing disorders. J Speech Hear Res 2000; 43: 893–901

[400] Tomatis A. Der Klang des Lebens. Reinbek: Rowohlt; 1990

[401] Traeger E, Hrsg. Audio 1 ELearning. Lotte: Eugen Traeger Verlag n.d.

[402] Traeger E, Hrsg. Audio 2 ELearning. Lotte: Eugen Traeger Verlag n.d.

[403] Tremblay K, Kraus N, McGee T et al. Central Auditory Plasticity: Changes in the Nl-P2 Complex after Speech-Sound Training. Ear & Hearing 2001; 22: 79–90

[404] Trepel, M. Neuroanatomie. Struktur und Funktion. 8. Auflage. München: Elsevier; 2022

[405] Troia GA, Whitney SD. A close look at the efficacy of Fast ForWord Language for children with academic weaknesses. Contemporary Educational Psychology 2003; 28: 465–494

[406] Truckenbrodt T, Leonhardt A. Schüler mit Hörschädigung im inklusiven Unterricht. Praxistipps für Lehrkräfte. 3. Auflage. München: Ernst Reinhardt Verlag; 2020

[407] Tuchen-Ott H, Tuchen U. Erwachsenwerden mit Sprachentwicklungsstörung und AVWS. Books on Demand; 2021

[408] Ulrich T. Sprachtherapeutische Diagnostik mit dem Mottier-Test. Viele Normierungen und viele Fragezeichen. Forum Logopädie 2(30). Idstein: Schulz-Kirchner Verlag, 2016

[409] Umat C, Mukari SZ, Ezan NF et al. Changes in auditory memory performance following the use of frequency-modulated system in children with suspected auditory processing disorders. Saudi Med J 32; 2011

[410] Updike C, Thornburg JD. Reading skills and auditory processing ability in children with chronic otitis media in early childhood. Ann Otol Rhinol Laryngol 1992; 101: 530–537

[411] Uttenweiler V. Diagnostik zentraler Hörstörungen, auditiver Wahrnehmungs- und Verarbeitungsstörungen. Sprache Stimme Gehör 1996; 20: 80–90

[412] Uttenweiler V. Dichotische Diskrimination differenter Schallbilder bei Kindern zwischen 5 und 8 Jahren. Sprache Stimme Gehör 1981; 5: 62–64

[413] Uttenweiler V. Dichotischer Diskriminationstest für Kinder. Sprache Stimme Gehör 1980; 4: 107–111

[414] van Bon WHJ, van Leeuwe JFJ. Assessing phonemic awareness in kindergarten: The case for the phoneme recognition task. Appl Psycholing 2003; 24: 195–219

[415] Van der Gieth H. Hugo Hörfix 3. Auditives Training für Kinder mit handlungsorientierten Materialien. 2. Aufl. Kempen: BVK Buchverlag; 2015

[416] Vellutino FR. Legasthenie. Heidelberg: Spektrum; 1987: 74–81

[417] Veuillet E, Magnan A, Ecalle J et al. Auditory processing disorder in children with reading disabilities: Effect of audiovisual training. Brain 2007; 130: 2915–2928

[418] Vilela N, Wertzner HF, Sanches SGG et al. Temporal processing in children with phonological disorders submitted to auditory training: a pilot study. J Soc Bras Fonoaudiol 2012; 24: 42–48

[419] Vollmer K. Frohnenberg C. Nachteilsausgleich für behinderte Auszubildende. Handbuch für die Ausbildungs- und Prüfungspraxis. Bielefeld: W. Bertelsmann Verlag GmbH & Co. KG; 2014

[420] Vollmer K. Nachteilsausgleich in der Berufsbildung. Schlüssel und Stellschraube für Inklusion und Fachkräftequalifizierung. Aktuelle Erkenntnisse und Handlungsempfehlungen. Bonn: Verlag Barbara Budrich; 2024

[421] Wagner S, Rinneberg-Schmidt L, Meuret S et al. Auditive Verarbeitung und Wahrnehmung bei Jugendlichen mit Kommunikationsbeeinträchtigungen. Laryngo-Rhino-Otologie 2020; 99: 11. http://dx.doi.org/10.1055/a-1177-1240

[422] Wakefield L. Schaber T. APP-titude: Use the evidence to choose a treatment app. THE ASHA Leader 2012; 17: 38–39. https://doi.org/10.1044/leader.APP.17092012.38

[423] Warnke F. Was Hänschen nicht hört ... Elternratgeber Lese-Rechtschreibschwäche. Freiburg: Verlag für Angewandte Kinesiologie; 2001

[424] Warrier CM, Johnson KL, Hayes EA et al. Learning impaired children exhibit timing deficits and training-related improvements in auditory cortical responses to speech and noise. Exp Brain Res 2004; 157: 431–441

[425] Watson BU, Miller TK. Auditory perception, phonological processing and reading ability/disability. J Speech Hear Res 1993; 36: 850–863

[426] Weidekamm A, Beushausen U. Auditive Ordnungsschwelle und kindliche Sprachstörungen. Logos Interdisziplinär 2004; 12: 100–105

[427] Weihing, J, Chermak GD, Musiek FE. Auditory Training for Central Auditory Processing Disorder. Seminars in hearing 2015; 36: 199–215. DOI: 10.1055/s-0035-1 564 458

[428] Welsh LW, Welsh JJ, Healy MP. Early sound deprivation and long-term hearing. Ann Otol Rhinol Laryngol 1996; 105: 877–881

[429] Wetzei C, Bartel-Friedrich S. Hörgeräteversorgung bei Auditiver Verarbeitungs- und Wahrnehmungsstörung im Kindesalter. Poster auf der 20. Jahrestagung der DGPP in Rostock; 2003

[430] Whitmore J. Coaching for performance. London: Brealey; 1992

[431] WHO. International Classification of Functioning, Disability and Health. World Health Organization; 2001

[432] WHO. World report on hearing: Geneva (2021). https://www.who.int/publications/i/item/978 924 002 0481; Stand: 27.11.2024

[433] Wieck M, Beushausen U, Cramer RE. Leitlinien in der Logopädie. Forum Logopädie 2005; 19: 28–35

[434] Wiig, EH, Semel E, Secord WA. Clinical Evaluation Of Language Fundamentals – Fith Edition (CELF-5). Deutsche Fassung. Frankfurt a. M.: Pearson; 2020

[435] Wild N, Fleck C. Neunormierung des Mottier-Tests für 5–17-jährige Kinder mit Deutsch als Erst- oder als Zweitsprache. Praxis Sprache 2013; 3: 152–158

[436] Wilhelm E. Hörschmaus. Förderung der auditiven Wahrnehmung und Verarbeitung. Köln: Prolog; 2008

[437] Willenberg M. Möglichkeiten der individuellen und schulischen Versorgung mit elektronischen Hörhilfen. In: Sallat S, Spreer M, Glück CW, Hrsg. Sprache professionell fördern. S. 265–274. Idstein: Schulz-Kirchner Verlag, 2014

[438] Willi U. Phonetik und Phonologie. In: Linke, Nussbaumer et al., Hrsg. Studienbuch Linguistik; 2004: 461–501

[439] Willmes K. The Methodological and statistical foundations of neuropsychological assessment. In: Gurd J, Kischka U, Marshall J. Handbook of Clinical Neuropsychology. 2nd edn. Oxford: Oxford University Press. 2010: 28–49

[440] Wilson WJ. Evolving the concept of APD. International journal of audiology 2018; 57: 240–248. DOI: 10.1080/14 992 027.2 017 140 9 438

[441] Wirth G. Sprachstörungen - Sprechstörungen - Kindliche Hörstörungen. Lehrbuch für Ärzte, Logopäden und Sprachheilpädagogen. 2. Aufl. Köln: Deutscher Ärzte-Verlag; 1983

[442] Witton C. Childhood auditory processing disorder as a developmental disorder: The case for a multi-professional approach to diagnosis and management. Int J Audiol 2010; 49: 83–87

[443] Wohlleben B, Nubel K, Gross M. Sensitivitäts- und Spezifitätsanalyse von 14 Testverfahren zur Untersuchung der auditiven Verarbeitung und Wahrnehmung. In: Kruse E, Gross M, Hrsg. Heidelberg: Aktuelle phoniatrisch-pädaudiologische Aspekte; 2003/04

[444] Wohlleben B, Rosenfeld J, Gross M. Auditive Verarbeitungs- und Wahrnehmungsstörungen (AVWS). Erste Normwerte zur standardisierten Diagnostik bei Schulkindern. HNO 2007; 55: 403–410

[445] Wolff P, Levin JR. The role of overt activity in children's imagery production. Child Dev 1972; 43: 537–547

[446] Wolfs A. Systemisch-konstruktivistisches Interaktives Reasoning. Kommunikation und Beratung im Behandlungsprozess an Beispielen der Logopädie. Berlin: Springer 2023

[447] Wurst F. Auditive Perzeptionsstörungen. Sprachheilarbeit 1986; 31: 74–82

[448] Zaps J, Berendes K, Gottal St et al. MALI. Modellorientierte Aufgabensammlung zur Leistungssteigerung in der phonologischen Informationsverarbeitung. Köln: ProLog; 2011

[449] Zenner HP. Die Kommunikation des Menschen: Hören und Sprechen. In: Schmidt, RF, Thews G, Lang F, Hrsg. Physiologie des Menschen. Mit 96 Tabellen. 28., korrigierte und aktualisierte Aufl. Berlin, Heidelberg: Springer; 2000: 259–277

[450] Zenner HP. Hören: Physiologie, Biochemie, Zell- und Neurobiologie. Stuttgart: Thieme; 1994

[451] Zenner HP. Physiologische und biochemische Grundlagen des normalen und gestörten Gehörs. In: Naumann HH, Helms J, Herberhold C, Kastenbauer E. Oto-Rhino-Laryngologie in Klinik und Praxis. Stuttgart: Thieme; 1994: 81–230

[452] Zimbardo PG, Gerrig RJ, Hrsg. Psychologie. 16., aktualisierte Aufl. München: Pearson Studium (ps psychologie); 2004

[453] Zimbardo PG. Psychologie. 21. Aufl. Berlin: Springer; 2018

[454] Zimmer R. Handbuch Sprache und Bewegung. Alltagsintegrierte Sprachbildung in der Kita. Freiburg i. Breisgau: Herder; 2019

[455] Zimmermann P, Fimm B. Testbatterie zur Aufmerksamkeitsprüfung (TAP) Version 1.7. Herzogenrath: PSYTEST Verlag; 2002

[456] Zinkus PW, Gottlieb MI. Patterns of perceptual and academic deficits related to early chronic otitis media. Pediatrics 1980; 66: 246–253

Sachverzeichnis

I

K

L

M

N

O

P

R

S

T

U

V

W

Z